O LIVRO DE OURO DO

YOGA

YO
YO

O LIVRO DE OURO DO

YOGA

ORGANIZAÇÃO TÉCNICA: André de Rose

PREFÁCIO E INTRODUÇÃO: Professor Hermógenes

ORGANIZADORES: Ana Borella
Carlos Eduardo G. Barbosa
Marcos Taccolini

1ª reimpressão

Ediouro

CAPA E PROJETO GRÁFICO
Izabel Barreto: Mabuya Design

IMAGEM DA CAPA
Mia Klein / Stone Images

FOTOGRAFIA DOS ÁSANAS
Tatiana Silva

COPIDESQUE
Masé Sant'Anna

REVISÃO
Cristiane Pacanowski
Damião Nascimento

PRODUÇÃO EDITORIAL
Cristiane Marinho

CIP-BRASIL. CATALOGAÇÃO-NA-FONTE
SINDICATO NACIONAL DOS EDITORES DE LIVROS, RJ.

L762

Livro de Ouro do Yoga / Ana Borella... [et al.] ; [organização de Marcos Taccolini]. - Rio de Janeiro : Ediouro, 2007.
il. - (Ouro)

Autores: Ana Borella, André de Rose, Carlos Eduardo e Marcos Taccolini
ISBN 978-85-00-02086-5

1. Ioga. I. Borella, Ana. II. Taccolini, Marcos. III. Série.

07-2918. CDD: 181.45
CDU: 1(5-11)

08 09 10 11 12 5 4 3 2 1

R. Nova Jerusalém, 345 - Bonsucesso
Rio de Janeiro - RJ - CEP: 21042-235
Tel.: (21)3882-8200 - Fax: (21)3882-8212/8313
www.ediouro.com.br

sumário

Fundamentos da prática e técnicas 75

Prefácio

O convite para prefaciar este livro alegrou-me enormemente. Por quê? Porque acendeu dentro de mim o fogo da esperança, a esperança de ver o Yoga reassumir seu esplendor divino, bem acima da criatividade fantástica de pessoas que sabem quase nada sobre o assunto e, mesmo assim, são reverenciadas por muitos que sabem ainda menos, mas sonham em alcançar metas supremas. Porque foi produzido por profissionais que não apenas praticam, mas vivem o Yoga em tudo o que pensam, sentem e fazem.

Alegra-me escrever este prefácio porque em suas páginas senti a presença ativa do amor semeando elucidações necessárias, sem, no entanto, corrigir com aspereza os que desfiguram a verdadeira noção de Yoga, como se cumprissem o *dharma* de implantar a luz sem agredir o equívoco. Porque reconheci a generosa intenção de prestar um grande serviço – trazer aos estudiosos e pesquisadores a riqueza dos princípios básicos da ciência milenar. Meus jovens colegas conquistaram esse nobre propósito. O livro me pareceu um infinito depósito de sabedoria. Para tanto, imagino como e quanto investiram de talento, tempo e concentração. Quanto lhes foi de proveito o praticar de *Karma Yoga*, de *Jnãna Yoga*, de *Bhakti Yoga*, de *Dhyána Yoga*...

Produziram um livro austero, mas gostoso de ler. Falo isso porque eu mesmo, embora tendo vivido dezenas de anos, embora já idoso, lucrei consideravelmente com as páginas atraentes desta obra que merece um destaque na história do Yoga no Brasil.

Foi para mim especialmente importante considerar que este livro não poderia ser produzido por um só escritor, por maior que fosse sua genialidade.

Seu imenso conteúdo, sua amplitude, a nobreza de seu objetivo, reclamavam a cooperação de uma equipe de bons profissionais.

Li todo o livro, sentindo admiração e gratidão, dando parabéns aos autores – professores André de Rose, Carlos Eduardo, Marcos Taccolini e Ana Borella, e desejando que o público sinta o mesmo que senti e, assim, tire o maior proveito do estudo (não da simples leitura).

Não é um livro para dar uma lidinha e deixar de lado. Este yoga de ouro é precioso para todos os que quiserem se profissionalizar, mas para toda a vida. Pode mudar sua vida para maior, pois assim é o yoga.

Professor José Hermógenes

INTRODUÇÃO

1. A organização deste livro

Este livro nasceu com a proposta de fazer parte da Série Livro de Ouro, apresentando, de forma completa e interessante, um guia de referência para curiosos e praticantes e uma fonte de estudos para os especialistas na área. Além de apresentar os fundamentos filosóficos do Yoga tradicional, também aborda de forma direta e objetiva o acervo das técnicas práticas do Yoga. Essa abordagem ampla é elemento raro nas publicações disponíveis, que tendem a concentrar-se ora no aspecto filosófico, ora no aspecto prático, ou mesmo em uma única técnica.

Uma parte deste livro foi criada com base em materiais didáticos já lapidados por muitos profissionais e praticantes em cursos de aperfeiçoamento e formação em Yoga ministrados pelos autores; parte é composto de material ainda inédito, mantendo, assim, o interesse dos que já são praticantes ou estudiosos do tema.

Em vez de um guia com apenas informações técnicas e bibliográficas, que correria o risco de ficar preso aos conceitos aceitos ou acadêmicos, a proposta foi apresentar um livro com sentimento e disposição (no Yoga, *bháva*) para tornar-se apreciado e querido, compartilhando a vivência dos autores com os leitores. Yoga é liberdade e auto-superação, não deve ser limitado a uma única forma ou linguagem na apresentação dos temas. As diversas abordagens deste livro buscam inspiração nessa essência de transformação e evolução que permitiu que o Yoga resistisse a tantos milênios.

O conteúdo está dividido nas seguintes seções:

INTRODUÇÃO: apresentação da estrutura geral do texto e seus autores e guia de leitura e pronúncia dos termos em sânscrito.

ESSÊNCIA E ORIGEM: conceitos principais sobre Yoga, permitindo que a leitura dos demais capítulos siga a ordem de seu interesse em particular. Essa seção apresenta os conceitos filosóficos que deram origem ao Yoga e formam a base de sustentação para sua forma de atuação. Apresenta também alguns aspectos de sua tradição cultural, que serão aprofundados e desenvolvidos nas seções posteriores.

FUNDAMENTOS DA PRÁTICA E TÉCNICAS: Essa seção é totalmente dedicada à prática e às técnicas do Yoga. As orientações gerais para a prática, assim como os principais grupos de exercícios e um vasto acervo de técnicas são apresentados, incluindo explicações objetivas e informações sobre a forma de integrá-los numa prática pessoal. Com uma abordagem extremamente neutra e objetiva, traz elementos que podem ser aplicados pelas mais variadas tendências e escolas de Yoga.

AS ESCRITURAS E O DESENVOLVIMENTO HISTÓRICO: referência e apresentação da trajetória do desenvolvimento cultural, histórico e literário do Yoga, incluindo a citação e introdução sobre os *shástras* (textos clássicos do hinduísmo) que formam a referência primeira e a base dessa tradição milenar.

YOGA CONTEMPORÂNEO, ESTILO DE VIDA E ATITUDE: textos sobre a descoberta e a assimilação do Yoga pelas culturas ocidentais e sua vivência e aplicação na sua forma mais ampla; não apenas sessões de treinamento ou aulas, mas sua vivência no cotidiano pessoal e aplicações na sociedade, revelando a proposta mais essencial e completa, a de ser um mecanismo de transformação pessoal e evolução social.

2. Apresentando os autores

Yoga é universal, assim também é a proposta de um Livro de Ouro sobre o tema, que pretende ser agradável para os que se iniciam no assunto e, ao mesmo tempo, uma referência bem completa para quem deseja se aprofundar no estudo. Uma proposta bastante desafiadora!

Já no início ficou claro que apenas um autor dificilmente iria trazer os elementos técnicos, filosóficos, culturais e, sobretudo, a diversidade de visões tão características do Yoga. Assim, vários professores que ministram cursos de formação em diversas escolas, e travaram contato entre si por meio dos cursos organizados pelo Núcleo de Estudos Yoga Natarája, resolveram unir esforços e seguir adiante com esse desafio.

A vivência pessoal é fundamental para a assimilação das técnicas com que o Yoga trabalha. O estudo da filosofia e o estudo teórico dos exercícios são necessários, mas o conhecimento e o entendimento real só advêm da prática. Como fonte de referência técnica, foi convidado o professor André de Rose, que se desenvolveu de forma notável no universo de técnicas, não apenas as mais densas, como as posturas corporais e os exercícios respiratórios, mas também nas sutis, como as mentalizações e, em especial, os estados meditativos.

O professor André já acumula mais de vinte anos de experiência, tendo começado a ministrar práticas de Yoga em 1983. Atualmente, ministra aulas e cursos em escolas de Yoga, nos bairros de Vila Madalena e Vila Mariana, em São Paulo, exercendo um trabalho focado na universalização do Yoga. Mantém intercâmbio constante com vários estilos e escolas no Brasil, levando a proposta de integração do Yoga para todos, difundindo-o como ferramenta para o aumento da produtividade, para a recuperação da saúde e do bem-estar e, é claro, como caminho para o autoconhecimento e aprimoramento pessoal.

A história e o desenvolvimento do Yoga são alimentados por uma das mais ricas e maiores tradições literárias e filosóficas do mundo, que é a tradição indiana, especialmente a hindu. Seu acervo literário contém milhares de anos de produção cultural, realizada por meio do idioma sânscrito, e algumas das pérolas da humanidade como os Vedas, as *upanishads* e vários clássicos. No estudo e na compreensão desse universo, que envolve um conhecimento profundo da tradição hindu, a fluência completa para leitura dos textos nos originais em sânscrito é de inestimável valia. Essa contribuição foi fornecida pelo professor Carlos Eduardo, estudioso de sânscrito e hinduísmo, um dos raros estudiosos no Brasil que detém a fluência completa de conversação em sânscrito. O professor Carlos Eduardo ministra, desde 1982, cursos do idioma e temas ligados à tradição indiana para formação e aperfeiçoamento de professores de Yoga.

Ao aprofundar-se na filosofia, você não pratica Yoga, vive Yoga. Sua vida, sua relação com as demais pessoas e consigo próprio; sua profissão, independentemente de qual seja, em todas as suas atividades você aplica e desenvolve conceitos do Yoga. Fundamental neste contexto abrangente do Livro de Ouro é a colaboração de uma professora de Yoga que, além de profunda estudiosa da filosofia e da prática, fosse também reconhecida pela aplicação constante dos princípios éticos e filosóficos do Yoga em seu cotidiano e inspiração constante para os alunos e colegas de profissão. Para completar essa visão, foi então convidada a professora Ana Borella, da Associação de Yoga, que iniciou o seu caminho no Yoga há mais de 11 anos.

Para a organização dos temas que seriam abordados, contribuindo também com textos de sua autoria, coordenação entre os vários colaboradores e revisão geral do conteúdo, visando alcançar uma unidade lógica entre as várias fontes, nada melhor do que um professor de Yoga que também tenha familiaridade com sistemas, processos e ciências exatas. Esse papel coube ao professor Marcos Taccolini, que, complementando sua atividade profissional e formação no Instituto Tecnológico de Aeronáutica (ITA) – um dos mais conceituados centros tecnológicos do país –, adotou o Yoga há cerca de dez anos, especialmente *Karma Yoga*, *Jñana Yoga* e *Hatha Yoga*, como caminho de desenvolvimento interior.

A redação inicial de cada capítulo foi feita de acordo com o material prévio de pesquisa que cada um dos quatro autores já possuía, com contribuições equivalentes para o conjunto da obra. Optamos, porém, por apresentar o texto final como coletivo, a fim de permitir maior liberdade de revisões, interação entre autores e aprimoramento do conteúdo, buscando uma síntese consistente da diversidade de visões que o Yoga proporciona.

Por fim, para prefaciar um texto de referência, faz-se necessário um autor que seja uma referência concreta. Para esse propósito, pedimos a colaboração de um dos pioneiros da difusão do Yoga no Brasil, que em 1955 já estava escrevendo seus primeiros livros didáticos e continua em plena atividade, um exemplo vivo do dinamismo, da saúde e do equilíbrio de vida proporcionado pelo Yoga. Autor do primeiro livro sobre Yoga escrito por um brasileiro, alcançando sua 33ª edição em agosto de 1993, José Hermógenes de Andrade Filho, coronel reformado e ex-professor do Colégio Militar do Rio de Janeiro, tornou-se um dos mais conhecidos professores de Yoga de nosso país. Com mais de 25 livros publicados, o Professor Hermógenes, como é chamado por seus alunos e leitores, fundou há mais de trinta anos a Academia que leva seu nome, localizada no Centro da cidade do Rio de Janeiro.

Sendo um apaixonado pelo Yoga, foi extremamente prazeroso colaborar para compor um livro que esperamos ajudar, ainda mais, a difundir e explicar esse precioso bem da humanidade. Que você se sinta também motivado e inspirado com a leitura!

3. Guia de leitura e pronúncia

Quem conhece a literatura antiga da Índia se surpreende com a quantidade e a qualidade dos textos compostos. Desde peças devocionais a tratados de ciências e artes, livros de leis, peças de teatro e contos infantis. Muito especiais, no entanto, são as obras redigidas em sânscrito, uma língua com a qual se construiu a alma do hinduísmo e do Yoga. De fato, para quem quer compreender a doutrina do Yoga em sua plenitude e acompanhar seu desenvolvimento histórico, o contato com o sânscrito torna-se inevitável.

Trata-se de uma língua antiga da Índia cujas origens remotas a tornam membro da mesma família de nosso idioma. A diferença é que o sânscrito preserva uma estrutura muito mais antiga e complexa do que nossa gramática foi capaz de reter. Por isso existem em sânscrito formas gramaticais como a flexão das palavras no dual, que indica coisas que existem aos pares, ou a distinção de três gêneros para os nomes e pronomes (masculino, feminino e neutro), além do sistema de flexão dos nomes e pronomes para indicar sua função sintática na sentença (essa flexão se chama declinação).

Afora a complexidade gramatical, o sânscrito também se distingue de nossa língua pela utilização de uma grafia diferente. O alfabeto silábico, utilizado para grafar a língua sânscrita, o devanágari, surgiu há cerca de mil anos e foi criado para acomodar a grande variedade fonética daquele idioma. Com 49 letras que representam as sílabas ou sinalizadores mais simples, e mais algumas centenas de combinações entre encontros consonantais e variações vocálicas, esse alfabeto constitui um desafio à nossa capacidade de representação editorial quando tentamos grafá-lo utilizando nosso próprio alfabeto.

O padrão internacional para romanização do alfabeto devanágari foi proposto em setembro de 1894, em Genebra, durante a X Conferência Internacional de Orientalistas, por um comitê de transliteração que debateu sobre o tema. Dessa proposta saiu um padrão denominado International Alphabet for Sanskrit Transliteration (IAST), cujas

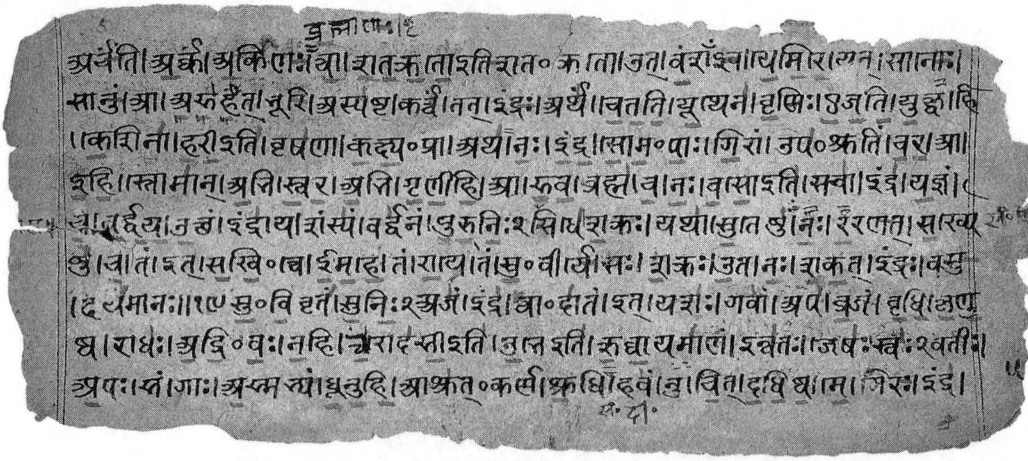

Manuscrito do século XVII, escrito em devanágari, parte do Rig Veda, coleção de hinos que contém a inspiração filosófica do Yoga. Estima-se que foram compostos entre 4000 a.C. a 2000 a.C., ou até antes desse período.

retificações finais ficaram prontas no Congresso de Atenas, em 1912. Esse padrão tornou-se a norma acadêmica de transliteração para o sânscrito e desde então não foi mais modificado. No entanto, o fato de utilizarem diacríticos (sinais gráficos especiais que são acrescentados às letras comuns) impediu a disseminação dessa norma, prejudicada pela falta de recursos gráficos nas tipografias da época. O resultado disso foi a utilização de uma grande variedade de soluções alternativas, incorretas do ponto de vista acadêmico, para grafar as palavras sânscritas com nosso alfabeto.

O advento dos computadores pessoais e da internet criaram a necessidade da adoção de um padrão também para a digitação de textos originalmente grafados no alfabeto devanágari.

A dificuldade consiste em adotar um método de digitação que utilize apenas as letras do alfabeto latino sem acentuação e caracteres que possam ser facilmente alcançados no teclado de qualquer computador. A proposta que vem ganhando mais popularidade para uso no computador chama-se ITRANS, adotada por uma variedade de programas que possibilitam a geração de caracteres em devanágari ou em IAST diretamente a partir da digitação no teclado de um computador comum, sem a necessidade de qualquer adaptação.

Algumas das alternativas adotadas em publicações fora do padrão IAST, embora incorretas, ganharam popularidade e acabaram por criar uma espécie de padrão informal para a grafia romanizada do alfabeto devanágari. Essas alternativas vêm sendo adotadas pela mídia em geral e são conhecidas do grande público não-iniciado no universo cultural do Yoga. Embora erradas do ponto de vista acadêmico, essas formas não podem ser ignoradas, pois sua utilização está consagrada na informalidade pelo uso continuado. Isso significa que, se adotarmos o padrão IAST ou o próprio devanágari, estaremos atendendo a um padrão que será, porém, compreendido por uma minoria de estudiosos. Se, por outro lado, adotarmos a informalidade na grafia, estaremos desrespeitando as únicas normas estabelecidas para a representação fonética do alfabeto utilizado pelo sânscrito.

Trocando em miúdos, qualquer forma de grafar os termos sânscritos utilizados nesta publicação será fonte de dúvida para uma parcela dos leitores naquilo que se refere à pronúncia correta dessas mesmas palavras. Por isso adotamos o seguinte critério geral: todas as palavras sânscritas estarão grafadas em formatos consagrados pela mídia em geral, ainda que incorretos do ponto de vista acadêmico, de modo que possam ser facilmente reconhecidas e pronuncidas pelos leitores.

O alfabeto devanágari e sua pronúncia

Primeiro ponto: o alfabeto devanágari não deve ser confundido com a língua sânscrita. Ele é apenas um alfabeto, que serve também para escrever em outras línguas, por exemplo o nepalês, o hindi e o marathi. Pode ser utilizado até mesmo para escrever em português.

Segundo ponto: o alfabeto devanágari é organizado segundo regras fonéticas, ou seja, suas letras representam sons precisos, que não se modificam, o que torna mais fácil a sua leitura. No entanto, sua maneira de representar os sons difere um pouco da nossa. Há 14 sons vocálicos, 2 modificadores e 33 consoantes ou semiconsoantes no alfabeto devanágari. Um total de 49 letras básicas.

As 33 letras consonantais já vêm, "de fábrica", acompanhadas por uma vogal "a" breve (um "a" de duração curta). Isso significa que não existe a letra "k", "l" ou "m", mas sim a letra "ka", "la" ou "ma". As letras vocálicas são utilizadas apenas quando representam vogais ou ditongos não precedidos por uma consoante. Quando precedidos por consoantes, os sons vocálicos não são representados por letras, mas por sinais especiais. Os dois modificadores se aplicam aos sons vocálicos (nasalização e aspiração final) e jamais são utilizados com consoantes desacompanhadas de vogais.

Para o uso em outras línguas diferentes do sânscrito, foram desenvolvidas letras especiais no devanágari, derivadas das 49 básicas, para representar os sons que não existem em sânscrito (por exemplo "za" ou "fa" usados no hindi).

O sânscrito e o Yoga

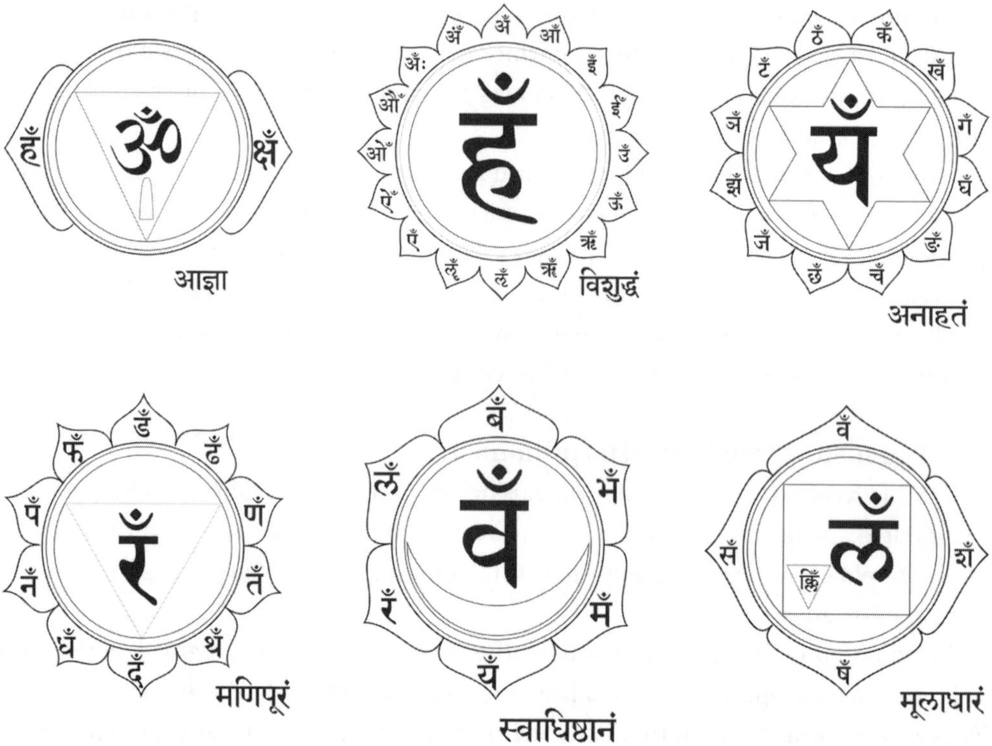

A forte ligação entre o Yoga e o sânscrito pode ser obervada na representação dos seis chakras[1] mais conhecidos. A cada um é associado um som semente (*bíja* mantra), e as 49 letras do alfabeto devanágari são representadas desenhadas nas pétalas de cada um dos seis chakras.

Como eles totalizam cinqüenta pétalas, foi adicionada mais uma letra ao conjunto: a letra especial que representa o encontro consonantal "kSha". Elas são dispostas em ordem alfabética a partir do chakra da garganta (16), que abriga as 14 sílabas vocálicas e os dois modificadores, seguidas pela série das consoantes no chakra do coração (12), do umbigo (10), dos genitais (6), do períneo (4) e, por fim, o que fica entre as sobrancelhas (2).

A seguir, as letras do devanágari com a transliteração no padrão ITRANS apresentada entre parênteses e um exemplo de pronúncia.

---

1 Figuras etéreas, em forma de flores de lótus, associadas a determinados locais do corpo humano. Os seis chakras principais situados na coluna vertebral (de cima para baixo): *ajñá, vishuddha, anáhata, manipúra, svádhisthána, múládhára.*

Vogais

अ (a) = "a" breve – soa como o nosso "a", em abacate

आ (A) = "a" longo (duas vezes a duração do breve)

इ (i) = "i" breve – soa como "i" em isso

ई (I) = "i" longo

उ (u) = "u" breve – soa como "u" em unidade

ऊ (U) = "u" longo

ऋ (RRi) = vogal "r" – soa aproximadamente como "ãr", com o "r" bem pronunciado

ॠ (RRI) = vogal "r" longo

ऌ (LLi) = vogal "l" breve – soa aproximadamente como "ãl", com o "l" bem pronunciado

ॡ (LLI) = vogal "l" longo

ए (e) = ditongo "e" – soa normalmente como o "e" fechado em esteve

ऐ (ai) = ditongo "ai" – soa como "ai" em pai

ओ (o) = ditongo "o" – soa normalmente como o "o" fechado em hoje

औ (au) = ditongo "au" – soa como "au" em automatismo

Obs.: Como não existe a distinção entre a pronúncia aberta ou fechada no sânscrito, variações da pronúncia dos ditongos "e" e "o" são atestadas na Índia. A opção pela pronúncia fechada é acadêmica e serve como uma referência de padronização, e nada mais. Também não há acentuação no sânscrito, nem em sua transliteração para o alfabeto latino; logo, grafar o termo Yoga, com acento circunflexo, "ô" é apenas um engano proveniente do conhecimento superficial do sânscrito ou o uso de uma transliteração mais informal ou, ainda, uma tentativa de diferenciação de marcas comerciais.

Modificadores

अं (aM) – nasalização = *anusvAra* – soa como uma nasalização final da sílaba

अः (aH) – aspiração após vogal = *visargaH* – soa como uma aspiração forte ao final da sílaba

Consoantes

(os números indicam sua posição na ordem alfabética):

GUTURAIS – LARINGE

क (ka) = surda – 17 – soa como “ca” em cabra

ख (kha) = surda aspirada – 18 – soa como o encontro “ck” e “h” em (inglês) Sherlock Holmes

ग (ga) = sonora – 19 – soa como “ga” em galo; yogi pronuncia-se como yogui

घ (gha) = sonora aspirada – 20 – soa como o encontro de “g” e “h” em (inglês) *big house*

ङ (~Na) = nasal – 21 – equivale ao “n” de manga

PALATAIS – BASE DA LÍNGUA CONTRA O PALATO MOLE

च (ca) = surda – 22 – soa como tcha

छ (cha) = surda aspirada – 23 – soa como o encontro de “ch” e “h” em (inglês) *much hot*

ज (ja) = sonora – 24 – soa como dja

झ (jha) = sonora aspirada – 25 – soa como o conjunto dgeh na palavra (inglês) *hedgehog*

ञ (~na) = nasal – 26 – soa como “nha” em minha

RETROFLEXAS, PONTA DA LÍNGUA VOLTADA PARA O CÉU DA BOCA

ट (Ta) = surda – 27 – soa como “ta” com a língua virada para cima, tocando o céu da boca

ठ (Tha) = surda aspirada – 28 – soa como o inglês *porthole*, com a língua para cima

ड (Da) = sonora – 29 – soa como “da”, com a língua para cima

ढ (Dha) = sonora aspirada – 30 – soa como o inglês *madhouse*, com a língua para cima

ण (Na) = nasal – 31 – soa como “na”, com a língua para cima

DENTAIS

त (ta) = surda – 32 – soa como “ta” em tábua

थ (tha) = surda aspirada – 33 – soa como o inglês *porthole*

द (da) = sonora – 34 – soa como “da” em dádiva

ध (dha) = sonora aspirada – 35 – soa como o inglês *madhouse*

न (na) = nasal – 36 – soa como "na" em natural

LABIAIS

प (pa) = surda – 37 – soa como "pa" em panela

फ (pha) = surda aspirada – 38 – soa como o encontro de "p" e "h" em *hip hop*

ब (ba) = sonora – 39 – soa como "ba" em bateria

भ (bha) = sonora aspirada – 40 – soa como o encontro de "b" e "h" em (inglês) *snob hunt*

म (ma) = nasal – 41 – soa como "ma" em marca

Semiconsoantes ou semivogais

य (ya) = corresponde à vogal "i" – 42 – soa como "iá" em sabiá

र (ra) = corresponde à vogal "RRi" – 43 – soa como "ra" em parada

ल (la) = corresponde à vogal "LLi" – 44 – soa como "la" em salada

व (va) = corresponde à vogal "u" – 45 – soa como "va" em cavalo

Sibilantes

श (sha) = palatal – 46 – soa como "xa" em embaixada

ष (Sha) = retroflexa – 47 – soa como o anterior, mas com a língua virada para o céu da boca

स (sa) = dental – 48 – soa como "sa" em sapato

Aspiração inicial

ह (ha) = sibilante gutural – 49 – pronunciado forte como o inglês *hard*

Letra composta (fora do alfabeto simples)

क्ष (kSha) – soa como o encontro de "k" e "sh" no inglês *bookshop*

Yoga ou Yôga?

Essa dúvida sobre a grafia, com o emprego ou não do acento circunflexo, é inócua para o resultado da prática de Yoga, menos importante ainda para determinar a capacitação de um professor ou a dedicação de um praticante. Mas, como no passado foi freqüentemente questionada, merece ser respondida de forma clara e definitiva. Especialmente porque há várias referências disponíveis na internet, escritas por bons profissionais de Yoga, mas que não tiveram a assessoria de um estudioso de sânscrito, conseqüentemente apresentam vários conceitos imprecisos ou, até mesmo, totalmente incorretos.

Yoga, como transliteração da palavra sânscrita, não tem acento. Uma das errôneas interpretações para o uso desse acento seria baseada no conceito que o símbolo o-ki-matra teria o significado de acento do "o" (no qual matra seria "acento" e ki significaria "de"), o que é uma tradução totalmente errônea e necessita ser esclarecida em detalhe:

1. Por nenhuma tradução a palavra *mAtrA* significa acentuação fonética. Só existiu acentuação em sânscrito nos manuscritos, representando variação tonal da sílaba para a leitura em recitação, e não para indicar alongamento ou pronúncia. Esses acentos eram representados no devanágari como um traço vertical acima da sílaba (para elevar o tom) ou um traço horizontal abaixo dela (para abaixar o tom), além de pequenos números indicativos de características próprias dos modos de cantar os mantras.

2. A palavra "ki" não significa "de" por nenhuma hipótese. Não tem qualquer valor genitivo, mas é uma forma fraca do "ka" que sufixa adjetivos ou nomes de agentes. É equivalente aproximado de *kAra* (aquele que faz...).

3. O significado real de *mAtrA*, em *okimAtrA,* é a parte. Indica a parte da sílaba que produz ou indica o som vocálico "o" (um ditongo em sânscrito). *OkimAtrA* é apenas o conjunto de traços, em devanágari, que informa ao leitor que a sílaba está acompanhada de um "o". Da mesma forma, *ikimAtrA* não é o acento do "i", mas sim os traços gráficos que informam ao leitor que a sílaba está acompanhada de um "i" breve. E assim por diante.

Em memória ao professor Caio Miranda, falecido desde a década de 1960, também é necessário corrigir uma informação incorreta, esporadicamente veiculada, esclarecendo que não foi ele quem introduziu no Brasil a desunião de propor grafias alternativas para *Yoga* (união). Isso ocorreu posteriormente, fruto de autores que copiaram parte de sua obra, sem fazer o devido reconhecimento ao autor e distorcendo alguns conceitos da filosofia.

Em seu livro *Hatha Yoga, a ciência da saúde perfeita*[2], o professor Caio Miranda grafa o termo sempre como YOGA (sem acento e em maíusculas) para referir-se à filosofia, e apenas numa única página ele escreve literalmente: "A palavra YOGA, cuja pronúncia correta é 'yôga', é termo sânscrito...". Ou seja, o acento circunflexo foi utilizado uma única vez no livro inteiro, apenas para indicar de forma mais enfática a sugestão para o uso da pronúncia fechada, como poderia o autor ter escrito: a palavra hoje, cuja pronúncia é hôje, sem com isso estar sugerindo adotarmos o uso do circunflexo na palavra hoje. Em todo o restante do livro, quando quer referir-se à filosofia como um todo, o autor grafa YOGA.

Assim, caso algum professor de Yoga, por alguma razão pessoal, prefira adotar grafias alternativas para o termo Yoga, ainda que incorretas como transliterações do devanágari, tem, é claro, o direito de fazê-lo, mas respeitando *satya* (verdade), sem tentar induzir que seja creditado a um autor já falecido a responsabilidade pela criação de polêmicas desnecessárias.

---

2 Publicado pela Editora Freitas Bastos, em 1962.

ESSÊNCIA E ORIGEM

4. CONCEITO

O Yoga, termo sânscrito associado ao conceito de *união*, é um movimento cultural que se desenvolveu ao longo de milênios na região que hoje é a Índia e adquiriu projeção mundial, com milhões de praticantes de várias modalidades em todo o globo. De forma simplificada, é uma filosofia que visa à identificação do ser humano com sua própria natureza e sua integração com o universo. Em termos mais formais, trata-se de uma disciplina que permite adquirir consciência do estado de libertação (*moksha*) ou independência (*kaivalyam*), que é um potencial presente em todo e qualquer indivíduo.

O termo Yoga também está associado ao conceito de *utilização* ou *aplicação*; assim, por exemplo, *Anna Yoga* e *Dhyána Yoga* não são escolas separadas ou ramos de práticas, mas referem-se simplesmente à aplicação e ao uso dos alimentos (*anna*) e da meditação (*dhyána*) no contexto da filosofia. A primeira referência ao termo Yoga como disciplina foi na *Taittiríya-Upashishad*, que o apresentava como o controle consciente dos sentidos instáveis (*indriyas*). A partir desse ponto ele passou a ser utilizado para referir-se à própria filosofia, como aos estados de consciência vivenciados pelos praticantes e, em última instância, passou a designar também o próprio processo de aplicação e treinamento dessas técnicas e à vivência da filosofia.

Atualmente, Yoga costuma ser traduzido principalmente por união, pois o termo deriva da raiz sânscrita *yuj* (unir). O mais importante é que esse conceito reflete a própria essência do Yoga, que promove a união nos seguintes aspectos:

• União consigo próprio: Yoga é uma filosofia de autoconhecimento na qual, por meio da prática de técnicas e procedimentos milenares, a pessoa alcança sua consciência mais íntima, sua essência, seu *self*. No processo encontra um profundo equilíbrio interno, balanceando os aspectos físicos, emocionais, energéticos, densos e sutis de sua completa natureza; isso pode ser resumido nas palavras do grande mestre hindu Swami Sivananda (1887-1963), que explica que "Yoga é a integração e harmonia entre pensamentos, palavras e ações, ou integração entre cabeça, coração e mãos", representando os aspectos mentais, emocionais e físicos do ser humano, assim como sua interação consigo próprio e com o universo em torno de si.

• União com o absoluto: ao exercitar o autoconhecimento em sua plenitude e alcançar a identificação pura com o *self* individual (*jiva*), o ser humano também adquire consciência de sua união com o universo, com o absoluto, com a consciência ou *self* cósmico (em sânscrito, *átman*). O absoluto representa a natureza, o universo ou a totalidade e, de acordo com a ótica individual, pode incluir também o próprio conceito da divindade. Apesar de ser uma prática de proposta introspectiva, intimamente ligada à autodescoberta e ao autoconhecimento, não prega o isolamento ou o separatismo, pelo contrário, dentro do ideal de realização no Yoga está a integração com os demais seres vivos, principalmente a união entre as pessoas e a união com o próprio universo.

Esse estado de realização total, que é considerado a meta do Yoga, é chamado pela tradição de *moksha* (libertação) ou de *kaivalyam* (solidão, isolamento, independência). A relação entre os termos, que à primeira vista poderiam não parecer equivalentes, é que quando *moksha* (libertação) foi alcançada, a consciência individual dissolveu-se ou identificou-se com o absoluto, com a totalidade, nada mais havendo a alcançar ou com que interagiu externamente, motivo pelo qual também é identificado pelo termo *kaivalyam* (isolamento).

Esses conceitos de libertação, realização plena e transcendência estão presentes na maior parte das metafísicas desenvolvidas no Oriente, especialmente na Índia, e no Yoga encontrou uma das abordagens mais completas, indo além dos conceitos filosóficos para o desenvolvimento de todo um sistema de técnicas auxiliares dessa jornada.

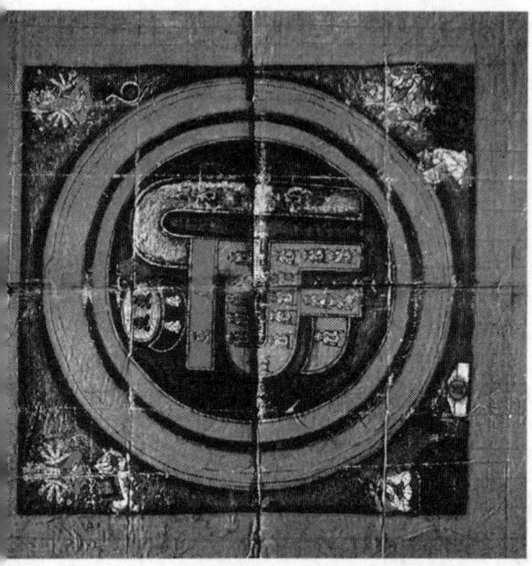

OM é o som mais sagrado para os hindus e também representa o absoluto universal, alcançado em *moksha*, a plenitude da realização do Yoga. Índia, século XVIII.

O caminho tradicional, previsto pelo Yoga para alcançar a realização, conduz por estados meditativos e de recolhimento mental em crescente profundidade, até a prática regular do estado de *samádhi*. O termo *samádhi* pode aparecer traduzido como autoconhecimento, iluminação, estado de profunda meditação, entre outros, mas o ideal é manter o termo no original em sânscrito, que embute uma significação mais precisa do estado descrito.

Há vários tipos de *samádhi*, e a prática de Yoga, em seu estágio avançado, corresponde à própria prática regular de *samádhi*, motivo pelo qual existe a afirmação: "Yoga é *samádhi*",[3] ou seja, não é que Yoga tenha por meta o *samá-*

3 Discípulo de Sivananda, Satyananda (1923) tem mais de oitenta livros publicados sobre Yoga e exerceu grande influência na dissemição do Yoga no Ocidente.

dhi, Yoga *é samádhi* – a prática de Yoga (isto é, a prática de *samádhi*) é o caminho para a conquista da libertação (*moksha*).

O principal texto de referência, *Yoga Sútra,* de Patañjali, sobre o qual trataremos com maiores detalhes em outros capítulos, inicia apresentando a descrição e o passo do *samádhi* (*samádhi páda*) e termina com o conceito de *kaivalyam* (*kaivalyam páda*). No comentário de Swami Satchidananada, discípulo de Sivananda, sobre o *Yoga Sútra,* este apresenta de forma admiravelmente concisa que "*samádhi* é a prática e *kaivalyam* é a experiência".

Eventualmente, podemos achar o termo *samádhi* definido como o estado proporcionado pelo Yoga, e Yoga definido como uma metodologia prática para alcançar o *samádhi.* Contudo, além da inconsistência lógica de definir Yoga em função de *samádhi* ao mesmo tempo em que define *samádhi* em função de Yoga – tratando apenas de uma referência circular em que nada foi definido –, há ainda uma distorção do conceito do termo: como já foi mencionado, *samádhi* é a prática de Yoga na sua plenitude e a meta é *moksha,* libertação.

Igualmente importante é lembrar que Yoga vai muito além de uma metodologia prática qualquer, consistindo em uma disciplina filosófica e ética completa, sem a qual a prática carece de direcionamento.

Seus componentes éticos, humanitários, culturais, sua tradição filosófica, sua disciplina diária fora da sala de prática, sua proposta de adquirir consciência da união com o absoluto representam o cerne de sua essência, por meio do qual pode ser corretamente definido, compreendido e aplicado. Todas as técnicas desenvolvidas, assim como os benefícios alcançados, decorrem e estão apoiadas nesses pilares éticos e humanitários fundamentais, sem os quais ele se torna apenas um exercício físico na melhor das hipóteses ou, na pior, uma fonte de técnicas para a criação de seitas e cultos à personalidade.

Quanto ao conceito do termo Yoga, note que foi usado o termo "adquirir consciência da união" e não "estabelecer a união", pois essa separação não existe, há apenas a ilusão da separação. O ser humano já é uno com a consciência universal, assim como com toda a criação. Logo, o caminho do Yoga não é criar algo inexistente, mas o caminho da descoberta, da percepção, da conscientização do potencial do ser humano, de sua natureza mais interna, do universo em sua unidade e de tudo o que já existe latente e presente em todos nós.

Yoga e a vivência pessoal

Um aspecto notável do Yoga é seu caráter vivencial e pessoal. Na tradição, ele não aparece como algo a ser definido ou explicado em palavras ou estudado, mas como algo a ser aplicado, vivenciado e descoberto pelo próprio indivíduo.

Para permitir que esses estados de consciência e plenitude sejam alcançados, é preciso praticar as técnicas associadas ao Yoga promovendo uma grande revitalização, o desenvolvimento da intuição, força e dinamismo. Por esse motivo, é cada vez mais pro-

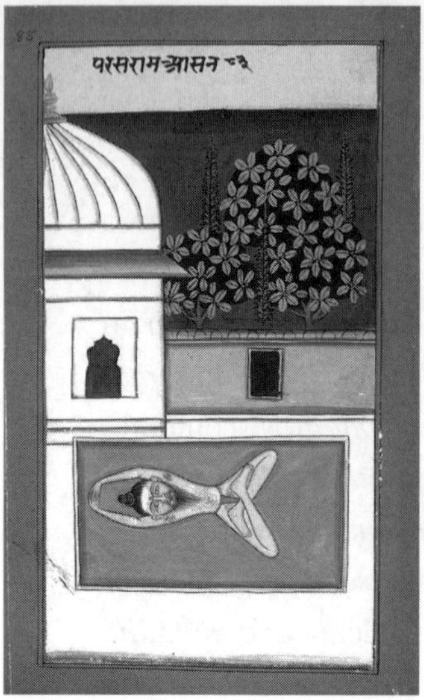

Miniatura indiana do século XVII, um yogi em sua prática (*sádhana*). Oriental and India Office Collections

curado por milhares de pessoas que, apesar de não conhecerem sua proposta filosófica mais abrangente, buscam melhor qualidade de vida e desenvolvimento pessoal.

Há uma grande diversidade de métodos e escolas de Yoga que exploram toda a riqueza e complexidade do ser humano. Dessa forma, o Yoga adquire diversas interpretações distintas, mas seus princípios essenciais são os mesmos, e observando com uma lente de maior amplitude, o Yoga é apenas um. Uma ótima analogia, utilizada por Swami Satyananda Saraswati,[4] é comparar os tipos de Yoga com as fibras de uma corda, na qual, apesar de cada uma ter identidade própria, conduzindo por si só ao outro extremo, seria frágil sozinha. Essa fibra está entrelaçada por outras fibras (ou caminhos, ou ramos de Yoga) e juntas fazem parte de um contexto maior, que conduz à mesma direção por meio do reforço mútuo e da ação conjunta de suas partes.

Ainda que as técnicas mais características do Yoga sejam as mais sutis, como concentração e meditação – na realidade cotidiana da maior parte dos praticantes, especialmente no Ocidente –, são os exercícios, os *ásanas* (as posturas), as técnicas respiratórias e seu impacto positivo na saúde, a vitalidade e a estabilidade emocional que atraem a atenção e são utilizados como sinônimos de Yoga.

Longe de ser negativa, essa popularização do Yoga é vista de forma extremamente positiva pela maioria dos estudiosos e vários mestres tradicionais, pois é esperado que o Yoga realize seu potencial como um instrumento para fazer o bem à humanidade, nas mais variadas formas e áreas de atuação.

Esse conceito de universalização do Yoga foi bem descrito nas palavras de Swami Satyananda Saraswati:

> Nós acreditamos que um esforço sistemático, na forma de um movimento para propagar o yoga na sua forma mais ampla e em bases internacionais, vai desfazer o véu de mistério que envolve o Yoga e este eventualmente emergirá em seu esplendor original e verdadeiro. *Yoga não é para um selecionado grupo de poucos indivíduos, mas Yoga é para todos, jovem ou velho, com saúde ou afetados por doenças, para os ricos e para os pobres.* Com seus infinitos recursos e potencial, ele vai conduzir a humanidade numa esplêndida era de evolução.[5]

---

4 Discípulo de Sivananda, Satyananda (1923) tem mais de oitenta livros publicados sobre Yoga e exerceu grande influência na disseminação do Yoga no Ocidente.

5 *Dynamics of Yoga, The Foundations of Bihar Yoga*, Swami Satyananda Saraswati, Yoga Publications Trust.

5. ORIGEM PROVÁVEL

A literatura específica de Yoga pouco diz sobre sua história. Boa parte das referências utilizadas para construir sua origem é obtida por meio de alusões e citações em Vedas e tantras que versam sobre outros temas. Nos textos em que o Yoga era o tema principal, a abordagem era sobre suas técnicas e filosofia, não sobre seu passado ou suas origens, a não ser em caráter simbólico. Portanto, ainda que uma noção razoável do seu desenvolvimento nos últimos seis mil anos possa ser traçada, a exata descrição de sua origem está na esfera da especulação. A literatura do Yoga revela, sem sombra de dúvida, que se trata de uma prática universalmente aplicável, que revela o verdadeiro indivíduo existente dentro de cada um de nós.

Por essa perspectiva, os princípios que levaram ao Yoga podem ter tido origem em qualquer região do mundo. Semelhanças com princípios de sua prática e filosofia são encontradas em manifestações culturais em todo o globo ao longo dos últimos milênios, desde a inscrição do templo de Apolo, *gnothi seauton* (conhece-te a ti mesmo), muito difundida pelo filósofo grego Sócrates, até o mestre realizado de Yoga Ramana Maharishi (1879-1950), que induzia seus discípulos a questionar "quem sou eu?".

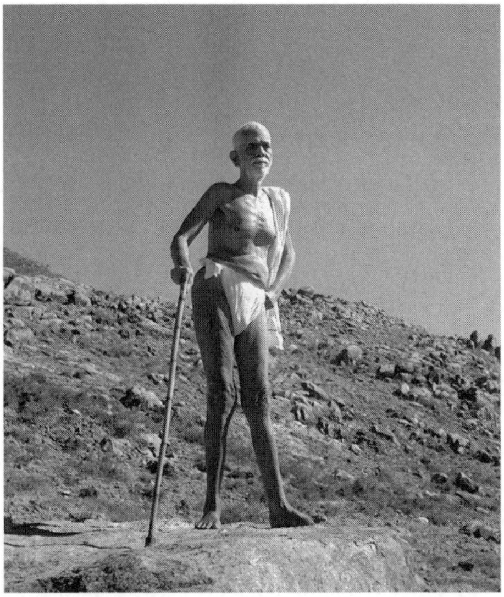

© ELIOT ELISOFON/STRINGER

RAMANA MAHARISHI, UM DOS SÁBIOS INDIANOS MAIS CONHECIDOS DO SÉCULO XX, EM SEU LOCAL DE RETIRO, A MONTANHA SAGRADA ARUNCHALA, NO SUL DA ÍNDIA.

Sua doutrina como sistema filosófico, no entanto, foi construída gradativamente em língua sânscrita por famílias do noroeste da Índia. O Yoga foi desenhado nesta língua e sânscritas são as palavras que o descrevem até hoje, em qualquer lugar em que seja praticado. Os poetas (*kavis*) do período védico intuíram ou aprenderam o método e se encarregaram de costurar suas formulações básicas desde os hinos do *Rig Veda*, a mais antiga coletânea de versos em sânscrito, nas *Upanishads* (comentários e discussões sobre os Vedas), até os textos dos *sútras* (aforismos concisos) que notabilizaram o sistema do Yoga.

Os hinos do *Rig Veda* (o mais antigo dos quatro textos, que conjuntamente são chamados de Vedas), além da importância cultural, por exprimir os valores primordiais dos povos védicos, são também o equivalente a uma preciosidade arqueológica; em vez de monumentos, estátuas ou objetos escavados, esse achado arqueológico trata de textos e versos, com profundo conteúdo filosófico, que chegaram intactos aos nossos dias por meio da tradição oral, sendo transmitidos tais como foram concebidos há mais de quatro milênios.

(इति शुश्रुम पूर्वेषां ये नस्तद्व्याचचक्षिरे॥ १-४॥ - "Assim ouvimos dos antigos, que nos fizeram ver isso" 1.4. *Kena Upanishad*).

Os versos dos Vedas trazem mais a essência do que hoje chamamos de Yoga, ainda que o próprio termo Yoga fosse utilizado naquela época para nomear esse sistema. De forma indireta, os vedas trazem referência a aspectos fundamentais do Yoga, como *dháraná* (concentração) e *dhyána* (meditação), além dos conceitos de transcendência e *self*, a existência de um princípio dinâmico e vital (*vayú* ou *prána*), a relação desse princípio com a respiração e também da ciência dos mantras (influência dos sons em nosso corpo, nossa mente e nosso espírito). Os próprios autores dos versos, pela tradição, são chamados de *rishis*, ou yogis em estado de iluminação espiritual e de conhecimento (em sânscrito, esse estado é descrito pelo termo *samádhi*).

Dessa forma é possível estabelecer durante o período de composição dos Vedas mais antigos, estimado em 2500 a.C. a 4500 a.C., ou até mesmo antes disso, conceitos do Yoga que já estavam presentes nessa cultura, ainda que não estivessem em sua forma sistematizada. Esses povos, que utilizavam o idioma sânscrito, forneceram a base cultural para o desenvolvimento do Yoga nos milênios que se seguiram.

A Índia tem sido povoada continuamente nos últimos 50 mil anos, pelo menos, e é muito difícil imaginar quantas culturas podem ter-se desenvolvido ou transitado pela região ao longo desse imenso período. O que se pode imaginar é que muitas práticas dessas populações arcaicas podem ter deixado marcas nas culturas regionais da Índia de hoje. E o Yoga, certamente, está repleto dessas marcas.

É sugestiva também a possibilidade de que tenha existido algo como o Yoga, mas vinculado às práticas de Mistérios da Índia antiga. Teria surgido conjuntamente com as culturas xamânicas da Ásia Central. O paralelo é sugestivo e esclarecedor e mereceria talvez um pouco mais de atenção.

Uma visão mais detalhada desse desenvolvimento será apresentada posteriormente na seção do livro intitulada "As escrituras e o desenvolvimento histórico". Por ora, vale a pena chamar a atenção para a correção de uma distorção histórica, o chamado mito da invasão ariana, que, apesar de já ter sido desmistificado em muitas publicações recentes, ainda encontra-se publicado em muitos livros e acaba sendo transmitido por inércia.

Essa distorção refere-se à tentativa de apresentar o Yoga como uma prática criada pelos povos drávidas (que corresponde aproximadamente à cultura tâmil do sul da Índia atual), em períodos anteriores às civilizações védicas, postulando que, por volta de 1500 a.C., teriam sofrido a invasão dos "violentos *áryas*", guerreiros sub-bárbaros sem cultura que teriam destruído sua civilização e absorvido sua cultura, aí incluindo o Yoga. Essa teoria surgiu do mesmo fermento que deu fundamentação posterior ao nazismo, entre o final do século XIX e a primeira metade do século XX, pois a primeira distorção que incorre é usar o termo *árya* – que não está ligado a nenhum grupo étnico em particular – para se referir a uma suposta etnia européia de pele clara, o que não tem fundamentação histórica. *Árya* originalmente referia-se a nobre, aos que eram dotados de nobreza espiritual; dessa forma, há drávidas *áryas*! Posteriormente, os ocidentais associaram o termo para designar o grupo lingüístico associado às origens do sânscrito, e no início do século XX surgiu a distorção de tentar associá-lo a uma etnia; essas distorções do século passado já foram corrigidas na maior parte da literatura mais atualizada.

Quanto à concepção de um Yoga criado pelo gênio místico de povos drávidas, que teriam sido os antigos habitantes do território indiano, em contraste com os supostos invasores estrangeiros que teriam ocupado o norte daquela região, simplesmente não faz sentido algum. Além da forte quantidade de provas históricas e arqueológicas, não há sequer palavras drávidas para designar o Yoga ou qualquer das práticas a ele associadas. Ademais, os drávidas são identificados nas Leis de Manu (10.43-44) como tendo sido originalmente um povo indo-europeu de casta guerreira. Já está totalmente arruinada a tese de que o norte da Índia teria sido invadido por hordas indo-européias por volta de 1500 a.C., pois o desenvolvimento da literatura védica no Vale do Indo já estava muito desenvolvido bem antes disso, com total continuidade cultural.[6]

Felizmente, o avanço do estudo da cultura hindu, de forma mais técnica do que política, em conjunto com os estudos arqueológicos, já pôde demonstrar que as civi-

---

6 Para aprofundar sobre este tema, consulte o livro *In Search of the Cradle of the Civilization*, de Georg Feuerstein, Subhash Kak e David Frawley, Quest Books. Como referência em português *Yoga, repensando a tradição*, Acharya Kalyama, Ed. Ibrasa e *História do Yoga*, Pedro Kupfer, Ed. Dharma.

lizações antigas no noroeste da Índia, assim como as chamadas civilizações de Harappa, ou anteriores a de Mergath, apresentam total continuidade com a atual civilização hindu. Também foi feita a datação da composição de trechos dos Vedas, mediante referências no texto a rios e eventos geológicos e astronômicos, estimando que já por volta de 2900 a.C. a cultura védica florescia no noroeste da Índia, às margens do hoje extinto, mas na época caudaloso, rio Saraswati.

Além de a arqueologia demonstrar a presença da cultura védica vários milênios antes da suposta invasão, a simples análise da complexidade gramatical do idioma sânscrito (conforme foi resumidamente apresentada no capítulo "Guia de leitura e pronúncia") demonstra que essas civilizações antigas jamais poderiam ser chamadas de "sub-bárbaras guerreiras sem cultura". Muito pelo contrário, apresentavam um profundo amadurecimento cultural e filosófico. O fato de há mais de quatro mil anos já possuírem literatura e filosofia sofisticadas indica um longo período anterior de desenvolvimento social. Um dos mais notáveis trechos do *Rig Veda*, produzido entre 2000 a.C. e 2400 a.C, ou ainda anterior a essa data, e que demonstra o vigor intelectual, o lirismo e o questionamento filosófico desses povos, é encontrado no "Hino da Criação",[7] que reproduzimos a seguir.

> Então não havia a existência nem a não-existência. Não havia a região luminosa nem o espaço (*vyoman*) que está além. O que abarcava? Onde? Sob a proteção de quem? Qual a água que havia – profunda, insondável?
>
> Então não havia a morte nem a imortalidade. Não havia distinção entre a noite e o dia. Aquele Um respirava, sem ar, por si mesmo. Além d'Aquilo não havia mais nada.)
>
> No princípio era a escuridão oculta pela escuridão. Tudo isso era água, sem distinção alguma. O Um que era coberto pelo abismo emergiu por meio do poder do calor-da-ascese (tapas).
>
> No princípio, o desejo – a primeira semente da mente – surgiu n'Aquilo. Os videntes-poetas, vasculhando o coração com sabedoria, encontraram o vínculo da existência na não-existência.
>
> O raio [de suas visões] abarcou [a existência e a não-existência]. Talvez houvesse um embaixo; talvez houvesse um acima. Havia os que davam o sêmen; havia potências; embaixo o esforço, acima o dar de si.
>
> Quem conhece a verdade? Quem haverá de determinar de onde veio esse nascimento, de onde veio essa criação? Os deuses só surgiram depois, com a criação deste [mundo]. Quem, pois, sabe de onde ele veio?

---

7 Tradução de George Feuerstein, em *A tradição do Yoga – história, literatura, filosofia e prática*, Editora Pensamento.

De onde veio esta criação? Criou ela a si mesma ou não? Aquele que a contempla do espaço mais elevado o sabe com certeza. Ou talvez não o saiba.

Certamente o conceito do Yoga, como busca de transcendência e do entendimento do ser humano de sua verdadeira natureza e relação com o universo ao nosso redor, é tão antigo quanto nossa presença neste planeta, mas está suficientemente registrado na literatura que o desenvolvimento como um sistema filosófico e prático ocorreu junto aos povos védicos, usando o sânscrito como elo de identidade lingüística e cultural; e esse processo de desenvolvimento, evolução, adaptação, amadurecimento e transformação contínua – como toda arte, ciência e mística – permanecerá existindo enquanto continuar a jornada do ser humano como hóspede deste universo.

Mitologia

Retomando o aspecto mitológico e da tradição, para os iniciados na prática do Yoga, textos da linha tântrica informam que ele foi revelado por Shiva à sua esposa, à beira de um rio. Desatenta da importância do presente que seu esposo lhe ofertava, ela adormeceu profundamente. Um peixe, embevecido com as inspiradas palavras do *maháyogi* (grande yogi, Shiva), ergueu-se acima das águas agitadas do rio para que nenhuma das palavras do mestre se perdesse. Apiedado da criatura aquática que se tornara um discípulo insólito, Shiva o transformou em homem, que passou a se chamar Matsyendra (o soberano dos peixes) e o primeiro mestre de Yoga da linhagem *Natha* (que significa senhor e refere-se a uma tradicional linhagem de mestres de Yoga).

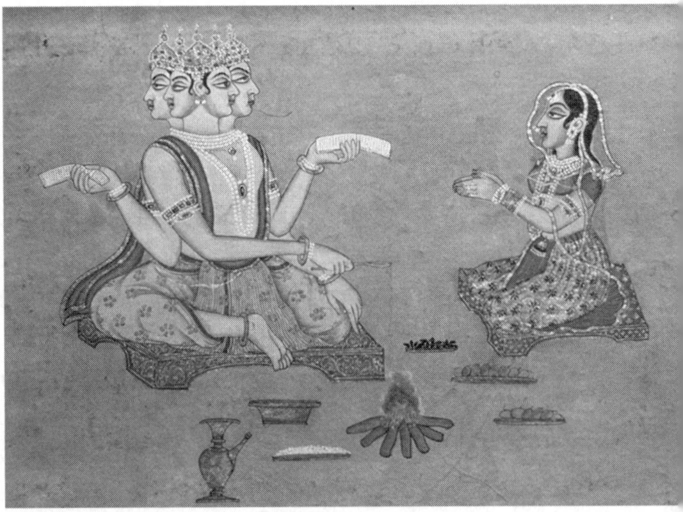

Brahma, representado com suas quatro cabeças em frente à sua mulher, Saraswati, segura página dos Vedas, a literatura revelada (*srhuti*). India Office Library, London.

O sono da consorte de Shiva, longe de ser ofensivo, oferece uma ilustração de um dos mais profundos temas do Yoga: a natureza da consciência e de suas alterações de estado. O tema já ocupava as mentes dos povos antigos muito antes da formulação do Yoga e é corporificado pela figura imponente de *Náráyana* (nome que, nas línguas austro-asiáticas, deriva de *Nira*,

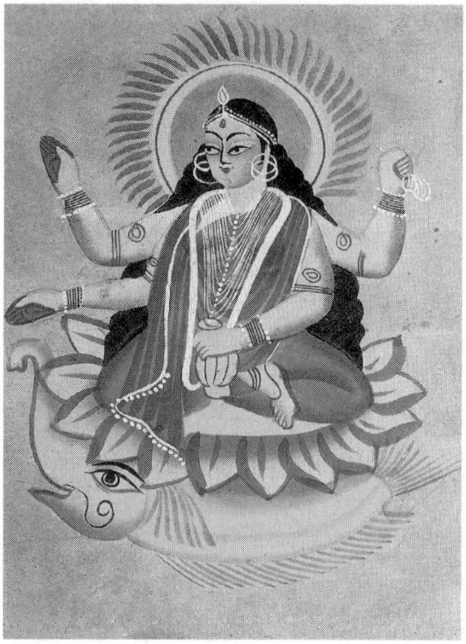

Shiva, sentado num trono de lótus, circulado por anel de chamas, sustenta o mundo com sua meditação. Pintura, c. 1890.

água e *Ayana*, o que está adormecido), o deus que cria o universo sem despertar de seu sono profundo. Os ancestrais dos yogis já pensavam no que acontecia com o eu durante o sonho ou a inconsciência total.

Outra versão mitológica conta que no fim da criação Brahma foi questionado por Shiva, que considerou o universo manifestado muito injusto, impuro e violento. Brahma, por sua vez, olhou para sua criação e sentiu orgulho. De fato gostou tanto que uma quinta cabeça surgiu, ao lado das outras quatro, sendo o símbolo do orgulho de Brahma por uma criação bela e perfeita.

Shiva achou injusto que os seres menores, ou mais fracos, fossem perseguidos pelos maiores ou mais fortes. Que os seres vagassem pelo mundo buscando apenas sobreviver e procriar. Que a violência fosse considerada uma justificativa para a sobrevivência. Por essas e muitas outras razões, o senhor Shiva criou os vegetais para servir de alimento a todos os seres que desejassem uma vida mais pura e sem crueldade.

Depois de garantir uma sobrevivência compassiva, Shiva ofereceu aos seres humanos uma forma de elevação evolutiva, uma via de esperança e liberdade por meio do conhecimento da realidade absoluta, da consciência plena da verdade. Essa forma de evolução integral do ser foi chamada de Yoga e permite a dissolução dos véus ilusórios de *máyá*, desvendando a consciência superior e infinita de nosso próprio ser.

O resultado de vários milênios de desenvolvimento e influências culturais de várias tradições foi que a figura de Shiva acabou incorporando em sua mítica a essência e a simbologia do Yoga em sua forma mais rica e completa. No próximo capítulo vamos nos aprofundar um pouco no arquétipo de Shiva, entendendo seu simbolismo e, com base nele, o próprio Yoga que ele representa.

6. Shiva: herói, mito ou deus?

Shiva é um personagem único na tradição do hinduísmo. Ele anda nu pelas montanhas dos Himalaias ou apenas coberto com a pele de um tigre. Seu corpo está sempre coberto de cinzas, que se justificam como um lembrete de que tudo na vida se reveste da morte e da destruição. Uma espantosa serpente se enlaça ao redor de seu pescoço azulado, como emblema dos ciclos sem-fim e da eternidade, e os cabelos muito longos, enrolados em uma trança, mal conseguem represar a caudalosa corrente do rio Ganges que ali se oculta – emblemática imagem da força vital e da incessante marcha do tempo.

Em sua fronte, sobre as sobrancelhas, apresenta o crescente lunar, como um adorno que representa a restauração da vida do deus Soma (a Lua). Lançado ao mar pelos deuses para morrer, Soma teria sido restaurado à vida por Shiva na ocasião do batimento do oceano de leite, numa reprodução do processo místico de morte e ressurreição durante a prática dos mistérios, na Índia.

De seus quatro braços, dois seguram objetos mágicos e dois exibem graciosas *mudrás* (gestos energéticos) que removem o medo ou oferecem bênçãos. Os objetos mágicos mais freqüentes são o pequeno tamborete *damaru* com o qual ele estabelece o ritmo da dança da natureza (*tandava*, a dança furiosa dos elementos); o poderoso tridente *trishula* (que, lançado à terra com um dos seus dentes, marcou o local de fundação da cidade de Varanasi – a cidade mais sagrada do hinduísmo shaiva); um machado chamado *parashu* (que ele depois ofereceu a Parashurama – o herói vaishnava); a lança *pashupata* com a qual ele é capaz de destruir todas as eras e todos os mundos (e que depois ele presenteou a Árjuna); e a maça *khatvanga*, adornada por um crânio humano.

Seus três olhos enxergam tudo o que existe, o que já existiu e o que ainda não veio à existência. Um colar de crânios é às vezes exibido, o que dá a ele o apelido de Kapalin (ou seja, aquele que está relacionado com os crânios).

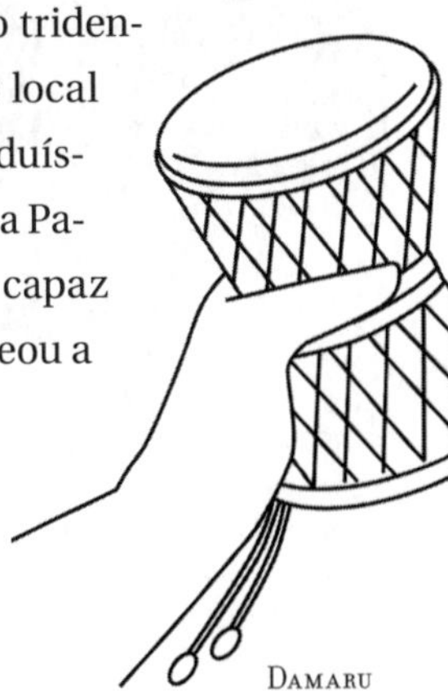

Damaru

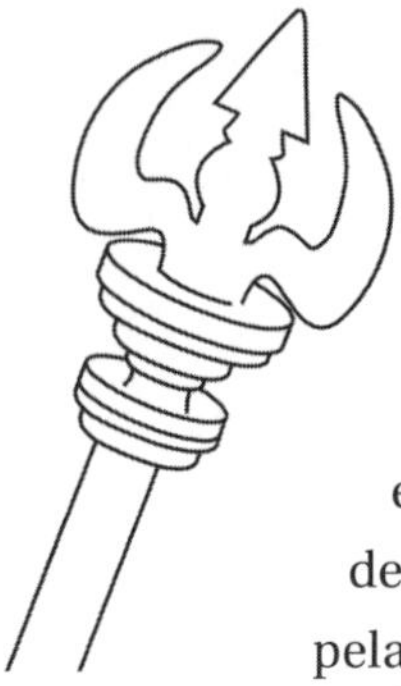

Trishula

Shiva é também um andarilho que caminha à noite sob as estrelas e aparece nos cemitérios e nas aldeias com o pênis escandalosamente ereto, despertando o desejo nas esposas celibatárias dos brahmanes da floresta. No entanto, é o personagem que tem a família mais estável entre os grandes deuses do panteão hindu. Sua esposa Parváti e seus filhos Ganesha e Karttikeya são um modelo de dedicação à família (*kulam*), razão pela qual as tradições preservadas pelas famílias mais místicas (o tantra) acabaram por incorporá-lo como patrono de suas artes. De fato, ele se tornou o patrono das artes em geral e da dança teatral em particular – de onde vem sua representação clássica como o Rei dos Dançarinos (*Natarája*).

Shiva é um personagem no qual as contradições são aceitas como um fato inevitável e os problemas são transformados em solução. É por meio das contradições que se explica a dinâmica da criação da vida, pela união perfeita dos opostos bem como pela utilização heurística dos paradoxos para resolver todos os impasses que atormentam o indivíduo dentro de sua comunidade.

Shiva cresceu rapidamente na imaginação popular ainda no período das *upanishads* e se tornou um deus soberano, que, por ser asceta, propunha a perfeição como meta de vida. Sua doutrina popular básica é conhecida como *Siddhanta* (literalmente, doutrina) e se baseia principalmente nas crônicas dos *Purânas* – livros que detalham a história mítica do mundo. Além do *Siddhanta* ordinário, Shiva inspirou a imaginação doutrinária de diversas seitas, entre as quais os Pashupatas (Kalamukhas e Kapalikas), os Lingayats e os Tamil Shaivas, mais ao sul. Esses grupos voltados à prática religiosa de caráter yoguico e tântrico, no geral, contrastavam com grupos mais místicos, não-sectários, que ainda existem e que fogem ao estereótipo popular do personagem por enveredar suas características simbólicas dos processos internos da mente humana.

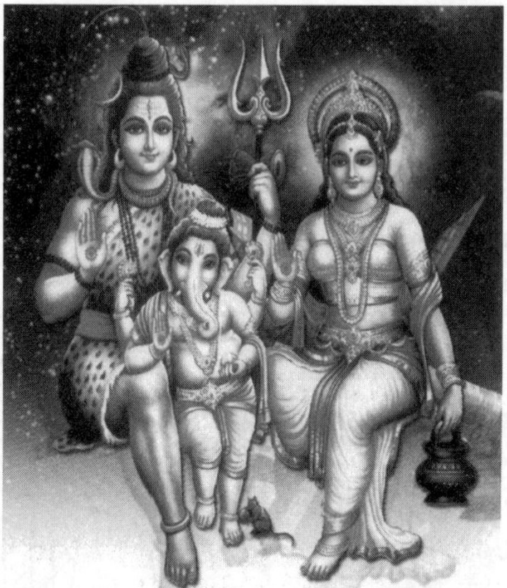

Shiva com sua esposa Parváti e seu filho Ganesha. Shiva tem uma única esposa, Parváti; esta, contudo, pode receber outros nomes quando é apresentada com outras características. Da mesma forma que Shiva recebe também muitos nomes. Pintura, século XIX.

Os grupos shaivas místicos, dados a práticas secretas, muito mais difíceis de encontrar, às vezes se misturavam aos sectários, embora se destacassem por sua inteligência brilhante, pela capacidade de produzir fenômenos extraordinários e por sua habilidade em explicar temas que antes deles pareciam inexplicáveis. O principal grupo místico do shivaísmo é formado pelos *Nathas*. E desse grupo surgiu a principal contribuição shaiva ao pensamento filosófico da Índia, na forma da escola Trika – ou shivaísmo da Caxemira.

Ser um seguidor de Shiva, portanto, não é apenas devotar-se a um deus comum. O seguidor de Shiva é alguém que admira um deus contraditório, que não salva ninguém por mera graça, mas sim ensina o adepto como seguir o caminho que leva à perfeição e liberta. Uma perfeição muito distante dos formalismos da vida urbana, pois só é encontrada por aqueles que abandonam a racionalidade e que trilham os caminhos das feras.

Shiva é o deus que ensina seu seguidor a ser autêntico, contra todas as pressões contrárias da sociedade. Um inspirador de revolucionários, um iniciador de discípulos carismáticos, que se notabilizam pelo fato de terem a coragem de assumir sua própria natureza contra a tendência natural ao comodismo.

Talvez por essas razões nenhuma figura do panteão hindu tenha sido tão associada ao Yoga quanto Shiva. Mas por qual caminho esse deus se tornou a figura emblemática da prática do Yoga em particular? Terá sido por causa de seu perfil de patrono, inspirador e protetor das 64 artes, como Shiva Natarája? Ou teria sido por causa de sua representação como asceta nu e andarilho nas montanhas do norte da Índia?

Evolução histórica

Sem conhecer os documentos históricos que atestam o desenvolvimento da figura de Shiva, a elaboração de qualquer tese sobre a natureza da origem da tradição de Shiva no Yoga torna-se um simples jogo de opinião ou adivinhação.

O primeiro fato a ser considerado é que por diversas razões tem havido certa confusão entre os desenvolvimentos históricos do Yoga, do shivaísmo e do tantra. Esses segmentos distintos da cultura da Índia, embora tenham suas intersecções, precisam ser entendidos em suas características individuais, e não misturados uns aos outros, para não corrermos o risco de distorcer informações importantes sobre nosso tema, que é o Yoga.

Os desenvolvimentos do tantra e do Yoga serão tratados em outras seções deste livro. Então, nosso foco no momento será exclusivamente a história literária de Shiva e a maneira como ele se aproxima da literatura do Yoga.

Se precisarmos encontrar referências confiáveis para elucidar o perfil de Shiva e conhecer sua verdadeira natureza, devemos procurá-las na literatura sânscrita, que o trouxe até nós através do tempo. De fato Shiva emerge dessa literatura como uma personalidade relativamente bem resolvida, mas em sua origem há uma multiplicidade de fontes bastante distintas. Dessas diversas fontes saíram os muitos fragmentos que se amalgamaram nos mitos que construíram o Shiva de hoje, que habita o imaginário popular hindu.

Temos de considerar como fontes sânscritas do shivaísmo a literatura védica, a literatura épica e os *Purânas*, os *Ágamas* (revelações tântricas) e os tantras do norte da Índia. Podemos também traçar dois formatos distintos assumidos pela figura de Shiva, um dos quais chamaríamos de mítico e o outro, filosófico. Ao que tudo indica, o Shiva filosófico surgiu primeiro na literatura.

A mais antiga composição literária da Índia foi escrita em língua védica, que é precursora do sânscrito. O *Rig Veda* é um hinário que contém 10.552 versos (mantras) distribuídos em um total de 1.028 hinos. Esses hinos estão organizados, na versão mais conhecida, em dez livros ou *mandalas*, separados aproximadamente de acordo com a família à qual pertencia seu autor. Isso vale pelo menos para sete das dez mandalas nas quais a família de autores está mais claramente definida (embora um tanto confusa no oitavo mandala). O nono mandala tem hinos de diversas famílias, todos dedicados ao deus Soma. O primeiro e o último mandalas são os mais recentes e contêm hinos atribuídos a diversas famílias.

A finalidade desses hinos era servir de acompanhamento para a realização de rituais, em especial aquele do sacrifício ao fogo. O soberano dos deuses (*devas*), Indra, e o próprio fogo, Agni, são os dois personagens a quem se dedica a maior parte dos hinos do *Rig Veda*. É também a eles que se refere o termo shiva nessa obra, na maior parte das vezes em que essa palavra aparece. O nome Shiva nessa época é apenas um adjetivo que significa auspicioso, benigno. Neste contexto, a palavra shiva aparece em sessenta versos do *Rig Veda*, dos quais 21 se referem a Agni, 15 se referem a Indra, 5 se referem aos Ashvins, 4 ao Soma, 1 ao vento, 1 a Rudra, 1 a Brhaspati, 1 a Tvashtr, 1 aos marutas, 1 à mão, 1 à noiva do Sol, 1 ao gado, 1 ao pombo, 1 aos dados, 1 às águas, 1 às deusas e duas vezes foi usado como uma referência fraca, adjetiva, na história de Urvasi e Pururavas, sendo este último o filho de Soma.

Ainda como adjetivo, a palavra Shiva é utilizada na *Shvetáshvatara-upanishad* para designar o deus Rudra – um deus do panteão védico que ora é um indivíduo, ora é uma hoste de seres. *Rudra* significa rugido, grito. Esse rugido expressa a fúria das tempestades, com seus trovões assustadores. Então o deus Rudra é muitas vezes acompanhado dos *marutas*, que são os ventos da tempestade. A partir dessa aparição naquela *upanishad*, Shiva se transforma num nome próprio para designar um conceito filosófico que se delineava na mente dos poetas-filósofos ao fim do período védico: a idéia de uma versão benigna das forças mais assustadoras da natureza, alojada dentro de cada um de nós.

A literatura védica encontrou seu termo final nas *upanishads*, com as quais perde seu caráter ritualístico para assumir um perfil tipicamente filosófico. O objetivo aqui não é mais aprender como realizar perfeitamente o ritual, no qual os mantras eram a parte mais importante (o mantra é o agente ativador do ritual, sem ele não há resultado). Com as *upanishads*, o objetivo passa a ser o conhecimento vivencial, ou *jñanam*, uma versão acessível a todos daquilo que seria necessário fazer para salvar nossas vidas da mediocridade. O ritual de sacrifício, uma prática muito cara, demorada e que dependia dos sacerdotes para ser executada a contento, é gradualmente substituída por uma prática muito mais simples, um sacrifício interior – descrito na *Isha upanishad* como o "abandono dos frutos das ações", ou, mais simplesmente, renunciação.

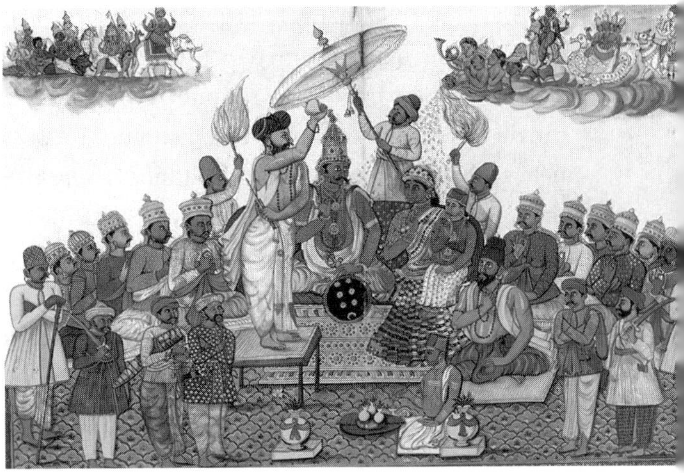

Indra, rei dos deuses no período de composição do Rig Veda, sendo abençoado com o Soma. Guache sobre papel, Indian School, século XVIII

Dentro desse ambiente, que gradualmente deixa de ser ritualístico para se tornar místico, aparece o conceito do fortalecimento do eu que reside dentro do coração. Esse algo que cresce dentro de nós é chamado inicialmente de Brahma, uma palavra que expressa a idéia genérica de engorda ou inchamento. Essa palavra pode ter sido herdada das práticas de criação de gado à qual se dedicavam muitas das famílias sacerdotais em território indiano.

O tema filosófico que se apodera do conceito do Brahma é o tema do crescimento ao qual se sujeita um objeto quando desperta o interesse de um observador. Os pensadores védicos perceberam que as coisas se tornavam maiores quanto maior fosse a sua capacidade de evocar nossa atenção sobre elas. Qual a diferença entre um rei e um simples servidor? Essa diferença é o interesse que a vida desse servidor pode despertar na comunidade, ou seja, nenhum.

Esse conceito será a ruína da ordem brahmânica, desafiada por uma nova safra de pensadores que desafiam as convenções e defendem a existência de um valor absoluto dentro de cada indivíduo, não importando quão inferior seja sua posição na ordem social. Todos têm uma poderosa presença dentro de seu coração. E essa presença é o mesmo Brahma que sustenta todo o mundo, mas com uma diferença: dentro de nós, tudo o que ele produz é para o nosso bem.

Há, portanto, um Brahma genérico, sobre o qual não temos controle direto e que pode ser tanto bom quanto ruim para nós, porque ele está para além da superfície de nossa pele. Mas há também um outro Brahma, *que, no entanto, é o mesmo,* que se aloja dentro de cada um de nós e que é cem por cento benigno. Todas as nossas forças, se estamos assentados nele, trabalham a nosso favor. Voltando à *Shvetáshvatara-upanishad,* esse Brahma poderoso, designado Rudra, recebe o nome Shiva (benigno) e nos torna divindades vivas.

Veja então que idéia interessante: se Deus criou o universo ao nosso redor cheio de perigos e ameaças, ele criou também o mesmo universo pelo avesso, dentro de nós, onde nenhuma ameaça nos atinge. Esse deus interior, que representa nosso próprio eu, é exatamente Shiva. Brahma é o eu do universo, e Shiva é esse mesmo eu revelado a partir de dentro de nós – e por isso é chamado benfazejo, pois o eu não pode ser senão benéfico para si mesmo. Todas as forças de nosso corpo existem para trabalhar pelo bem de nós mesmos.

E o interessante é que a *Shvetáshvatara-upanishad,* na qual a palavra Shiva aparece pela primeira vez de uma maneira que pode ser entendida como um nome próprio, é a mesma *upanishad* em que se define, pela primeira vez, o Yoga como uma prática que disciplina nossa atenção e nossa consciência.

Ali se diz: "Tendo conhecido Shiva como aquele que se oculta em todas as criaturas..." "ग्यअतवअ सहविा॥न सारवाबहूतेस्हु गूछहाम॥ह", uma expressão que deixa muitíssimo claro que Shiva designa o eu dentro de cada um de nós.

Talvez já esteja ficando mais claro o porquê de a figura de Shiva ter sido escolhida pelos adeptos do Yoga como seu patrono. Ele personifica nossa capacidade de reproduzir o mundo dentro de nós e de interagir com o mundo por meio dessa representação. Esse modelo do universo em que nos reportamos ao mundo por meio de representações mentais é o modelo apresentado pelo sistema filosófico *Sámkhya* (traduz-se por número, é o nome de uma das principais óticas da filosofia hindu), que posteriormente dará sustentação à sistematização doutrinária do Yoga.

Nessa fase da história literária da Índia, em que as *upanishads* vão cedendo lugar aos *sútras,* a sociedade lida com um problema que se mostrará persistente ao longo dos séculos e que perdura até hoje. Trata-se da contradição entre os valores sociais e os valores pessoais na construção do comportamento de cada indivíduo.

Os valores sociais ganham uma literatura própria, à qual não se liga o lendário Shiva. São os tratados de leis – ou *dharma shástras.* O mais célebre de todos eles é o Tratado de Leis de Manu, de suposta autoria de um personagem que está na própria origem da humanidade, como uma espécie de Noé do hinduísmo. Esse tratado estabelece formalmente o sistema de castas (ainda que seja considerado por alguns críticos um acréscimo tardio ao texto original).

Um tratado de leis é tudo de que um autêntico *shaiva* não precisa para encontrar sua felicidade. O seguidor de Shiva jamais busca sua força em convenções sociais, mas apenas nos atributos naturais de sua natureza interior. O termo sânscrito para essa "condição natural" que ele busca é *dharma*[8] (ou, de acordo com a *Bhavagad Gítá*, o *svádharma* – o *dharma* pessoal), e o caminho mais direto para encontrá-lo é a *diksha* ou iniciação.

A palavra *diksha* significa consagração ou dedicação exclusiva, ou seja, é um processo iniciático que exige uma reeducação de nossa capacidade de concentração da atenção, de modo que possamos fixá-la em um único objeto e assim mantê-la. Isso é muito típico do Yoga, mas neste caso faz parte da gênese da cultura shivaísta.

Diz-se na Índia que o *achárya* (preceptor) dá a *shiksha* (ensinamento), e o guru dá a *diksha*. Sem a *diksha* dada por um *sadguru* (guru realizado ou iluminado), a iluminação não pode ser alcançada. O *sadguru* é aquele mestre que conseguiu capturar inteiramente a atenção do discípulo. Sem esse requisito, não é possível a iniciação. Uma forma muito comum da iniciação *shaiva* é a linga *dikhsa*, que consiste na entrega de uma pedra (*lingam*) presa a um cordão, que servirá de objeto de meditação e prece ao discípulo por várias vezes ao dia. Essa pedra substitui o cordão iniciático com o qual as castas elevadas consagram os adolescentes no sacramento da iniciação (*upanayana*).

O *lingam*, geralmente uma pedra de formato alongado (tida por uma representação fálica da força procriadora da natureza), é um dos símbolos mais populares de Shiva. Em especial a *panchamukha lingam* (*lingam* das cinco faces), que é uma pedra ereta com cinco faces distintas estampadas, permite-nos compreender melhor esse símbolo sagrado do shivaísmo. As cinco faces são explicadas, tradicionalmente, como os cinco sentidos. O conjunto todo representa a atenção dos cinco sentidos concentrada num único foco, representado pelo eixo principal da pedra. O poder da atenção concentrada é tido como a força criadora que trouxe à luz o próprio universo. Essa força está dentro de nós e Shiva é sua personificação.

A atenção alimenta a memória e a memória nos coloca em contato direto com a eternidade. O *lingam* é uma figura que aponta para o fato de que a atenção é um poder que temos à nossa disposição, capaz de nos colocar em contato direto com o infinito. É a porta de saída desse mundo imperfeito e mortal.

Talvez seja difícil para nós perceber o alcance desse simbolismo, porque não temos mais hoje o encantamento, o espanto, a comoção dos povos antigos, e estamos entorpeci-

8 *Dharma* também pode significar retidão, ou orientação ética, mas neste contexto, assim como em boa parte dos textos relacionados com o Yoga, tem outro significado, que não encontra tradução precisa em português e refere-se ao papel natural que nós desempenhamos na vida.

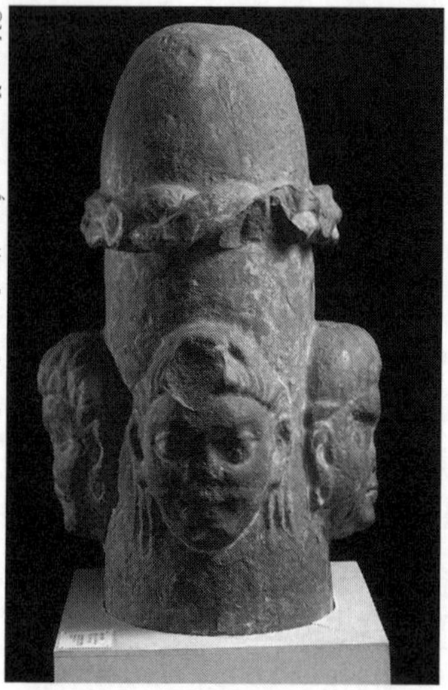

Shiva lingam em pedra. Origem: Chatumurkha, Mathura (Uttar Pradesh, Índia).

dos por um excesso de estímulos sensoriais que levam nossa atenção para além de nosso controle. O resultado natural é certa apatia, uma incapacidade de focalizar nossa atenção em qualquer coisa. A solução shivaísta para essa situação é procurar Shiva dentro de nós e assumir o controle de nossa capacidade de descobrir e alimentar nossos interesses naturais.

7. Yoga antigo e Yoga novo, fábulas e fatos

Ao tratarmos da origem provável do Yoga, em um capítulo anterior, procuramos deixar claro que é bastante questionável a afirmação de que existiu um Yoga muito "antigo". O que de fato existiu foi um conjunto de idéias e práticas isoladas que se amalgamou em solo indiano para compor, em conjunto, o corpo de doutrinas e técnicas que é hoje conhecido como Yoga.

Possivelmente, algumas dessas idéias e práticas que resultaram no Yoga derivaram das instituições dos mistérios, que em períodos remotos da História estiveram amplamente disseminadas pelos territórios conhecidos do mundo antigo. Nesse sentido, os mistérios podem ter sido um dos componentes mais importantes da matriz mais antiga do Yoga.

No entanto, desde quando, os princípios básicos do Yoga tomaram forma, ainda no período védico, os poetas indianos já atribuíram a ele uma antigüidade mítica extraordinária. Os mitos e histórias populares mencionam a existência do Yoga antes mesmo de o universo surgir – pois a sua própria criação teria sido produzida pela prática do Yoga, como resultado da ascese ou da meditação de um grande deus criador.

Assim, por exemplo, o *Vishnu Purána* descreve a criação dos seres viventes pelo poderoso Brahma por meio da meditação, à qual assistem devotadamente os yoginas do passado, que a ele cantam louvores. Numa linguagem impressiva, o *purána* descreve também a maneira como Brahma, ao emitir um som profundo e penetrante (mantra), faz um gigantesco javali levantar com suas presas à terra do fundo do oceano, moldando-a e dividindo-a depois para constituir os territórios habitáveis.

A partir das escavações dos restos da civilização do vale do Indo, tornou-se usual fazer referência a algumas figurações antropomórficas impressas nos objetos encontrados nesses sítios arqueológicos, que parecem estar praticando posturas do Yoga. Es-

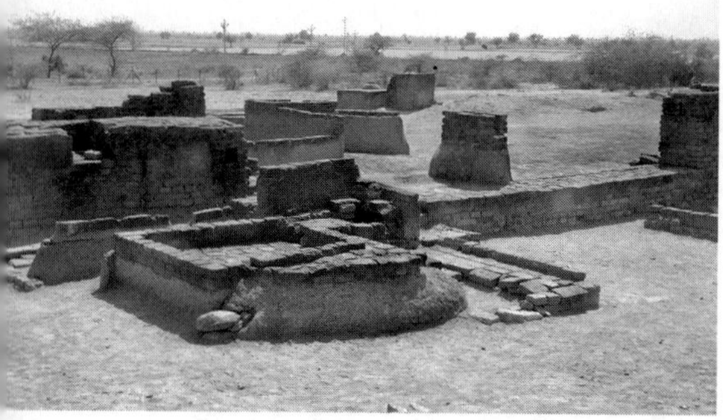

Sítio escavado em 1954, próximo de Ahmadabad, Gujrat (Índia). Civilização datada entre 2400 a.C. e 1900 a.C., vale do Indo.

sas imagens têm sido trazidas ao debate em apoio à tese de uma origem autóctone para o Yoga, que poderia ter sido praticado em tempos muito remotos (até 3.000 anos antes da era cristã) pelos habitantes mais antigos da própria Índia. Nessa linha de raciocínio seguiram John Marshall, Stuart Piggott e Mircea Eliade. Outros autores, como David Frawley e Navaratna S. Rajaram, afirmam que o povo do vale do Indo eram os próprios povos védicos, o que anularia a hipótese de um Yoga anterior à civilização védica.

As figurinhas apresentadas em defesa dessas teses, no entanto, são uma evidência muito frágil, pois a escrita desse povo ainda não foi decifrada e as imagens alegadas, embora possam ser consideradas sugestivas, não são evidência suficiente para provar coisa alguma. Precisamos levar em consideração que as posturas do Yoga (*ásanas*) não foram elaboradas em detalhe senão a partir da incorporação do Yoga ao corpo doutrinário do Kaula Tantra, por volta do ano 1000 de nossa era. A releitura tântrica da doutrina do Yoga assume o formato conhecido pelo nome de *Hatha Yoga*, com o qual as posturas assumem um papel importante no método e se multiplicam em dezenas de variações. Essas variações não existem nas práticas mais antigas do Yoga.

Quem pratica hoje qualquer tipo de Yoga, que implique a realização de posturas variadas, certamente não poderá alegar que pratica um Yoga mais antigo do que o do fim do primeiro milênio. Dito em outras palavras, essas pessoas praticam um Yoga moderno alegando que se trata de um Yoga mais antigo – com a única intenção de obter o status de superioridade (pela suposta antigüidade) sobre todos os demais.

Um outro equívoco que aparece nessas teses é a proposição de que as figurinhas representam um estágio primitivo da figura do deus Shiva, considerado na literatura sânscrita tardia o patrono do Yoga. A época desses objetos, no entanto, é muito anterior à aparição do Shiva mitológico no território indiano. O conceito de Shiva evolui a partir de um deus védico chamado Rudra, cuja figuração não corresponde àquela das figurinhas do vale do Indo. Até que o conceito de Shiva como asceta e yogi comece a se estabelecer, a civilização do vale do Indo já deixou há muito tempo de ser sequer uma lembrança em sua região. Nenhum outro deus tem características que pudessem ser relacionadas com as figurinhas arcaicas, mas o nascimento de Shiva pode ter acontecido bem mais de mil anos depois do desaparecimento daquela civilização.

Quanto à tese, já mencionada, de que a civilização do vale do Indo teria sido a expressão do auge da cultura drávida (que ocorre modernamente em especial no Estado de Tamil Nadu), e que por essa razão o Yoga teria uma origem drávida – supondo-se também que os drávidas seriam povos nativos da própria Índia em oposição a supostos invasores indo-europeus –, essa é provavelmente a mais inconsistente de todas. Essa tese, para ter qualquer sustentação, precisaria ter surgido com base em um estudo aprofundado da cultura drávida, com suas tradições e línguas. Mesmo se ampliarmos o conceito de drávida para além dos limites do Tamil, fazendo-o alcançar o conjunto das línguas não-indo-européias do sul da Índia, esbarramos num obstáculo intransponível para admitir a existência de um Yoga mais antigo nas áreas de influência dessas línguas: não existem palavras para descrever ou designar o Yoga e suas práticas em nenhuma delas. Em tâmil, munda, malayalam, etc., as palavras utilizadas para isso são todas sânscritas.

Por essa razão, somos obrigados a concluir que a tese da origem drávida se contradiz e reforça ainda mais a hipótese de que foi no seio da cultura sânscrita, na área compreendida pelas bacias do Indo e do Ganges, que os componentes básicos do Yoga inicialmente se reuniram para formar aquilo que será posteriormente conhecido e difundido sob o nome Yoga.

Também não há dúvidas de que, desde sua origem literária, o formato do Yoga se transformou e evoluiu bastante, embora sem perder sua relação com os princípios essenciais que o caracterizam, que são as técnicas que permitem ao praticante buscar a autenticidade em todas as suas ações, permitindo a identificação de fases sucessivas que culminaram numa pulverização moderna em miríades de escolas distintas. Essa multiplicação de formas divergentes ocorreu em tempos recentes, acompanhando o período que envolveu a colonização da Índia pelo império britânico e a tentativa de ocidentalizar sua cultura.

A idéia de que existem tipos ou modalidades diferentes de Yoga foi popularizada por Vivekananda, que falava em *Bhakti, Jñána* e *Karma Yoga*, seguindo o eco da *Bhavagad Gítá*, ao mesmo tempo em que reconhecia a existência de *Rája Yoga* e *Hatha Yoga* como doutrinas distintas. Swami Sivananda fala em *Tantra Yoga, Shakti Yoga, Mantra Yoga, Nada Yoga* e *Kriyá* Yoga, aumentando a confusão. Outros detalham ainda mais, e somos apresentados ao *Kundaliní Yoga, Láyá Yoga, Ashtánga Yoga, Siddha Yoga, Patañjali Yoga, Sámkhya Yoga* e outros tantos nomes, como se cada um deles descrevesse um conceito diferenciado de Yoga.

A difusão recente do Yoga em decorrência da profissionalização de seu ensino e da conseqüente concorrência comercial entre os diversos estabelecimentos criados para essa finalidade produziu a necessidade mercadológica de anunciar outros diferenciais que representam vantagens competitivas de determinadas "linhas" de Yoga sobre suas concorrentes diretas. Isso acendeu uma guerrilha interna que se mantém bastante ativa, envolvendo até mesmo questões de direitos autorais sobre procedimentos de Yoga e seqüência de posturas; até o disparate cultural como a tentativa, felizmente frustrada, de registrar o OM ॐ como logomarca comercial de rede de franquias já ocorreu.

É preciso ter em mente que esse quadro de interesses comerciais não contribui para uma compreensão melhor do fenômeno cultural do Yoga no Ocidente. E as disputas nesse campo têm produzido teses desprovidas de valor, se observadas pela perspectiva de um pesquisador sério. Na verdade, já são tantas as teses sobre a origem e a diversidade do Yoga que é possível construir teorias antagônicas sobre esses temas, todas perfeitamente justificadas em citações de autores reconhecidos pelo grande público como especialistas em Yoga ou hinduísmo.

É inquestionável que o exotismo das variadas teses modernas tem um forte apelo mercadológico, apesar de sua absoluta inutilidade como fonte de conhecimento acerca do Yoga – e é justamente esse apelo mercadológico que estimula uma defesa vigorosa e irracional por parte de seus seguidores.

Esse quadro de divergências modernas que separa o Yoga em linhas diferentes não atende em nada ao interesse ou à necessidade de informação dos praticantes sinceros, pois não expressa uma evolução de conceitos ou de metodologia que tenha qualquer relação com a cultura do Yoga em si. O Yoga tem sido uma única e mesma coisa desde sua origem até o presente e certamente não se confunde o Yoga com as variadas maneiras que se imagina para propiciar sua realização, na prática.

A diversidade de "linhas" modernas de Yoga só existe porque o entendimento do que seja o Yoga ocorreu de maneira diferenciada na mente de diversos entusiastas do tema. Não importa quão importantes tenham sido os defensores dessa diversidade, o fato é que a história do Yoga não dá sustentação à crença de que sejam verdadeiramente Yogas diferentes. Mas sim que a história autêntica foi interpretada pelos próprios defensores de cada uma das teses de maneira a acomodar suas próprias concepções sobre o assunto e, depois de modificada, foi sustentada pelos seguidores desses mesmos indivíduos. O problema que encontramos, portanto, não é de divergência entre tipos diferentes de Yoga, mas apenas um problema de desinformação (seja ela intencional ou acidental).

Algumas escolas, confrontando de forma direta os conceitos autênticos do Yoga, até chegam ao extremo de difundir para seus alunos a estapafúrdia afirmação que a mera participação passiva numa palestra de outra escola de Yoga seria prejudicial ao seu desenvolvimento e traria "problemas energéticos"; essa distorção, que não tem qualquer fundamento técnico ou filosófico, surgiu da necessidade comercial de evitar que os clientes da escola tenham contato com outras metodologias e realidades, criando um padrão de comparação e pensamento próprio que poderia ser contrário ao "controle" desejado. Isso não tem base alguma no Yoga e ainda é prejudicial para o aluno, restringindo seu horizonte e sua experiência.

A falta de conhecimento, ou mesmo de desejo de conhecer, leva pessoas instruídas a acreditar, por exemplo, que cada um dos capítulos da *Bhavagad Gítá* descreva um "tipo" diferente de Yoga[9] – simplesmente porque cada um deles é tradicionalmente chamado Yoga. Da mesma forma, uma parte daquilo que foi considerado linha independente de Yoga não é mais do que o entendimento distorcido de expressões que se servem da palavra "yoga" para designar assuntos que nada têm a ver com a doutrina de mesmo nome.

Para concluir, deixemos claro que certamente houve uma série de alterações formais do Yoga ao longo de sua história milenar. Porém, quando dizemos que houve uma evolução em direção a um Yoga "novo", nos referimos à sua integração gradual com segmentos importantes das culturas da Índia, em especial sua integração ao tantra, que lhe deu o formato pelo qual ficou conhecido em tempos modernos. Jamais o Yoga perdeu seu foco, que aponta para a descoberta do verdadeiro eu dentro do praticante e sua adoção como único guia aceitável para orientar a conduta produtiva desse indivíduo. E nesse sentido, nunca houve uma doutrina, diferente disso, que merecesse ser identificada com o nome Yoga.

Talvez seja mais fácil alcançar a meta do Yoga escrevendo poesia do que praticando muito do que chamamos hoje de Yoga.

---

9 "A *Bhagavad Gítá* consta de 18 capítulos, cada um dos quais descreve um sistema de yoga (...)", afirma Tukaram Tatya, na introdução a uma tradução da *Hatha Yoga Pradipika* publicada pela Sociedade Teosófica em 1972.

8. Na trilha do autoconhecimento

Tudo o que provém do discernimento (viveka) *é sofrimento* (duhkam), *mas que através da prática sistemática do yoga, a luz do conhecimento* (jñána) *ilumina o discernimento* (viveka) *para produzir a verdadeira sabedoria* (vidyá) *que irá nos conduzir à liberdade* (moksha).

YOGA SÚTRA DE PATAÑJALI (PÁDA II, SÚTRAS 15, 26, 28)

Eis que temos o paradoxal drama da vida humana, de que não podemos nos libertar da existência senão pela própria existência. Os vórtices da consciência humana (*chitta-vritti*) não podem ser contidos (*nirodha*) antes de serem experimentados. Então, só pelas experiências se alcança a liberdade (*moksha*). O que me faz lembrar imediatamente da máxima do *Kularnava Tantra:* quando caímos no chão, é com o auxílio do chão que nos levantamos.

Muito se fala em autoconhecimento, mas o que seria isso? Autoconhecimento é a reunião de fatores que vão determinar o nível de percepção que uma pessoa tem de si mesma.

Muitas vezes proponho aos alunos que passem uma parte de seu dia sozinhos, contudo a maioria fala que não tem paciência e que acha isso muito chato. E eu respondo: quer dizer que você se considera tão má companhia que não consegue ficar sozinho consigo mesmo?

É possível que antes de analisar o autoconhecimento precisemos saber o que é e como se dá o conhecimento. Pode-se dizer que é uma mistura entre crença e saber.

Existem dois tipos de conhecimento: um é o teórico e o outro o prático. O teórico diz respeito ao conjunto de informações reunidas por outrem e que descrevem o universo que nos rodeia, ou seja, ele analisa o que ocorre, define por que ocorre desse jeito e vale-se desses conhecimentos para antecipar um fato futuro. O conhecimento prático decorre da vivência pessoal e experimental deste universo, e este último é basicamente o que nos interessa.

O autoconhecimento do Yoga é prático, baseia-se em executar diversos estímulos na forma de exercícios que produzem desafios. Esses desafios, uma vez superados, produzem uma visão compartimentada sobre aquela realidade específica, como se fosse uma peça num quebra-cabeça, oferecendo com isso parâmetros sobre nosso funcionamento, quais são nossos pontos fortes e fracos, como reagimos naquele determinado momento, qual o impacto que isso teve em nossas vidas. Depois de reunir um número considerável de peças, o quebra-cabeça começa a se revelar, simplesmente porque produziu massa crítica suficiente para isso. Essa forma de autoconhecimento pode ser comparada também a um detetive que reúne provas.

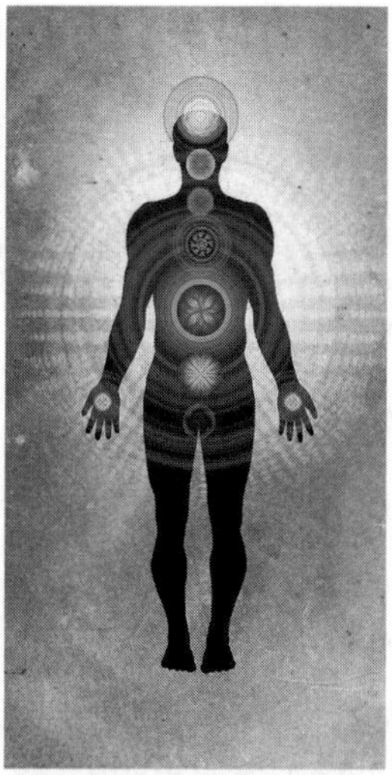

Yoga desenvolve as capacidades e energias que são inerentes ao ser humano, normalmente representadas por meio dos sete chakras principais.

O Yoga propõe eliminar as modificações (*nirodha*) entre os diferentes grupos, espécies e variedades de estados de consciência (*chitta-vrtti*). Ora, essa eliminação não se consegue sem começar por conhecer, por assim dizer, experimentalmente, a estrutura, a origem e a intensidade daquilo que é voltado à estabilização.

O conhecimento derivado das percepções é baseado na intensidade da interferência de nossa visão do mundo, pois é essa interferência que vai colorir a natureza a nossa volta, dando tonalidades diferentes a cada pessoa, construindo a "realidade" a nosso redor, passando pelo controle motor, o equilíbrio, a percepção espacial, a harmonia e os órgãos sensoriais. Todas essas noções reunidas produzem uma espécie de massa crítica que produz novas percepções, que se traduzem por variações e modificações de estados da consciência e conhecimentos adquiridos.

O entendimento e a manipulação dessas percepções, assim como a aquisição de conhecimento por meio desses canais, só são possíveis graças à combinação com os conhecimentos preexistentes; daí a inevitável conclusão é que, para que seja possível o início desse ciclo, independentemente de percepções externas, há um conjunto de conhecimentos universais preexistentes dentro de cada um de nós.

O trabalho desenvolvido mediante a ascese meditativa do Yoga é refrear a contínua variação de percepções externas e influências que ocorrem em nossa mente, trazendo o conhecimento para níveis cada vez mais internos, até finalmente alcançar o conhecimento universal, transcendental, imune ao espaço e ao tempo, que já reside dentro de nós.

9. O despertar da força interior

Todo ser humano tem em si mais força e resistência do que consegue imaginar. Essa capacidade de ir além de seus esforços usuais tem muitas explicações físicas, psíquicas ou espirituais.

Podemos definir como força interior nossa capacidade de ir além das expectativas que temos conosco, ou de nosso conhecimento, e sua descoberta está tipicamente relacionada com momentos críticos.

Em momentos críticos, quando achamos que não podemos mais agüentar determinadas pressões, acabamos nos encontrando com essa grandeza, com algo que vai além de nossa compreensão comum.

Essa força pode vir do *prána*, da prática do *tapas* (auto-superação), da realização ou despertar da *kundaliní*, ou simplesmente de um contato momentâneo com Brahman.

Para o Yoga não interessam esses fenômenos esparsos de contato com a força interior por acidente, pressão ou falta de opção. O objetivo é trazer esse processo para o controle do praticante.

Por meio de técnicas que desenvolvem sua capacidade de entrar em contato ou de manter o contato com as fontes de poder, desenvolvemos o controle sobre nossas reservas internas e podemos manter equilibrado nosso esforço para a realização pessoal e a evolução do ser. Vamos analisar cada fonte, mantendo em mente que não são as únicas, e que o Yoga, por ser tão antigo e tão completo, pode lançar mão de diversas outras formas de trazer o praticante ao ponto de evolução em que a força interior se torne palpável e possível, não acidental.

A força do *Prána*

No capítulo 18, "*Pránáyáma* – Energize-se!", você encontrará mais explicações sobre essa força. Aqui basta entendermos a importância do controle dessa potência fenomenal. De acordo com Swami Vivekananda,[10] "(...) o universo todo é composto de dois materiais, um é chamado de *ákásha*. Este é onipresente, existência que tudo penetra. Tudo o que tem forma, tudo o que existe é o resultado e se desenvolveu a partir de *ákásha*". "Através de que poder *ákásha* se manifesta neste universo? Pelo poder do *Prána*. Assim como *ákásha* é o material infinito e onipresente neste universo, o *Prána* é o poder infinito e onipresente neste universo."

Por intermédio da prática de *Pránáyáma* o yogi aprende a conhecer, domar e aplicar a força do *prána*. Esta força, sendo a própria matéria do universo intocada, pode gerar todo o poder necessário para a realização do praticante.

A força do *Tapas*

Tapas, a capacidade de auto-superação mediante um esforço diligente, leva o praticante ao estágio de superação do corpo físico como única realidade ao mostrar o potencial de evolução de forma mais simples e prática e que pode ser sentida logo nos primeiros exercícios de vontade a que o praticante se propuser.

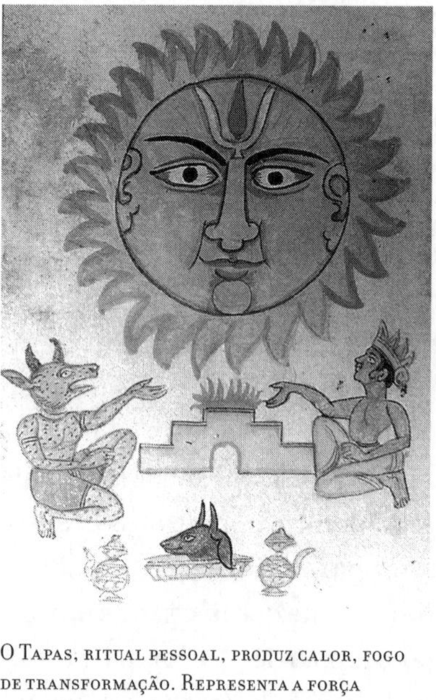

O Tapas, ritual pessoal, produz calor, fogo de transformação. Representa a força interna que externamente era associada a Agni, deus do fogo, nesta imagem apresentado junto ao fogo do sacrifício. Abaixo um deva (deus) e um asura (demônio). Rajastão, século XVIII.

Acreditamos na ilusão de que o mundo visível é a única realidade possível. Com essa certeza, vivemos para alimentar o corpo e nossos sentidos, como se nossa existência fosse isolada. O mundo físico, visível ao ser humano, não é a realidade suprema, e você não precisa ir até o campo da fé para entender isso. Basta que se entenda que outros seres vivos com sentidos mais apurados que os nossos podem perceber o mundo completamente diferente, de formas que estão além de nossa capacidade ordinária. Começa aí a ilusão dos sentidos.

Por meio de práticas de *tapas*, a percepção de nossas limitações, de nossa capacidade mental, se amplia e passamos a observar a verdade com menos preconceitos e com possibilidades infinitas. É claro que *tapas* não se limita ao físico, mas esse veículo possibilita a compreensão até mesmo ao praticante menos sutil, não da verdade em si, mas da ilusão em que nos encontramos. Dessa força física palpável,

10 Swami Vivekananda, Raja Yoga, *The Complete Works of Swami Vivekananda*, v. 1, cap. III. Calcutá: Advaita Ashrama (tradução livre).

ao processo mental, ao sutil das emoções e à verdade infinita, *tapas* é uma forma de manter o yogi com os pés no chão e a mente concentrada em seu objetivo de iluminação.

A força da *Kundaliní*

"O homem que acredita receber resposta a suas orações não sabe que a realização vem de sua própria natureza, que ele atingiu o sucesso pela atitude mental de oração ao acordar uma minúscula parcela desse infinito poder que se encontra enroscado dentro de si mesmo."[11]

Kundaliní é o *prána* psíquico. Uma parcela do Si Mesmo Transcendente que reside em cada ser humano como uma chama, uma centelha da qualidade imutável, imaculada da consciência pura, do Brahman, da realidade verdadeira.

Despertar a força latente da *Kundaliní* é o objetivo de muitos caminhos do Yoga que buscam a realização por meio dos processos meditativos. Essa realização torna possível uma quantidade de fenômenos paranormais que são chamados de *siddhis* ou perfeições. Esses fenômenos por si só não têm nenhuma importância real para o yogi, uma vez que apenas fazem parte da ilusão do mundo material, são a comprovação de nossa natureza superior, mas devem ser ignorados, não devem se tornar fonte de divertimento para o verdadeiro praticante, servindo, no entanto, como exemplo de nossa força interior.

A *Kundaliní* se transformará no que os yogis proclamam como sendo a maior força operando no corpo humano: *ojas*. *Ojas* é, de acordo com Shyam Sundar Goswami, a *kundaliní* em movimento. Ao alcançar o cérebro, essa energia nos transforma em seres poderosos e de vontade indomável.

Todo esse processo de energia sutil, que envolve *Idá, Pingalá, Sushumná* e a *Kundaliní*, está descrito no capítulo 10,"Fisiologia sutil, chakras e *kundaliní*".

A força de Brahman

O mundo existe porque a consciência é: e o mundo é o corpo da consciência. Não existe divisão, diferença nem distinção. Por conseqüência, podemos dizer que este mundo é real e irreal: real em função da realidade da consciência que é a sua própria realidade, e irreal porque o universo não existe como universo, independentemente da consciência.[12]

---

11 Swami Vivekananda, Raja Yoga, *The Complete Works of Swami Vivekananda*, v. 1, cap. IV. Calcutá: Advaita Ashrama (tradução livre).

12 Swami Venkatesananda, *Vasistha's Yoga, Part III – On Creation*. Albany: State University of New York Press (tradução livre).

Brahman é a consciência suprema, o Si Mesmo Transcendente, o *Átman*; os nomes são variados, mas a essência da consciência e da criação tem apenas uma fonte. Ao realizar a consciência de que somos o Brahman, de que esta realidade está para a consciência pura assim como os sonhos estão para o estado de vigília, acabamos com a fonte de sofrimento e dor e entramos nos domínios de *Ánanda*, a bem-aventurança, o bem-estar sereno e estável, a felicidade verdadeira.

A força interior não está fora de nosso alcance, porque é parte integrante de nosso ser. Realizar essa força depende de disciplina e trabalho aplicado. Todos já tivemos provas ocasionais de nossa capacidade, precisamos agora acreditar na possibilidade de viver de forma a acessar essa fonte de riqueza interior inesgotável e que torna a vida mais completa nos mostrando intrinsecamente o verdadeiro propósito para nossa existência.

Qualquer técnica do Yoga pode levar ao controle dessas fontes interiores de energia, sendo as mais cultivadas o *pránáyáma*, o *dhyána*, os mantras e a leitura dos *shástras*. Porém, mesmo a técnica mais avançada não pode ajudar o praticante sem disciplina e que não percebe a importância da ética (*yama* e *niyama*) em sua realização pessoal.

A escolha entre uma vida de sofrimento e ilusão ou uma vida de propósito e realização é feita diariamente. Assuma a responsabilidade por sua evolução.

10. FISIOLOGIA SUTIL, CHAKRAS E *kundaliní*

O Yoga tem como foco o trabalho do indivíduo consigo mesmo. Nenhum fator externo pode interferir nesse trabalho, para que o resultado esperado, que é a realização do si-mesmo, tenha sucesso. Por essa razão, todas as forças mobilizadas nesse trabalho precisam ser encontradas dentro dos limites do próprio indivíduo.

Desde o início de sua formulação teórica, antes mesmo de se converter numa doutrina completa, o Yoga já contava com o apoio de uma elaborada concepção, segundo a qual existe dentro de nós um conjunto de forças organizadas para manter a vida e a atividade em nosso organismo. Diferentemente de uma simples teoria sobre o funcionamento do corpo, essa fisiologia sutil não faz distinção entre o corpo e a mente, e integra órgãos materiais com circuitos subjetivos ou sutis de forças às quais uma grande responsabilidade é atribuída, naquilo que se refere ao funcionamento saudável de nossos órgãos internos e de nossa vida psíquica.

As *upanishads* já se referem aos canais pelos quais circula o *prána* e seus derivados em quantidade que chega a 72 mil.[13] Esses textos antigos deixam muito claro que não estão se referindo às artérias e veias, tampouco aos nervos de nosso corpo material. Não é o sangue, nem o ar e nem qualquer substância material que circula por esse sistema, mas sim substâncias sutis, que, se imagina, dão funcionalidade ao conjunto do nosso organismo.

Desses canais, alguns poucos são destacados como os mais importantes, pelos quais as forças sutis sobem ou descem ao longo da coluna vertebral, acompanhando os movimentos da respiração. O principal de todos, que passa exatamente pelo centro da coluna, é dotado de propriedades extraordinárias, como a que dá imortalidade a quem

---

13 Ver, por exemplo, *Prashna Upanishad* (3, 6).

faz as forças fluírem através dele. Esse canal se estende da base da coluna até o topo da cabeça, e nenhum outro se iguala a ele em importância. Seu nome é *sushumná*.

Então os antigos textos sânscritos informam a existência de uma estrutura imaterial, mas organizada, que se integra à fisiologia de nosso corpo material, mas que tem certa independência em relação a ele. Os textos do período védico, no entanto, não oferecem detalhes de como opera essa estrutura, que configura um tipo de fisiologia sutil dentro da biológica. Apenas sugerem que o controle de seu funcionamento é atributo do "eu" que reside no espaço do coração.

Já a literatura puránica apresenta um relato sugestivo, segundo o qual a criação do universo se inicia com o surgimento de uma flor de lótus de mil pétalas que desabrocha a partir do umbigo de um deus adormecido que se encontra deitado sobre uma serpente protegendo-o enquanto flutua no oceano primordial. A palavra sânscrita para o umbigo é *nabha* ou *nabhi*, na qual o "a" da primeira sílaba é longo. Essa palavra tem uma semelhança muito grande com *nabha* (com o "a" breve), que significa espaço ou atmosfera. Depois de o lótus surgir do *nabha* desse deus (cujo nome é *Náráyana*, posteriormente identificado a Vishnu) aparece o deus criador Brahma sentado sobre esse lótus, absorto em profunda meditação.

As *upanishads* também se referiram a Brahma, dando a ele como moradia o espaço do coração – o mesmo local do qual se irradiam os canais de forças sutis. A palavra *hrid* que designa o coração também serve para o estômago e para o abdome inteiro, o que nos aproxima do umbigo, novamente. Há, portanto, certa conexão entre essas diferentes narrativas que explicam a criação do universo a partir de fenômenos que afetam partes do corpo da divindade.

Os *puránas* também acrescentam outro elemento ao conjunto de componentes da nossa fisiologia sutil. É uma figura circular, que adere a determinados pontos do corpo material e que é freqüentemente referido como tendo o formato de uma roda (chakra) ou de um lótus (*padma*). Esses chakras surgem com mais de uma dezena de localizações diferentes, com os principais localizados entre a base da coluna e o topo da cabeça, cada um dos quais descrito com características diferenciadas dos demais. Os seis chakras principais situados na coluna vertebral (de cima para baixo) são: *ajñá, vishuddha, anáhata, manipúra, swadhisthana, múládhára*.

É na literatura tântrica, que se desenvolve quase simultaneamente à purânica, que essa fisiologia sutil ganha consistência e se apresenta completa, permitindo ao praticante do Yoga uma visualização precisa dos fenômenos sutis que acompanham cada fase de seu avanço em direção à realização. Essa literatura menciona também uma força que ultrapassa o *prána* em importância, pois é a força que habilita nosso corpo à vida, além de controlar a circulação do *prána* e de seus derivados dentro do organismo sutil.

Essa força se descreve como uma serpente de fogo (um relâmpago ou meteorito) – *vajra*, que penetra em nosso corpo por entre as sobrancelhas no momento de nosso nascimento astrológico. Ela é a presença viva do aspecto feminino do deus Shiva e, ao penetrar em nosso crânio, avança em direção à região logo acima do palato mole, a partir da qual entra num canal sutil do qual se diz que se encaixa dentro do canal *sushumná* (o principal entre todos). Esse canal dentro do *sushumná* recebe o nome *vajra*, por ser o caminho adotado pelo raio de fogo que penetra nosso corpo para alcançar a base da coluna vertebral, na região do períneo. Nesse ponto existe um "pote" (*kanda*) preenchido com terra sutil, na qual foi feita uma cavidade (*kunda*). Essa serpente ígnea se dirige a essa cavidade, na qual se acomoda, enrolando-se ao longo de suas paredes, onde irá permanecer durante toda a vida, deixando a cavidade apenas no momento da morte do corpo material.

Essa serpente de fogo é chamada *kundaliní* porque se enrola para se ajustar à cavidade (*kunda*). Embora jamais deixe essa cavidade, na região do períneo, se diz que ela pode esticar e estender sua presença ao longo de toda a coluna vertebral até o topo da cabeça, mas apenas quando estamos inconscientes. Para fazer esse trajeto, ela tem de desatar três nós que se formam ao longo do canal *sushumná*. Esses nós protegem o organismo contra a fuga dessa força, que nos dá o poder de realização e que precisamos conservar intacta, para devolvê-la sem perdas à sua fonte, no momento de nossa morte.

Para que se tenha uma idéia de sua importância, é de sua presença que derivam o entusiasmo (*virya* – que muitos associam à libido, no Ocidente) e a consciência (*chit* – a capacidade de perceber o outro). Esses dois fenômenos ocorrem cada vez que o *prána* é induzido a passar próximo à base da coluna, quando seu movimento é desviado pela ação da *kundaliní*, e ele é lançado para o alto, convertendo-se em potencial de ação e de consciência. Mais do que apenas um desvio, o *prána* é personalizado, ou seja, carregado com as características pessoais do indivíduo.

Essa movimentação do *prána* para baixo é induzida pelo movimento respiratório e pode se intensificar se for auxiliada pela ação da mente que tenha essa intenção. O processo ocorre quando a mente se integra ao corpo e o praticante do Yoga começa a pensar e respirar com o corpo inteiro, e não apenas com o cérebro e os pulmões. Buscar os sentidos que ultrapassam os limites da razão ou da consciência é um passo imprescindível para obter o acesso à fisiologia sutil. Alguns instrutores de Yoga[14] chamam isso de conquista da "consciência yogue", que nos dá acesso a percepções que vão além dos cinco sentidos – como a percepção da temperatura, da tensão muscular, da dor, da fome, entre outras tantas. A capacidade de controlar algumas dessas percepções pode

---

14 Um exemplo bem conhecido é o professor M. V. Bhole, do Instituto Kaivalyadhama.

Quadro explicativo dos chakras

Chakra	Posição frontal	Pétalas	Elemento	Mantra	Símbolo
Sahasrara	Alto da cabeça	1.000	Transcendente		
Bindu	Atrás da cabeça				
Ajña	Entre as sobrancelhas	2	Manas (*psyche*)	Om	
Vishuddha	Garganta	16	éter (*akasha*)	Ham	
Anahata	Coração	12	Ar (*tejas*)	Yam	
Manipura	Umbigo	10	Fogo (*agni*)	Ram	
Svadhisthana	Região pélvica	6	Água (*apas*)	Vam	
Muladhara	Base da coluna	4	Terra (*prithivi*)	Lam	

Posição lateral

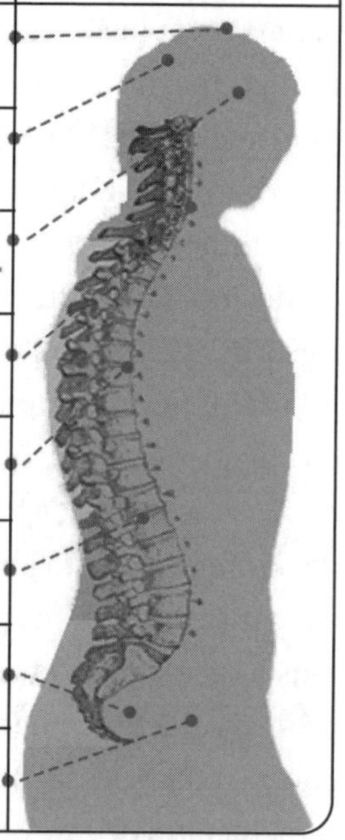

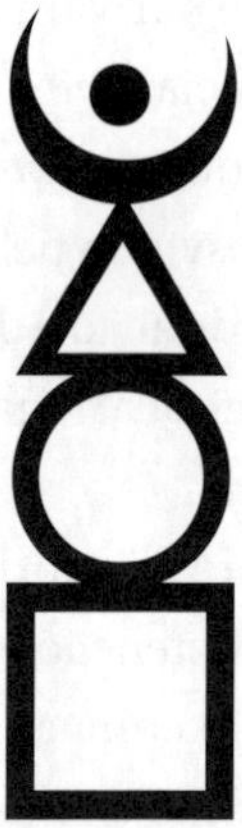

Representação geométrica do Stupa.

nos franquear o acesso aos mecanismos orgânicos de controle a elas relacionados, o que pode permitir, por exemplo, o controle da temperatura do corpo, da sudorese, dos ciclos metabólicos, e muito mais. A compreensão da fisiologia sutil é um dos mais poderosos dinamizadores dos efeitos da prática do *Hatha Yoga*.

Os símbolos dos cinco elementos juntos sugerem o OM, representado arquitetonicamente pelo Stupa, uma forma usada na arquitetura de templos na Índia e no Tibete. Simbolicamente poderiam representar a estrutura interna do ser humano e o caminho da ascensão de *kundaliní*, da base até o topo.

11. CONCENTRANDO-SE NO RESTRITO, MEDITANDO NO INFINITO

Meditação é uma das mais consagradas e antigas técnicas do Yoga, que é utilizada para o desenvolvimento do ser e acompanha o Yoga desde o princípio. A palavra meditação pode designar um estado específico do Yoga ou as técnicas de concentração que levam a esse estado.

Meditação, ou *dhyána,* é o estado em que o meditador e seu objeto de meditação se tornam um. Para entender esse estado e seu processo, é importante esclarecermos os conceitos por trás do termo meditação. A palavra *dhyána* é uma derivação de *dhi,* que significa intelecto, pensamento, pensamento religioso, reflexão ou devoção.

Já o termo ocidental meditação, que pelo uso freqüente acabou sendo adotado como tradução de *dhyána,* significa simplesmente pensar sobre algo, refletir, ponderar, e está longe do significado real de *dhyána* e do objetivo do Yoga, que é trazer ao praticante uma expansão da consciência com o intuito de libertação pessoal dos pesados elos da consciência puramente egóica.

Nas escrituras mais antigas, o objetivo do Yoga (*moksha* = libertação, iluminação) estava diretamente ligado à disciplina, e nenhuma outra técnica aperfeiçoou tanto a capacidade de buscar essa disciplina por intermédio da mente do que a meditação. Inicialmente relacionado em especial com rituais e o ascetismo, o Yoga se desenvolveu ao longo do tempo e suas técnicas foram se sofisticando e suavizando, influenciadas pelo pensamento hindu e budista, entre outros. Nas *Upanishads* o *Karma Yoga* e o *Jñána Yoga* (yoga da ação e yoga do conhecimento por meio do estudo das escrituras sagradas) já seriam formas de meditação dinâmicas. No entanto, foi a meditação unifocal, que cresceu como ferramenta fundamental na ligação entre a mente e o *prána*, entre o corpo e o espírito, entre a ilusão das sensações e a realidade do Si Mesmo Transcendente. Apesar de várias escrituras citarem a técnica, aparentemente esta só seria formulada com todas as palavras a partir do *Yoga Sútra* de *Srí* Patañjali.

Da concentração à meditação

Por meditação unifocal nos referimos ao processo de concentrar a mente num só ponto (*ekágratá*). As técnicas mais freqüentemente utilizadas para alcançar o estado de meditação iniciam com o esforço consciente para abstração dos sentidos externos e fixação da mente num único objeto, quer seja uma forma, um nome, um som ou um conceito. Essa concentração é realizada com a atitude de agir como um observador, sem analisar, questionar ou inferir novos pensamentos sobre o objeto de concentração, apenas pousar e fundir a consciência com o foco da concentração.

A consciência normalmente atua atrelada a uma série de estímulos externos, uma extremamente dinâmica flutuação ou modificação dos padrões de pensamento, conforme será definido no texto clássico *Yoga Sútra*, de Patañjali. Ao eliminar os estímulos externos (num processo chamado de *pratyáhára*) e conseguir manter a concentração com o foco necessário e durante o tempo necessário, a concentração assume um estado descontraído no qual não há o esforço, simplesmente foi criada uma estabilidade e interrupção dessas flutuações mentais, e é aberta a possibilidade para uma forma de experiência e percepção conscientes.

O estado de meditação, uma vez que transcende os processos mentais usuais, não pode ser descrito convenientemente utilizando as palavras, deve ser vivenciado! Como analogia, para entender a impossibilidade de descrever o estado de meditação, imagine explicar para alguém que nunca tivesse sequer sonhado a diferença entre lembrar-se dos sonhos ou vivenciar e estar consciente durante um sonho lúcido. Como a meditação transcende a percepção e mesmo a concepção por falta de experiências semelhantes a esse estado, ela carece de descrição comparativa, como a poesia e a música.

A prática regular do estado meditativo conduz a um estado consciente ainda mais sutil, chamado *sámadhi*, que não tem tradução para nosso idioma, mas pode ser associado aos conceitos de iluminação ou transcendência, nos quais não há mais fronteiras entre a consciência individual e universal, conseqüentemente esta se expande virtual e exponencialmente ao infinito.

Meditação e Yoga

Muitas outras disciplinas e filosofias também incorporam técnicas de meditação, mas acredita-se que tenha sido no Yoga que a meditação desenvolveu-se originalmente. Existe muita controvérsia sobre a idade dos mais famosos *shástras* do Yoga ou que citam o Yoga, uma vez que grande parte deles vêm de uma tradição oral e só foram manuscritos em tempos mais recentes. Assim, fica difícil afirmar quem realmente foi o primeiro a documentar, a colocar no papel as técnicas de meditação mais antigas. Sabemos, no entanto, que na época do Buda (em torno de 500 a.C.) e do *Bhavagad Gítá* já era utilizada a meditação unifocal, seja por sacerdotes do fogo (*Agni*), por mestres realizados como *Vasistha* ou por yogis que viviam retirados em florestas ou montanhas.

Dentro da tradição yogi a meditação recebe várias denominações e definições. Se nos lembrarmos do conceito de *Nama-Rúpa*,[15] literalmente, Nome e Forma, conseguimos entender que essas diversas denominações e definições aparentemente discrepantes são apenas maneiras diferentes encontradas pelos mestres para comunicar a grandeza dessa técnica.

O nome e a forma mudam de acordo com a época e a escola, mas a essência permanece a mesma. Quando encontrar essas distinções, não julgue, estude. Não é uma questão de quem está certo ou errado. O ser humano é tão infinito quanto seu espírito; assim, o que conduz à evolução humana não poderia ser estanque, mas necessita de uma multiplicidade de formas capaz de atingir os vários graus de evolução dos seres.

15 Nama = nome; *Rúpa* = forma. Conceito de que o nome e a forma das coisas e pessoas é apenas ilusão, necessário apenas para facilitar a comunicação, mas não devemos confundir o que é com o nome e a forma que lhe atribuímos. Nomes e formas são passageiros, a essência não.

12. Estrutura e partes da disciplina yogue

Há diversas filosofias, tendências e literaturas distintas que, combinadas, formaram os moldes do que a tradição entende como Yoga. Essa tradição é composta principalmente das escrituras védicas, das *upanishads* e das tradições tântricas, que são comentadas na seção do livro *Escrituras e Desenvolvimento histórico.*

Ainda que essas diversas escrituras apresentem uma grande diversidade de visões e pontos de vista, cada qual aprofundando um determinado aspecto da filosofia ou método de aplicação, há um conjunto de aspectos que são mencionados nas *upanishads* como a estrutura básica da filosofia e da disciplina do Yoga, sendo comuns aos seus vários caminhos e interpretações.

Essas partes do Yoga (em sânscrito, *anga*[16]) não podem ser interpretadas como caminhos isolados ou alternativos, mas como integrantes de uma estrutura maior e que são sempre compreendidas e aplicadas a partir de sua visão de conjunto.

Esse conjunto, para melhor entendimento, pode ser dividido em três grupos:

- Práticas e técnicas (*Ashtánga Yoga*).
- Sistemas, ramos ou caminhos.
- Disciplinas e atitudes que devem acompanhar a prática.

---

16 O termo *anga* se refere à parte de um todo, como os braços e as pernas são parte do corpo; não se refere a passos ou etapas, assim os oito *angas* do Yoga clássico, *yama, niyama, ásana, pránáyáma, pratyáhara, dhárana, dhyána* e *samádhi,* são conjuntamente desenvolvidos e não em passos ou etapas seqüenciais como é encontrado em algumas traduções.

Estrutura do Yoga[17]

Práticas	Sistemas	Disciplinas
Yama	*Karma Yoga*	*Tarka*
Niyama	*Jñána Yoga*	*Tyága*
Ásana	*Hatha Yoga*	*Mauna*
Pránáyáma	*Rája Yoga*	*Desha*
Pratyáhára	*Mantra Yoga*	*Kála*
Dháraná	*Láyá Yoga*	*Bandha*
Dhyána		*Dehasamya*
Samádhi		*Drishtisamya*

O primeiro grupo, práticas e técnicas, corresponde ao *Ashtánga Yoga*. Algumas vezes são apresentadas como se fizessem parte apenas do ramo do *Rája Yoga*, mas são utilizadas e combinadas em todos os sistemas de Yoga. Por exemplo, os *yamas* e *niyamas*, princípios éticos, são universalmente adotados, assim como vários sistemas utilizam-se de técnicas respiratórias que correspondem aos *pránáyámas*. O significado das técnicas desse grupo é apresentado na seção “Fundamentos da prática, Ferramentas do Yoga”.

SISTEMAS DO YOGA

Quando os princípios filosóficos e técnicas do Yoga são compostos dentro de uma metodologia específica para serem colocados em prática, é natural que surja uma grande diversidade de métodos ou caminhos, refletindo as modificações e variações que representam necessidades, histórico, crenças, valores, personalidade e objetivos de cada indivíduo.

O Yoga é, em sua essência, um caminho pessoal de desenvolvimento interno, logo, em última instância, poderíamos afirmar que existe um método ou caminho de Yoga para cada indivíduo. Contudo, vários sistemas possuem grande similaridade, assim como algumas tendências básicas do ser humano, como a vocação para a razão, ação ou emoção, também estão presentes de forma muito similar em diferentes pessoas. Dessa forma, entre os mais de cem métodos diferentes de Yoga que são encontrados na literatura tradicional, há um conjunto menor, citado nas *upanishads*, que reflete as características essenciais do ser humano; outros caminhos podem ser interpretados como desdobramentos e variações destes.

17 Quadro extraído de *Yoga Darshan*, Swami Nlranjananaka Saransti, Yoga Publications Trust.

Esses diversos caminhos do Yoga, assim como a explicação sobre os *angas*, não devem ser entendidos como caminhos mutuamente exclusivos ou contraditórios, mas como elementos fundamentais que devem ser combinados e aplicados conforme sua característica pessoal.

Sivananda, em sua autobiografia,[18] escreve:

> Não incentivo o desenvolvimento voltado para uma única direção, ao contrário, recomendo insistentemente a meus discípulos que combinem os importantes ramos de Yoga com o trabalho abnegado e dinâmico – o qual não me canso de enfatizar – com o cultivo das virtudes.

Em sua visão de Yoga Integral,[19] sua prática deve envolver a combinação dos principais aspectos de sua natureza, com ênfase nos aspectos predominantes de sua personalidade.

Dessa forma, os seis sistemas principais, listados nas *upanishads*, são:

- *Karma Yoga*: o caminho da ação;
- *Jñána Yoga*: o caminho do conhecimento e do questionamento;
- *Hatha Yoga*: o caminho da purificação ou do balanceamento das energias do corpo;
- *Rája Yoga*: o caminho da introspecção;
- *Mantra Yoga*: o Yoga do som ou da libertação da mente;
- *Láyá Yoga*: o caminho da dissolução da consciência.

Os seis sistemas listados encontram-se registrados nas *upanishads*, contudo é necessário acrescentar também *Bhakti Yoga* a esse grupo. Originalmente, Bhakti não se referia a um sistema completo de Yoga, mas sim a uma atitude que acompanha o praticante em qualquer sistema e era uma condição inerente ao *sádhana*; posteriormente, também se desenvolveu com um sistema próprio e independente, *Bhakti Yoga*, sendo definido como o caminho da devoção.

De acordo com a classificação adotada, o *Rája Yoga* de Patañjali, o *Mantra Yoga* e o *Láyá Yoga* podem ser genericamente considerados parte do *Rája Yoga*, por serem métodos introspectivos com várias práticas mentais envolvidas. Desse grupo também fazem parte o *Kundaliní* Yoga, *Tantra Yoga* e *Kriyá Yoga*.

Esse tema será abordado, com informações complementares, no capítulo 35, "Caminhos do Yoga".

---

18 Autobiografia, Sivananda, Ed. Pensamento, 1974.

19 Yoga Integral também é o nome da tradição específica de Yoga iniciada por *Srí* Aurobindo. Nesse contexto, estamos usando o termo de forma geral, para nos referir à integração dos vários aspectos do Yoga que a maioria das escolas e tradições também aplica.

Disciplinas[20]

Tarka (ou *sat-sanga*)

Significa reflexão, análise, ponderação; definida do Amhira-Nata-*Upanishads* como inferência (*úhama*) que está de acordo com a tradição (*ágama*).

Tarka corresponde ao processo de entender as técnicas e os princípios que estão sendo utilizados, vai além de conhecer a execução das técnicas e como executá-las, mas também analisar o porquê de sua aplicação e funcionamento. Essa discussão é essencial, pois permite que o praticante acompanhe e perceba o caminho que está sendo desenvolvido a partir de sua prática.

Quando é realizada uma reunião entre praticantes ou professores para clarificar e discutir aspectos da técnica e da filosofia, também pode ser chamada de *sat-sanga*.

Tyága

Significa abandono ou renúncia. No *Bhagavad-Gítá* é explicado como renúncia ao fruto de suas próprias ações, o que aproxima esse conceito ao do *Karma Yoga*.

Tyága implica dissociar a mente da ligação com os objetos sensoriais das reações de dor e prazer. É importante enfatizar que *Tyága* é entendido como um processo interno, não externo. Ou seja, ele não implica afastar-se das pessoas, da família, das atividades e da relação com o mundo e objetos, mas desenvolver uma independência interna da relação com o ambiente exterior. O conceito de *santosha*, explicado com *yamas* e *niyamas*, em que o praticante desenvolve um estado de equilíbrio e contentamento interno que, independentemente dos eventos externos, também está associado a *Tyága*. O desenvolvimento da atitude de *Tyága* é etapa necessária para desenvolver os estados de *pratyáhára* (isolamento sensorial) e *dhyána* (meditação).

Mauna

Significa silêncio. Segundo a *Bhagavad-Gítá*, *mauna* é um aspecto da austeridade mental (*tapas*), e a capacidade de permanecer em silêncio é também um passo necessário para a meditação. Num primeiro momento é desenvolvido o controle sobre nossos sentidos de externalização (*indriyas*) que distraem a mente da consciência interior, num segundo momento permite também aquietar a mente e as emoções.

---

20 Tradução dos termos: *Enciclopédia de Yoga*, de Georg Feuerstein, Ed. Pensamento; Conceitos filosóficos das disciplinas: *Yoga Darshan*, Niranjanananda, Yoga Publications Trust.

Desha

Significa local ou lugar. O ambiente externo precisa ser propício e estar em sintonia com o trabalho interno que a prática pretende realizar. Há inúmeras citações sobre *desha* nas escrituras, algumas bem específicas de acordo com a época e cultura local, como o *shvetáshvatara-upanishad*, que recomenda que o chão seja nivelado, livre de pedrinhas, que seja reservado, inócuo ao ouvido, agradável aos olhos e protegido do vento. O conceito de *desha* é mais geral e estende-se não apenas ao local da prática, como ao ambiente externo, à região e à localidade. Para ter maior sintonia com a prática, o caminho espiritual que será seguido.

Kála

Significa tempo e tem várias aplicações referentes à prática. Pode ser entendido como a priorização e a organização pessoal para incluir o *abhyása* que é a "prática (*sádhana*) de forma regular e constante" ou também ao horário mais adequado para a prática, até o clima externo mais adequado. O *Gheranda Samhitá* sugere que as estações ideais para começar a prática são quando o tempo não estiver muito quente ou chuvoso. Para a prática de meditação, o melhor horário é antes do nascer do sol, conhecido como a hora de Brahma (*brahmamuhúrta*).

Bandha

Bandha tem diversos significados em sânscrito e na literatura do Yoga aparece em diversos contextos. Com o significado de contração ou fecho, refere-se às técnicas de contração que pode ser usada combinada com *ásanas* e *pránáyámas*, mas também deve ser praticado de forma autônoma; uma vez dominado, também possibilita influir em processos mentais por meio da manipulação da energia (*prána*), favorecendo a meditação. *Bandha* é citado no *Yoga Sútra*, com o sentido de firme ligação da consciência a um determinado objeto ou local como essência da meditação.

Dehasamya

Deha significa corpo, no seu sentido físico, e *samya*, estabilidade ou imobilidade. *Dehasamya* está associado à imobilidade e à estabilidade corporal. Seu conceito de utilização é mais amplo e não se restringe à imobilidade do corpo durante a prática de meditação ou de posturas corporais. Refere-se ao fato de que o conforto, a estabilidade, a não-execução de movimentos desnecessários ou involuntários devem estar presentes durante todo o tempo, independentemente de estar numa prática de *ásana* ou em outro momento qualquer do dia. A atenção a *Dehasamya* desenvolve completa consciência da utilização do corpo em qualquer lugar ou atividade em que o praticante esteja envolvido.

Drishtisamya

Drishti significa visão. *Drishtisamya* está associado à estabilidade da visão. Visão nesse contexto significa além do olhar, as atividades receptoras da mente e sua consciência. Desenvolver a visão mais ampla, em sentido abstrato, refere-se a aumentar o grau de consciência. Visão também pode estar associada a potenciais focos de distração da mente. Aplicação de *Drishtisamya* vai muito além dos exercícios visuais de *trátaka* ou *Drishti*, usados como técnicas de purificação e concentração, e se estende a realizar qualquer atividade, escrever, ler, trabalhar, brincar, andar, com a mente firme e focada; *Drishtisamya* é a perfeição na visão, perfeição na mente, perfeição na ação.

Fundamentos

da prática e técnicas

13. Para que servem as técnicas do Yoga?

Para começar, servem para resolver uma das maiores equações humanas: vivenciar a razão de sua própria existência. Note que não falamos em descobrir ou saber, mas vivenciar. Essa experiência transcende e muito a tomada de consciência, é mais do que isso, você experimenta. Essa realização plena e iluminação é o ápice da trajetória do ser humano neste plano de existência; é o resultado de uma vida (ou várias vidas, de acordo com a crença pessoal) empenhada num processo de desenvolvimento e descoberta interior.

Agora, vamos às boas notícias: se o aspecto filosófico mencionado parece longínquo ou não está dentro de seu foco de atenção mais imediato, a boa-nova é que as técnicas que o Yoga utiliza para trilhar esse caminho são fantásticas por si só, produzindo resultados concretos na saúde física, emocional e mental, independentemente de quanto o praticante pretenda avançar no aspecto filosófico. Aliás, muitas vezes o aprofundamento na filosofia ocorre de uma forma natural, como uma conseqüência do equilíbrio e da harmonia que a prática dos exercícios promove.

As técnicas do Yoga promovem um grande reforço da saúde, aumento de vitalidade e disposição, prevenção e ação terapêutica em diversos casos, gerenciamento de estresse, segurança e estabilidade emocional, melhora a capacidade de raciocínio e criatividade, só para citar alguns de seus efeitos.

Nesta seção do livro, vamos apresentar parte do repertório de técnicas do Yoga, assim como as diretrizes gerais que envolvem a combinação destes exercícios numa prática ao longo do tempo. Mas, antes, um aviso importante:

Quem está iniciando a prática de Yoga deve, obrigatoriamente, passar por uma avaliação médica. É possível que algumas destas técnicas tenham alguma con-

tra-indicação, de acordo com seu perfil pessoal. A prática apenas por livros também não é recomendada – procure sempre a orientação de um professor ou núcleo especializado em Yoga.

Esse aviso é particularmente importante para as práticas das posições e posturas (*ásanas*): como orientação geral procure adequar a prática ao seu conforto, bom senso e disponibilidade de tempo, que permita fazer com total atenção e consciência o movimento ou permanência que realiza.

Duas regras importantes para quem inicia a prática são:

• É preciso estar realmente confortável com a execução das técnicas – dor, ou sequer a proximidade de dor, não é o método sugerido pelo Yoga. O Yoga atua essencialmente com consciência e percepção.

• A primeira meta é conquistar a regularidade, não a permanência, muito menos *performance*. Assim, é preferível você conseguir praticar dez minutos durante seis dias seguidos a sessenta minutos apenas uma vez por semana. Procure incorporar as técnicas do Yoga em seu dia-a-dia.

Yoga, para alcançar todo o potencial de sua atuação, é uma atividade diária. Como professor, só é possível vivenciar, ensinar e transmitir o Yoga de maneira autêntica, se você próprio o vivencia e o pratica de forma completa.

Como praticante, para alcançar tudo o que o Yoga pode proporcionar, comece a inserir pequenas práticas e técnicas de Yoga em sua rotina diária – faça gradualmente, mas comece imediatamente. Se algum dia você faltar, ou mesmo vários dias em seguida, deixe de lado a preocupação com a interrupção, pois ela não traz mais benefícios, e simplesmente comece de novo, recuperando e mantendo sua motivação.

O Yoga ocupa uma posição única de destaque dentro da filosofia hindu e, a partir deste século, também na cultura ocidental, justamente por seu componente prático de experimentação e realização, no qual a proposta é atuar objetivamente num processo contínuo de autodesenvolvimento e auto-estudo.

14. Prática, libertação e conhecimento

A prática de Yoga deve ser sempre agradável, consciente e motivadora. A imposição de rotinas não-assimiláveis pelo organismo ou exercícios que produzam dor ou desgaste não podem estar ajustados ao Yoga.

Lembre-se de que, pela tradição, o Yoga é um mecanismo para superação das aflições inerentes à vida ou às nossas misérias existenciais, que na tradição hindu recebem o nome de *kleshas*.

Klesha é traduzido nos textos de Yoga como: dor, sofrimento, transtorno, tormento, trabalho pesado, esforço ou causas da aflição. Os *kleshas* são tipos de instabilidades (*vrittis*) freqüentemente observados no caminho da prática de Yoga (*sádhana*). Estes são apresentados em cinco componentes:

- *Avidyá*: necessidade, ignorância maior, desconhecimento.
- *Asmitá*: egoísmo, estado de eu-sou, sensação de ser separado do todo ao redor, distanciamento do meio que o envolve.
- *Rága*: apego, excesso de paixão, identificação dos fenômenos da personalidade como a felicidade e a tristeza.
- *Dvesaha*: aversão, geralmente provocada por registros de dor ou traumas.
- *Abhinivesha*: medo, medo da morte, vontade de viver.

Considera-se, também, que todos os *kleshas* são frutos do primeiro *klesha* citado, a *avídyá* ou ignorância. Nesse contexto, por ignorância, entende-se a falta de conhecimento da própria natureza transcendental da consciência, da unidade absoluta, que cria a identificação com elementos superficiais, aparentes e passageiros, gerando os demais *kleshas* como egoísmo, apego, aversões, desejos e medo da transitoriedade da vida.

O Yoga, em última instância, promove a libertação dos *kleshas* e sofrimentos inerentes à condição humana, por meio da força do conhecimento e da sabedoria (*jñána*), o conhecimento de nossa própria natureza transcendental.

A prática do Yoga não poderia jamais servir como estímulo à intensificação e identificação com os *kleshas*. Atitudes ou prática que induzissem dor, sofrimento, ignorância, apego, excesso de aversão ou desejo, egoísmo ou medo estariam atuando no sentido inverso ao caminho preconizado pelo Yoga. As práticas, técnicas e os exercícios do Yoga estão associados a estados de equilíbrio (*sattwa*), harmonia, sabedoria, conscientização e auto-observação, desapego, firmeza e estabilidade.

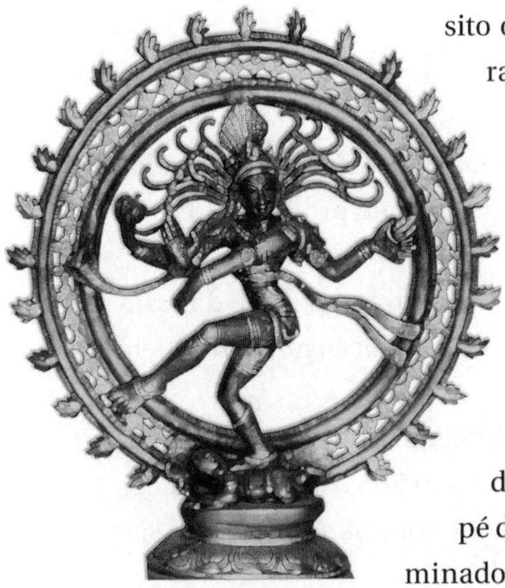

SHIVA NATARAJA

Nesse contexto, não transforme a prática de Yoga num propósito oposto ao original, tentando executar exercícios corporais que agridam o corpo ou rotinas que interfiram de forma negativa com suas emoções e seus estados mentais. "Yoga é habilidade na ação." "Yoga é desconexão da ligação com o sofrimento." "Yoga é habilidade em ação. Yoga em equilíbrio." [21]

Esse caminho do conhecimento cósmico, como forma de suplantar a ignorância e alcançar a realização plena, é mostrado simbolicamente numa das representações mais tradicionais de Shiva, em sua versão de Natarája,[22] senhor da dança. Este é apresentado com o pé direito firmemente plantado num mítico demônio, denominado *Apasmara*, apresentado na forma de um anão, simbolizando a ignorância (*avidyá*) e a desilusão.

21 *Bhagavad Gítá*, tradução livre.

22 Também usado como Natesha, Nateshvara ou Nriteshvara.

15. Ferramentas do Yoga

Melhor do que chamar de exercícios, ferramentas ou técnicas, seria considerar que o Yoga é composto de desafios. Cada novo desafio completa um ciclo de aprendizado produzindo reações físicas e emocionais como uma resposta que completa mais um dado no quebra-cabeça. Depois de um tempo você passa a entender quais são seus pontos fortes e fracos, quais são suas reações diante de determinadas situações, ampliando sua consciência.

Essas ferramentas, por meio das quais o Yoga se expressa e se pratica, foram desenvolvidas em função das necessidades criadas pela grande diversidade humana. É inegável que nos primórdios do Yoga a quantidade de técnicas era bem menor do que as que temos hoje em dia. Embora ninguém possa afirmar com certeza, é isso que nós temos como referência nos textos que foram deixados pelos ancestrais.

Tudo leva a crer que o primeiro a transmitir esse ensinamento estava na verdade transmitindo sua própria vivência com o *moksha*. Esse protoguru precisava transmitir uma experiência radicalmente nova, diferente de tudo o que esse primeiro discípulo havia sentido. Da mesma forma que o primeiro a nadar ensinou aos demais que, antes de tudo, era necessário reter o ar, depois aprender a flutuar, em seguida só respirar com o nariz ou a boca para fora da água e, por fim, para deslizar na água, seria preciso mexer braços e pernas.

Podemos dizer que a natação surgiu dessas instruções básicas para depois se transformar gradualmente no que temos hoje. Não há como comparar um atleta olímpico da década de 1950 com alguém que nada na atualidade. O treinamento desses atletas mudou radicalmente e as técnicas foram e ainda são, pouco a pouco, aperfeiçoadas para produzir uma atividade mais eficiente nesse esporte.

Com o Yoga aconteceu o mesmo ao longo de milhares de anos de evolução. Apesar de a prática aparentar estar no auge de sua forma, ele ainda comporta pequenos ajustes.

Isso acontece por causa da diversidade humana que vive nos surpreendendo. Apesar de o Yoga ter sido aprimorado pelo material humano, ele não é de forma alguma condicionado a este. E somos nós que devemos nos esforçar para superar os desafios oferecidos e de forma alguma adaptá-lo de acordo com nossas dificuldades.

Assim, ao longo da evolução do Yoga, uma série de exercícios foram desenvolvidos e incorporados a seu patrimônio. Estes foram, ao longo de seu desenvolvimento, catalogados em grupos conforme sua abordagem. Os exercícios que estimulam o corpo e a sensibilidade passaram a se chamar *ásana*, se estimulam a respiração e a energia, *pránáyáma*, se estimulam a voz e a concentração, mantra, e assim por diante. Esses grupos são interdependentes e podem ser combinados *ad infinitum*.

Entre os principais grupos de técnicas encontram-se:

• *Ásana:* posições físicas altamente elaboradas para proporcionar alongamento muscular, flexibilidade articular e força. À primeira vista confundem-se com meros exercícios corporais; entretanto, numa análise mais profunda, provocam mudanças psicológicas, fisiológicas e atuam sobre as energias sutis do organismo; alteram o comportamento, desenvolvem consciência corporal, noção dos pontos fortes e fracos, autocontrole, força de vontade, autopercepção e uma infinidade de efeitos subjetivos, visando preparar o praticante para as técnicas mais introspectivas. O *ásana* é uma das primeiras etapas trabalhadas na prática, partindo da premissa de que se você não controla nem mesmo suas funções motoras, como pode ter o mínimo de equilíbrio para lidar com questões emocionais? E o que diria então da mente?

• *Vinyása*: seqüência de *ásanas*, executada em uma ou mais voltas, na qual se desenvolve a consciência da respiração e seu sincronismo com o movimento.

• *Shatkarma*: limpeza orgânica que inclui várias técnicas de purificação interna, como *lauliki*, *neti*, exercícios visuais (*trátakas*), entre outras.

• *Bandhas*: contrações de músculos, pressão sobre glândulas e fechos de circulação de energia.

• *Pránáyáma*: são mais conhecidos como exercícios respiratórios, mas como tudo no Yoga, isso é apenas uma visão superficial da técnica. O que ela proporciona na maior parte do tempo é a ampliação e o controle da energia corporal com grande influência sobre o equilíbrio emocional. Catalisa uma enorme quantidade de alento para propiciar o desenvolvimento de um inacreditável vigor; o despertar da *kundaliní*.

• *Mantra*: exercícios vocais elaborados segundo uma métrica precisa para ativação de percepções interiores levando à interiorização, à concentração e à meditação. Normalmente são executados como cânticos, recebendo o nome de *kirtan* ou *bhajan*, ou como a repetição contínua de determinadas sílabas ou sons, quando recebem o nome de *japa*.

• *Yoganidrá*: método de relaxamento profundo e consciente – desenvolvido na primeira metade do século XX por Swami Satyananda – que produz um estado intermediário entre o sono e a vigília, no qual o praticante alcança intensa descontração e interiorização, enquanto mantém total consciência no processo. Pode ser utilizado para desenvolver a memória e a criatividade, a transformação de hábitos e o recondicionamento da mente ou apenas um relaxamento profundo, visando recuperar as energias. Em seu estágio mais avançado, o estado alcançado na *yoganidrá* é utilizado para mentalizar uma resolução (*sankalpa*). A *yoganidrá* é um exemplo prático de como o Yoga e suas técnicas, apesar da bagagem milenar, ainda comportam ajustes e aperfeiçoamentos, de acordo as condições específicas da sociedade vigente e do ser humano em cada época e contexto.

• *Mudrá*: posições do corpo e gestos para reforçar estados internos. Essas técnicas atuam como senhas ou códigos de acesso ao subconsciente e inconsciente.

• *Kriyás*: significa atividade, representa a combinação de *mudrás*, mentalizações, *pránáyámas* e outras técnicas que produzem efeitos específicos sobre as energias circulantes no corpo e os estados mentais associados.

• *Kaya Sthairyam*: obtenção da estabilidade e imobilidade corporal, mediante o treinamento regular de mentalizações específicas, que é um pré-requisito para o avanço da meditação.

• *Samyama*: nome usado para designar três técnicas que são geralmente feitas conjuntamente. Primeiro, concentração (*dháraná*), depois, meditação (*dhyána*) e, por último, o estado de iluminação interior (*samádhi*).

Finalmente, o Yoga inclui um código de conduta pessoal e social (*yama* e *niyama*) para alicerce da evolução. Os componentes éticos, representados pelos *yamas* e *niyamas*, assim como a atitude na vida cotidiana, e os conceitos de *Karma Yoga*, *Bhakti Yoga* e *Jñána Yoga*, que serão desenvolvidos em seções seguintes, constituem um aspecto mais fundamental e necessário ao praticante do que os exercícios orgânicos desenvolvidos numa sala de prática.

A seqüência de técnicas apresentadas foi elaborada segundo o grau aproximado de importância dentro de um planejamento de evolução da prática em longo prazo. Levando em consideração que o corpo, sendo mais fácil de instrumentar, é o primeiro e mais lógico degrau para a conquista dos demais e assim por diante, até ser levado naturalmente ao estágio mais subjetivo de consciência.

Nos capítulos seguintes, vamos apresentar critérios gerais para a combinação desses exercícios, assim como a descrição e a forma de execução dessas e de outras técnicas. Mas há um princípio geral que pode ser aplicado que a prática de Yoga deve ser organizada procurando trabalhar do mais denso para o mais sutil. Assim, de forma geral, a ordem das técnicas principais numa prática devem ser as técnicas corporais (*ásanas*), seguidas pelos exercícios respiratórios (*pránáyáma*) e concluindo com os exercícios de meditação.

Uma visão geral das técnicas de Yoga pode ser obtida a partir da organização das técnicas de acordo com a ordem apresentada no *Yoga Sútra*, de Patañjali, que também segue essa orientação do denso para o sutil, ou os corpos do homem, segundo a visão da fisiologia do Yoga. Esses corpos representam as cinco manifestações do ser humano de interação com o universo. *Kosha* significa corpo e *maya* significa composto de. Não confunda com o termo *máyá*, que significa ilusão: um erro comum na literatura do Ocidente é traduzir *anna-maya-kosha* como corpo ilusório de alimentos (*anna*), quando, na verdade, a tradução é corpo composto de alimentos.

ATUAÇÃO DO DENSO PARA O SUTIL	*YOGA SÚTRA* DE PATAÑJALI (*RÁJA YOGA*)	TÉCNICAS DE APOIO E REFORÇO
	Samádhi (transcendência)	
ánanda-maya-kosha (*self*)	*dhyána* (meditação)	*Kaya Sthairyam* (estabilidade)
vijana-maya-kosha (intelectual abstrato e intuitivo)	*dháraná* (concentração)	*kriyás* e *mudrás* (atividades e atitudes)
mano-maya-kosha (corpo mental e sensorial)	*pratyáhára* (recolhimento sensorial)	Mantras (vocalização)
prána-maya-kosha (corpo composto de energia)	*pránáyáma* (ampliação energia vital)	*yoganidrá* (relaxamento e resolução)
anna-maya-kosha (corpo composto de alimento)	*ásana* (posição)	*bandhas* (contrações)
Alicerces	*yamas* e *niyamas* (ética pessoal e social)	*Shatkarma* (purificação)

16. *Ásana* – Fortaleça-se!

O ásana está conquistado quando o esforço
é necessário para sair da posição, não para permanecer.
Marcos Taccolini

Apesar de o *ásana* estar entre as técnicas mais elementares, quando comparado à meditação,[23] que é a essência do Yoga, a conquista da estabilidade corporal é um pré-requisito para as técnicas mais sutis. Se o yogina não tem conforto em permanecer sentado em *dhyánásana*,[24] numa posição firme e agradável, não poderá sequer começar sua prática de concentração. Para o iniciante, o *ásana* tem a vantagem de, por trabalhar com a parte mais densa do organismo, produzir resultados de melhoria de saúde e vitalidade logo nas primeiras práticas.

O *ásana* atua além do físico, com impacto na esfera emocional, mental e na circulação de energia vital pelo organismo (no Yoga, chamamos de *prána* a essa energia), revitalizando órgãos internos, densos e sutis e preparando para a prática de meditação.

Você já deve ter verificado que suas emoções, seu esforço mental, seu estresse, tudo o que vivencia a cada dia, é somatizado no corpo e na musculatura, eventualmente gerando contrações ou até mesmo dores localizadas. Se o que ocorreu foi um estresse no trabalho, você pode ter ficado com uma região do corpo contraída; se foi um problema emocional, observará outra reação; se exagerou na prática de esportes, ainda outra reação poderá ocorrer. É como se fôssemos mapeados: qualquer coisa que acontece conosco, quer seja na esfera física, ou na emocional, ou na mental, ou ainda mais sutil, tem um impacto direto sobre nosso veículo mais denso, que é o corpo. O contrário tam-

---

23 *Asána* é uma técnica mais densa quando comparada à meditação, mas também é sutil, poderosa e diferente de qualquer tipo de exercício físico ocidental.

24 Posição sentada, firme e confortável.

bém ocorre: quando você coloca o corpo em determinada posição, exigindo mais de um músculo, alterando a circulação do sangue e de *prána* pelas *nádís*,[25] você está atuando em todo o organismo.

Ao colocar o corpo numa posição e lá permanecer, está sendo gerado um efeito reflexo com impacto fisiológico, emocional e mental, estimulando os órgãos internos, densos e sutis e preparando para a prática de meditação.

O *ásana* e a tradição do Yoga

Ao recuarmos no tempo para o período do Yoga clássico, codificado por Patañjali no século III a.C., ou até mesmo antes disso, no período dos Vedas mais antigos, entre 4500 a.C. e 1900 a.C., a tradição indicava uma prática de Yoga muito mais vinculada aos conceitos de meditação, iluminação, transcendência, conhecimento, ação e atitude do que ao uso de técnicas corporais ou *ásanas*. Os *ásanas* centravam-se principalmente em torno de um pequeno conjunto com atuação mais direta sobre as energias do corpo e outro conjunto de posições sentadas para a prática de meditação e dos respiratórios (*dhyánásanas*).

Segundo Georg Feuerstein,[26] o termo *ásana* só entrou em voga no *Yoga Brihad-Âranyaka-Upanishad* (por volta de 1000 a.C.); antes disso, o termo utilizado, que já ocorria no Atharva-Veda (por volta de 2500 a.C.), era *ásandí*, traduzido por assento ou banco. Ambos os termos fazem uso da raiz verbal sânscrita "*ás*", que significa sentar-se e tem estreita relação com a raiz "*as*", que significa ser.

Como qualquer atividade humana, ao difundir-se, é inevitável que se amplie e se diversifique. Por milhares de anos, gerações de mestres, ao procurar a evolução de algum aluno que tinha alguma dificuldade corporal específica, preenchiam essa lacuna por meio do desenvolvimento de novas variações de *ásanas*, que a seguir eram incorporadas pelas gerações seguintes. Esse desenvolvimento ganhou um impulso ainda maior a partir do século XI d.C., com a divulgação do *Hatha Yoga*, que elevou a utilização dos *ásanas* dentro do Yoga a um patamar inédito em sua história, ampliando a diversidade de opções, com várias dezenas de técnicas codificadas na literatura tradicional (*Hatha Yoga Pradípiká* e *Gheranda Samhitá*), atribuindo maior ênfase às técnicas corporais, influenciando grande parte das escolas de Yoga posteriores e dando impulso a uma diversificação de técnicas que prosseguiu até os dias de hoje.

---

25 *Prána*, na nomenclatura de Yoga, está associado à energia vital e *nádís* são os canais de circulação dessa energia em nosso organismo.

26 *Uma visão profunda do Yoga, teoria e prática*, Georg Feuerstein, Ed. Pensamento, 2005.

Classificação e nomenclatura de *ásanas*

Alguns conceitos e nomes utilizados na prática de Yoga são universais, sendo adotados pela totalidade das escolas, como os termos *dháraná* (concentração) e *dhyána* (meditação). Contudo, no caso dos *ásanas*, talvez por terem um desenvolvimento posterior na história do Yoga, talvez pela diversidade de abordagens e técnicas utilizadas, não existe nenhum padrão universalmente adotado para a classificação ou nomenclatura das posturas.

Dessa forma, não vamos dar ênfase à questão de nomes e utilizar uma nomenclatura geral derivada do *Hatha Yoga*,[27] ao nomear as posições, cientes de que pode ser distinta de outras nomenclaturas igualmente corretas.

Uma forma didática de classificar a grande quantidade de *ásanas* existente é de acordo com sua função primordial, dividindo em dois grandes grupos identificados como *ásanas* de base de execução de outras técnicas e recuperação, denominados *ásanas de suporte* ou *passivos*, e *ásanas* que visam promover efeitos, denominados *ásanas ativos*.

***Ásanas* de suporte ou passivos**	***Ásanas* ativos**
- *dhyánásanas*: posições sentadas para prática de meditação - *shavásanas* e similares: posições de descanso e recuperação	- *kundalinyásanas*: posições e *mudrás* para ativação de chakras e *kundaliní*. - *ojásanas*: posições de inversão e manipulação do princípio vital - *kriyánásanas*: posturas para ativação geral do organismo

Seleção de *ásanas* para uma prática

As movimentações da coluna vertebral e as posições de inversão são essenciais no Yoga. Juntamente com o *shavásana*, para a recuperação e assimilação, constituem a principal referência geral para uma prática completa de *ásanas*.

Para permitir o desenvolvimento completo do corpo, será preciso praticar ásanas com flexão à frente, flexão para trás, para as laterais e de torção espinhal. Ao fim desses exercícios, o shavásana.[28]

---

27 A nomenclatura que adotamos foi organizada pelo professor André de Rose, usando como base principal o livro *Hatha Yoga, a ciência da saúde perfeita*, Caio Miranda, Ed. Freitas Bastos, 1962, e pesquisa em referências de muitas escolas, especialmente as ligadas a Sivananda, Krishnamacharya, Desikachar, Goswami e Theos Bernard.

28 *Hatha Yoga*, Sivananda, Ed. Kier, Buenos Aires, primeira edição em 1956, edição em novo formato em 1964 e nova tradução em 1996.

Indicações semelhantes são adotadas por quase todas as escolas derivadas ou influenciadas pelo *Hatha Yoga*.

Na elaboração de uma seqüência é necessário "focar nossa atenção para a forma de agrupar os ásanas *de acordo com a posição do corpo em relação à terra* e em relação ao *movimento básico da espinha*",[29] indicando que também é adequado levar em conta a posição do corpo em relação à terra, procurando agrupar as posições sentadas, deitadas ou em pé numa mesma seqüência, maximizando os efeitos da prática, visto que diminui as movimentações desnecessárias.

Esses dois critérios citados são os mais comumente utilizados no *Hatha Yoga*, mas a seleção de *ásanas* varia muito de escola para escola e também de acordo com o objetivo da prática e do estágio do praticante. De forma bem geral, podemos afirmar que as práticas com grande diversidade de técnicas são mais utilizadas por iniciantes visando um desenvolvimento da estrutura geral do corpo, ao passo que as práticas com poucas técnicas são práticas mais avançadas, visando estimular a meditação e a ativação da energia de *kundaliní.* Uma referência geral de critério para seleção pode ser representada na tabela de balanceamento apresentada a seguir.

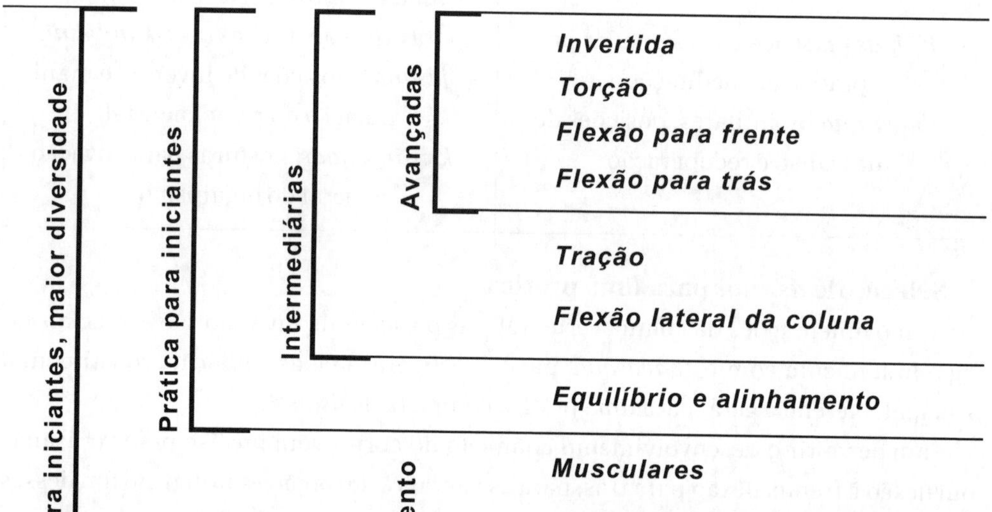

29 *The Heart of Yoga*, de T.K.V. Desikachar, filho de Krishnamachárya.

Orientações gerais

Provavelmente, desde os primórdios de execução dos *ásanas*, mestres e professores procuram estabelecer para seus alunos princípios ou regras generalizadas, para simplificar o aprendizado e a execução das técnicas e prover auto-suficiência ao praticante.[30] Neste capítulo vamos rever vários desses princípios, lembrando que, como toda generalização, são passíveis de exceções e nada substitui o bom senso.

Os princípios aqui apresentados não representam nenhuma codificação recente, já são parte da tradição do Yoga há muito tempo, ainda que algumas escolas citem mais alguns princípios que outros, e que o enunciado de cada autor ou explanação de cada professor seja ligeiramente distinto.

Essa ressalva histórica é importante, pois com a popularização do Yoga no Ocidente houve também o surgimento de marcas comerciais que explicitamente consideram a lealdade corporativa um bem mais precioso que a lealdade aos princípios do próprio Yoga; seguindo essa ótica, até fatos históricos e técnicos podem ser manipulados, desde que possam ser úteis às necessidades de *marketing* ou vendas da corporação, até na área de saúde, bem-estar ou Yoga. Nesse contexto, há até literaturas promocionais que se nomeiam as primeiras a registrar ou utilizar explicitamente regras gerais de execução, o que não corresponde aos fatos, tratando-se de uma contradição grave aos princípios éticos do Yoga. Assim, optamos por incluir na descrição dos princípios gerais de execução aqui listados referências a livros e publicações de escolas tradicionais, que há décadas já registraram esses ensinamentos.

Conforto e segurança

"Se houver dor excessiva em alguma parte do corpo, o *ásana* deve ser terminado imediatamente e, se necessário, deve ser feita uma verificação médica. Não permaneça num *ásana* se desconforto for sentido".[31] "Todo e qualquer *ásana* deve ser prazerosamente executado, jamais produzindo fadiga anormal ou sensações desagradáveis".[32]

---

30 A primeira ocorrência do termo específico "Regras Gerais" na literatura ocidental, para dar orientações gerais para a prática de Yoga que localizamos até o momento, foi utilizada por Indra Devi, em seu livro *Yoga for Americans*, de 1959; ou, em italiano, 1967, como *Yoga in Sei Settimane*, Ed. Rizzoli, e em português, em 1968, *Hatha-Ioga, paz e saúde*, Ed. Civilização Brasileira. Registre-se o fato como documentação histórica em homenagem ao pioneirismo dessa importante personagem na divulgação do Yoga.

31 Citação literal do livro *Ásana Pránáyáma* Mudra *Bandha*, de Satyananda, primeira edição de 1966, da Bihar School of Yoga, Introdução, seção de "Notas gerais para o praticante".

32 Citação literal do livro *Hatha Yoga, a ciência da saúde perfeita*, publicado em 1962, Professor Caio Miranda.

A prática desbalanceada e o treinamento exagerado de permanência, como iniciante, também produz estresse e desconforto. O tempo não importa; o conforto, esse sim, é fundamental.

É necessária especial atenção à coluna vertebral, aos joelhos e às articulações de um modo geral; qualquer dor nessas regiões deve ser evitada e, caso sinta algum desconforto, peça orientação imediata a seu professor.

Ultrapassada a fase inicial de adaptação ao começar a praticar Yoga, se a prática regular não está sendo agradável, se não está dando prazer, se, depois de executá-la, você não se sente melhor, com mais energia, ela não pode estar correta. Há de haver uma outra forma de executar as técnicas.

Regularidade e permanência

A regularidade produz muito mais efeito que um esforço concentrado e irregular. Para qualquer tipo de técnica – alongamento, flexibilidade, técnicas musculares e outras mais sutis –, a regularidade é o primeiro e o mais importante elemento. A permanência pode dinamizar ainda mais a prática, mas só deve ser ampliada na medida em que permita manter uma regularidade exacerbada nas práticas.

Um dos conceitos fundamentais do Yoga é *abhyása*, a prática aplicada, diligente com aplicação, zelo e força de vontade.

Compensação dos exercícios

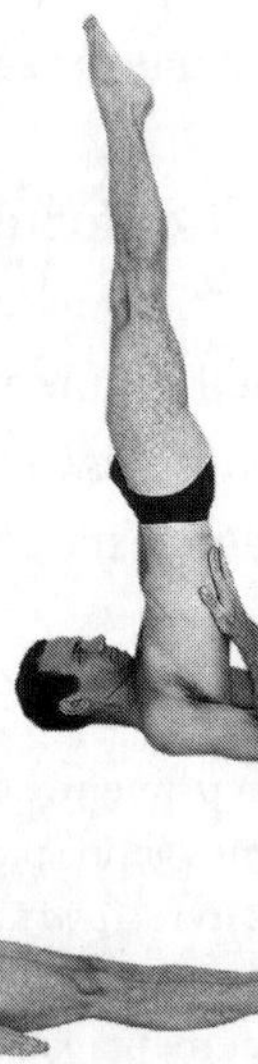

> É importante que o programa seja formado de maneira que flexões atrás sejam seguidas por flexões à frente, e vice-versa, e o que quer que seja praticado para um lado do corpo seja repetido para o outro lado. Esse conceito de compensação é necessário para trazer o corpo de volta ao estado balanceado.[33]

Algumas compensações específicas são recomendadas para alguns *ásanas*, como o "*matsyásana* deve sempre ser executado após o *sarvangásana*".[34] Essas compensações específicas e exemplos destes *ásanas* serão apresentados nos capítulos seguintes.

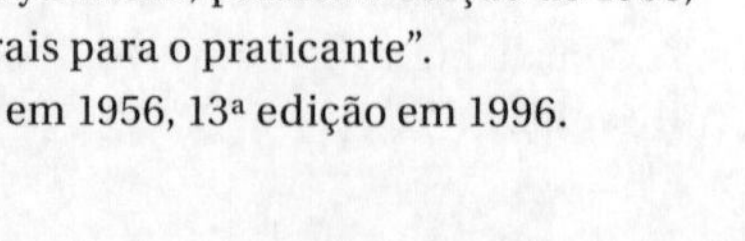

---

33 Citação literal do livro *Ásana Pránáyáma Mudra Bandha*, de Satyananda, primeira edição de 1966, da Bihar School of Yoga, consta da Introdução, na seção "Notas gerais para o praticante".

34 *Hatha Yoga*, Sivanánda, Ed. Kier, Buenos Aires, primeira edição em 1956, 13ª edição em 1996.

Estabilização

Permanências maiores em *ásanas* bipolares, ou seja, aquelas que utilizam um lado do corpo com intensidade maior, devem ser sempre estabilizadas por uma posição simétrica, com permanência menor e com intensidade máxima. Por exemplo, a permanência longa em *janushirshásana* é estabilizada com a execução curta e intensa de um *paschimottanásana*.

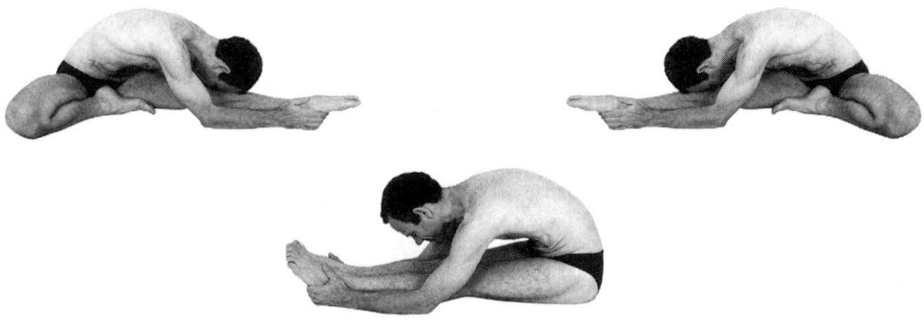

Permanência nas posições e coordenação da respiração

> Os *ásanas* feitos com inspiração (*kumbhakásanas*) devem durar enquanto o praticante puder manter o ar nos pulmões, com a respiração suspensa, sem exageros de duração nem forçamento exagerado. Já os *ásanas* feitos com expiração (*shunyakásanas*) perduram enquanto é possível ao yogi resistir com os pulmões vazios e a respiração sustida.[35]

Essa regra é excelente para iniciantes, porque limita a permanência na posição à capacidade respiratória individual, garantindo uma zona de segurança. Nas posições sentadas, nas de relaxamento e nas de inversão, a permanência é maior, respirando livremente, mesmo para os iniciantes. Os praticantes antigos, ou iniciantes que tenham a orientação de um professor, podem permanecer mais tempo no *ásana*, maximizando sua atuação e respirando livremente ou, melhor ainda, acoplando técnicas respiratórias durante a permanência.

Para saber quando um *ásana* é mais bem executado com os pulmões cheios ou vazios, basta coordenar sempre a movimentação do corpo com a respiração. Durante a movimentação, a respiração deve estar continuamente consciente, nasal e profunda, e os movimentos de flexão à frente ou de compressão torácica são feitos com expi-

---

35 Livro *Hatha Yoga, a ciência da saúde perfeita*, de Caio Miranda, Ed. Freitas Bastos, 1962.

ração; os movimentos de flexões para trás são feitos com inspiração,[36] à exceção das flexões para trás em pé que, por segurança, recomendamos serem executadas com os pulmões vazios.

Focalização da consciência

Ásana não é apenas a posição, envolve uma ação mental durante a permanência; assim deve o yogi fixar o pensamento na região do corpo que está sendo mais solicitada no *ásana*. "Focalizar a consciência em determinado órgão significa *sentir o praticante que todo o seu Ser está resumido no órgão visado*".[37] Caso haja solicitação de várias regiões do corpo, a fixação do pensamento é feita numa das regiões, de acordo com o estágio e a proposta da prática. Uma vez dominada a técnica de fixação do pensamento, pode ser executado um estágio mais profundo, no qual a própria consciência é focada no *ásana* e seus efeitos sutis.

Concentração da energia

Ao fazer a passagem entre os *ásanas*, procure desprender o mínimo de esforço e movimento corporal; o efeito desejado é durante a permanência, não na movimentação.[38] O objetivo é que todo o efeito, a energia e a atuação de um *ásana* se transfiram para o outro *ásana*; assim um *ásana* não é desfeito para montar o próximo, um *ásana* se transforma em outro por meio de uma passagem que tenha o mínimo possível de movimentação do corpo. Evite ficar girando o corpo visando à estética exterior da posição, ou a movimentos de braços e pernas não necessários. Os movimentos adicionais diminuem o efeito acumulativo da permanência nos *ásanas* e prejudicam a percepção e a consciência dos efeitos que a prática está produzindo no organismo.

---

36 *Hatha Yoga, a ciência da saúde perfeita*, Caio Miranda, Ed. Freitas Bastos.

37 *Hatha Yoga, a ciência da saúde perfeita*, Caio Miranda, Ed. Freitas Bastos, primeira edição (1962).

38 Como as regras são passíveis de exceção, podem ser feitas práticas com passagens musculares ou posições intermediárias visando treinamentos específicos. A execução descrita neste item é a mais genérica para a atuação interna do *ásana*.

SUPORTE PARA MEDITAÇÃO: *Dhyánásanas*

Puránásana (prarambhik-sthiti)

Posição sentada primordial. Mantenha a coluna bem ereta, chegando até a exercer uma pequena tração. Na variação, os braços servem de apoio para as costas.

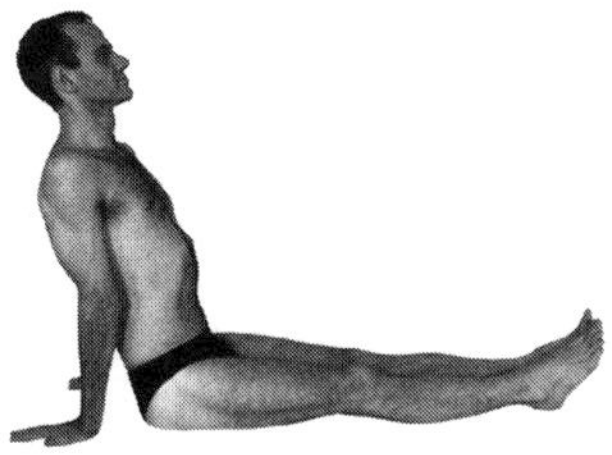

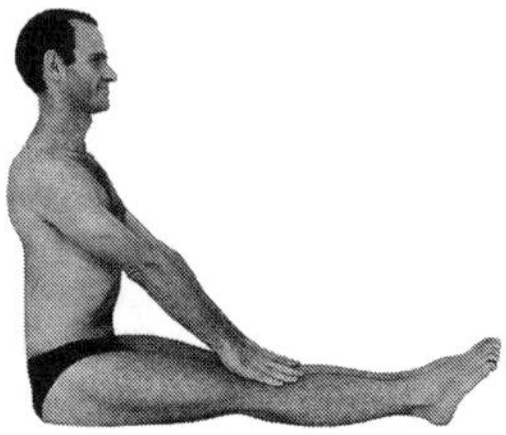

Sukhásana

Posição sentada, de pernas cruzadas, com o calcanhar ou o pé sob as pernas.

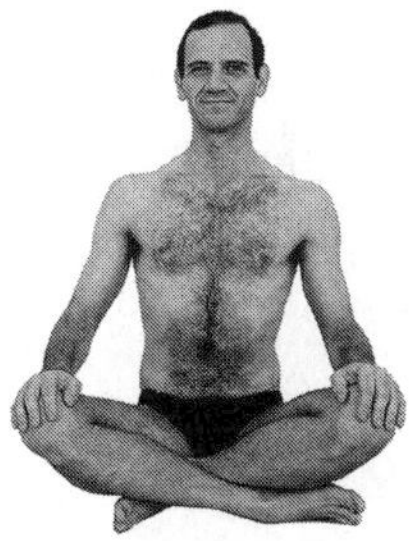

Samánásana

Posição sentada simétrica, de pernas cruzadas; os pés não impedem que a perna oposta toque o solo.

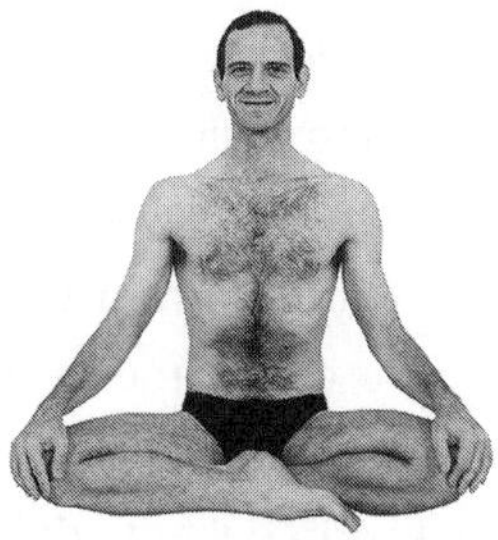

Swástikásana

Posição sentada, de pernas cruzadas, com os dedos dos pés protegidos pelas pernas. Na variação mais completa, os dedos dos pés ficam totalmente escondidos pela perna.

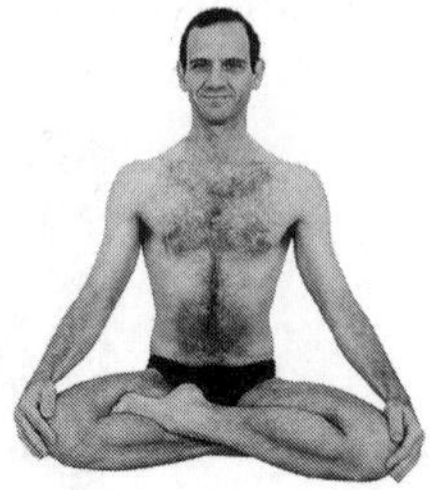

Siddhásana

Posição sentada, de pernas cruzadas, com o calcanhar pressionando a base da coluna. Ao montar a posição, não eleve o corpo, simplesmente incline-o ligeiramente para trás e encaixe o calcanhar sob a pélvis.

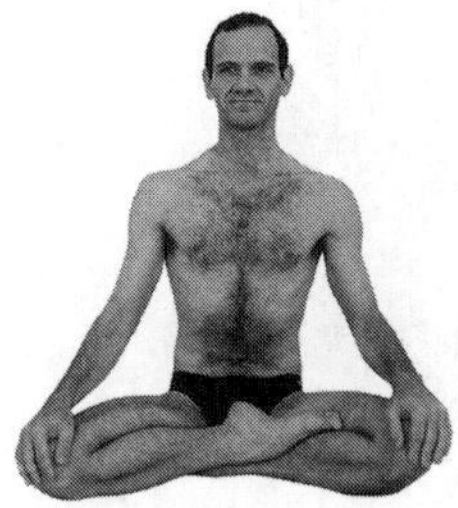

Padmásana

Posição sentada, com as pernas cruzadas, com maior estabilidade. É uma das posições mais importantes do Yoga. Ao executar permanência prolongada no *padmásana*, ou suas técnicas preparatórias, algumas pessoas podem sentir necessidade de compensar a articulação do joelho, sentando em *vajrásana*, com os calcanhares afastados para o lado, permitindo que os quadris toquem o solo. A execução regular de *jánurásana* e *upavishtásana* também é útil para quem utiliza bastante o *padmásana*. Caso execute regularmente o *padmásama*, é importante para a saúde do joelho executar regularmente movimentos de flexão e rotação conforme descritos na série conhecida como *pawanmuktásana* 1.[39] Observe também que não pode haver dor nem desconforto em hipótese alguma, e também as pernas não devem adormecer. Vá treinando paulatina-

39 *Ásana*, Pranayma, Mudra, *Bandha*, Swami Satyandanda, YTP.

mente os preparatórios até dominar de fato a posição, com conforto e mantendo sempre a circulação do sangue nas pernas.

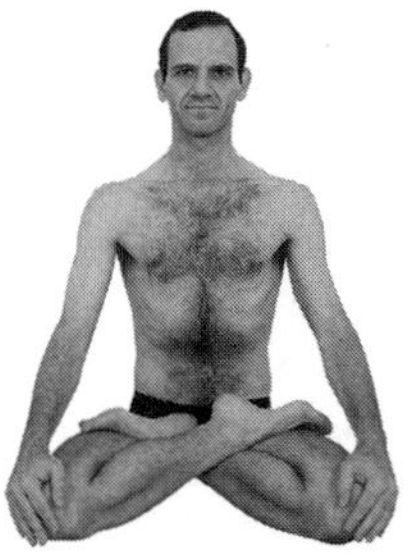

Vírásana

Posição sentada, de pernas cruzadas, com joelhos sobrepostos. O quadril deve permanecer no solo. Respeitando sua flexibilidade, mantenha os joelhos alinhados.

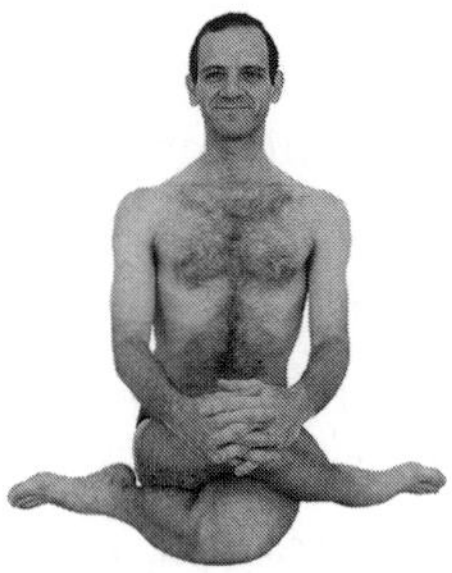

Vajrásana

Posição sentada, com as pernas flexionadas ao lado ou sob o corpo. Nessa posição, a coluna tende, naturalmente, a ficar ereta; conseqüentemente, é indicada como alternativa para iniciantes que tenham dificuldade em manter as pernas cruzadas durante muito tempo. Há muitas variações de *vajrásana*, variando o afastamento e a posição dos calcanhares (sob ou ao lado dos quadris) e o afastamento dos joelhos.

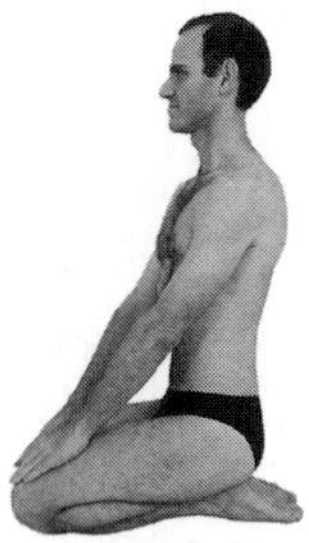

Bhadrásana

Posição sentada, com as plantas dos pés unidas à frente do corpo. Utilize as mãos para manter os pés unidos; o tronco deve estar ereto e os joelhos tocam o solo.

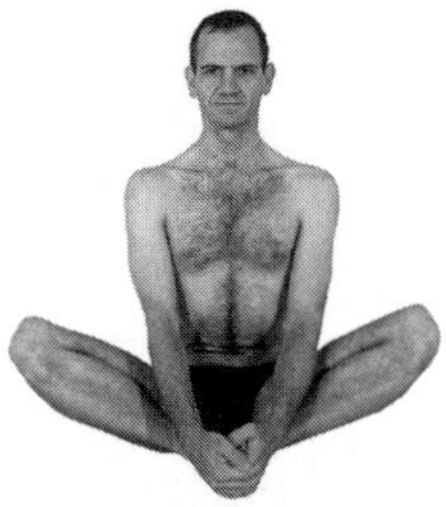

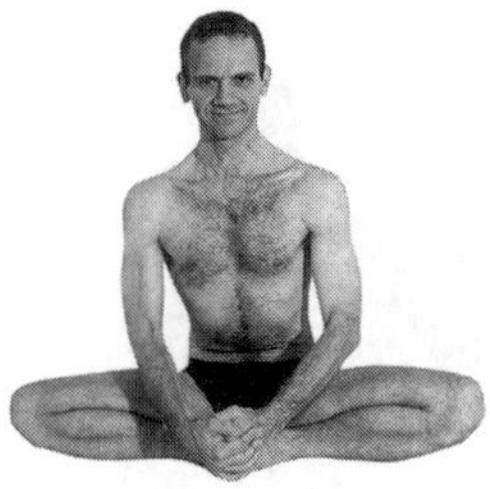

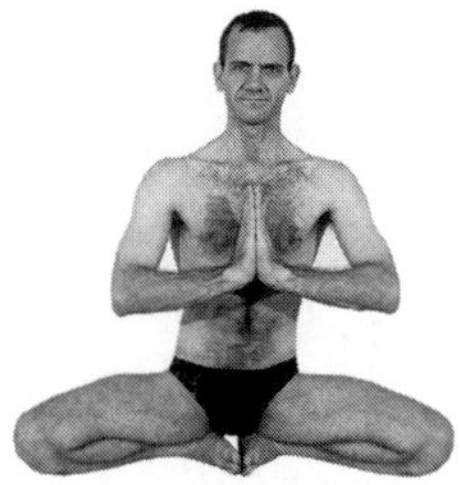

SAUDAÇÃO AO INÍCIO DO DIA: *Súrya Namaskára*

O *Súrya Namaskára* (saudação ao sol) é um sistema único composto de uma série de 12 *ásanas* que combinam atividade física vigorosa com exercícios mentais e emocionais, numa harmoniosa mescla de *ásanas, pránáyáma,* banho de sol, *pújá* e mantra.

A seqüência do *Súrya Namaskára* é a mais conhecida do Yoga, ainda que a execução de *ásanas* em seqüência com respiração combinada, por si só, seja uma prática bem comum e tradicional do Yoga, denominada *vinyása.* Algumas modalidades de Yoga criadas no século XX, como o *Ashtánga Vinyása Yoga,* são desdobramentos da técnica de *vinyása.* Registre-se o fato de que *vinyásas,* em alguns contextos chamados de seqüências coreográficas ou *yoga-flow* ou seqüência de *ásanas,* obviamente não são "exclusividade" de algumas escolas de Yoga contemporâneas que alegam serem as responsáveis pelo resgate da técnica ou as únicas a utilizá-la; essa técnica sempre esteve acompanhando o desenvolvimento dos *ásanas* no Yoga e apenas ficou mais conhecida a partir de 1950, graças ao trabalho do mestre indiano Krishinamachárya e posteriormente ao de seu discípulo Pattabi Jois, que a utilizam em profundidade.

Observe, contudo, que o objetivo da seqüência de *ásanas* não é o aspecto estético externo, mas seu efeito positivo sobre o praticante; logo, executar *vinyásanas* como seqüências coreográficas visando a demonstrações públicas não é o objetivo da técnica e, freqüentemente, praticantes que transformam a técnica para ferramenta de exibição acabam por desenvolver problemas físicos ao longo dos anos, em razão da escolha indevida de posições, que são preferidas em virtude do valor estético externo e não por causa da harmonização física e sutil do praticante, causando falta de sintonia dos *ásanas* com a necessidade de seu desenvolvimento interior, chakras e *nádís.*

O nome de *Súrya Namaskára* advém do fato de ser normalmente praticado de manhã cedo em direção ao sol. É provável que essa série tenha-se desenvolvido com base

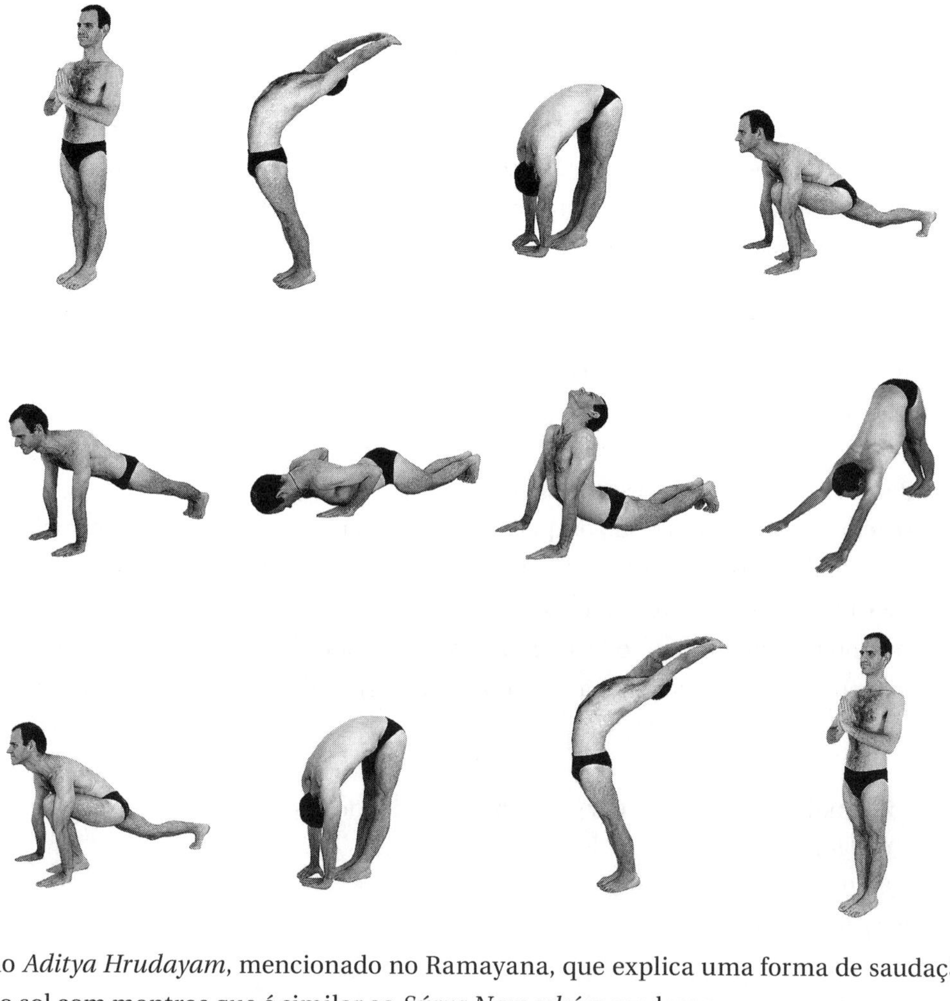

no *Aditya Hrudayam*, mencionado no Ramayana, que explica uma forma de saudação ao sol com mantras que é similar ao *Súrya Namaskára* moderno.

Além do efeito dos *ásanas*, da execução mental de mantra e da respiração que acompanha sua execução, essa prática também tem o caráter de oferenda ao sol, considerado o representante da saúde e da longevidade. Várias tradições incorporam a prática em sua ascese diária. Normalmente, a seqüência completa é executada 12 vezes ao dia, ou 24, se consideramos que cada seqüência completa envolve duas séries, uma para cada lado do corpo. Pode ser executada em outra quantidade, desde que em pares, para manter o balanceamento, e em geral é na primeira execução que a perna direita fica sempre à frente.

Uma pessoa saudável requer uma prática de no mínimo 12 ou 16 circuitos por dia de *Súrya Namaskára*. Principiantes devem começar a praticar dois circuitos na primeira semana, quatro na segunda e gradualmente aumentar sempre aos pares. *Súrya Na-*

maskára pode ser praticado lentamente para aumentar a concentração e a estabilidade emocional, ou rapidamente, se desejar aumentar a agilidade e a resistência.

Existem dezenas de variantes, algumas possuem até saltos em sua execução, e todas são consideradas corretas. Utilizamos neste texto a que consideramos a mais geral e adequada, uma vez que as execuções com saltos podem facilmente provocar lesões. Algumas escolas também utilizam outra disposição dos mantras, motivo pelo qual resolvemos adotar a forma da escola de Sivananda.

Ele recomenda que no início de cada execução se vocalize ou mentalize (não necessariamente em sânscrito) o seguinte *sankalpa*:

"Hey Súrya Deva, mera pranám swikar karen, samasta bhágya janit sankaton se meri raksha karen."

Tradução: "Ó, senhor sol, saudações a você. Por favor, proteja-me de qualquer malefício que o destino possa ter reservado para mim."

Existem 12 nomes para o sol, os quais são relacionados com as energias principais que emanam desse astro, e normalmente são vocalizados durante o exercício, uma vocalização antes da execução de cada *ásana*.

Fique de pé voltado para o leste ao amanhecer, pouco antes do nascer do sol, e pacificamente vocalize os mantras para o sol (de acordo com a sua escola) e realize *Súrya Namaskára.*

Você jamais pode perder o fôlego! Os mantras de cada posição são os seguintes:

1. OM Mitráya namah
2. OM Ravaye namah
3. OM Súryaya namah
4. OM Bhánave namah
5. OM Khagáya namah
6. OM Púshne namah
7. OM Hiranyagarbháya namah
8. OM Maríchaye namah
9. OM Ádityáya namah
10. OM Savitre namah
11. OM Arkáya namah
12. OM Bháskaraya namah

Pode ser feito com uma dinâmica lenta ou rápida, conforme priorize o desenvolvimento sutil ou físico. Ao executar rapidamente, você pode achar mais fácil vocalizar o *bíjas* ou "mantras semente":

OM Hram
OM Hrim
OM Hrúm
OM Hraim
OM Hraum
OM Hrah

Sobre a execução dos *ásanas*

A perna direita inicia o movimento na quarta posição e também é essa perna a primeira a retornar à frente. Na próxima execução das 12 posições, para fazer uma seqüência completa, é a perna esquerda que inicia e retorna. No caso de uma única repetição, pode-se iniciar levando a perna direita para trás e retornando com a esquerda (posição nove); contudo, para o balanceamento, a série fica imprecisa e compromete a obtenção dos efeitos esperados; assim, execute várias vezes e aos pares, alternando as pernas.

Para fazer a respiração correta durante a movimentação, ao inclinar o corpo à frente, a contração do abdome e do diafragma tende a expulsar o ar dos pulmões, logo faça esses movimentos expirando. Quando o corpo se estende, o peito expande e a inspiração ocorre naturalmente. Executando dessa forma, a flexibilidade também aumenta. Como medida de segurança para iniciantes, na segunda posição, ao inclinar o corpo para trás em pé, solte o ar dos pulmões, evitando a hiperventilação. Da quarta para a quinta posição, faça uma retenção com ar nos pulmões e expire ao aproximar-se do solo. Algumas escolas executam a sexta posição com o queixo, em vez da testa, tocando o solo.

TRANSFORMANDO O CORPO: *Kriyásanas*

Grupo C1 – Equilíbrio, alinhamento ou tração da coluna vertebral

Pádásana

Posição de equilíbrio sobre os pés unidos e a coluna ereta. O peso deve estar igualmente distribuído nas plantas dos pés; o corpo, absolutamente ereto e estável.

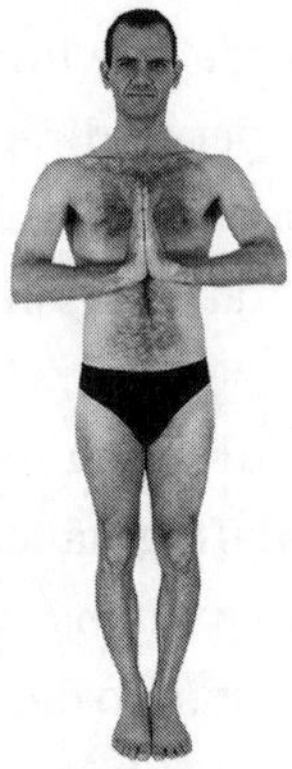

Prathanásana

Posição de equilíbrio, com os pés alinhados e a coluna ereta. O peso deve estar igualmente distribuído nas plantas dos pés.

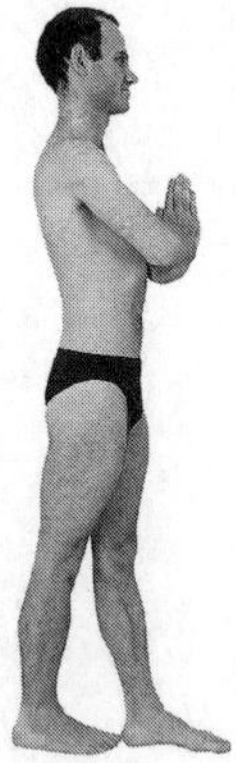

Vrikshásana

Posição de equilíbrio sobre um dos pés, com o joelho da perna de apoio estendido e o outro pé apoiado na perna oposta.

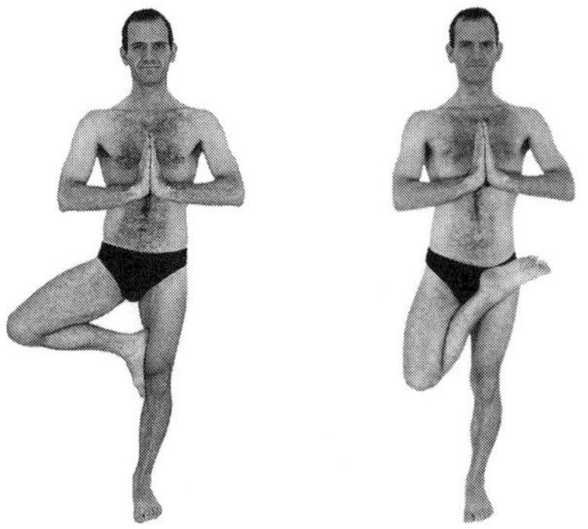

Angushthásana

Equilíbrio sentado nos calcanhares, apoiado nas pontas dos pés. Permanecer com as costas eretas, mantendo um esforço de tração na perna de apoio como se estivesse preparando-se para elevar-se, auxilia a sustentar a estabilidade. O pé, ou os pés, de apoio, a coluna e a cabeça devem estar alinhados.

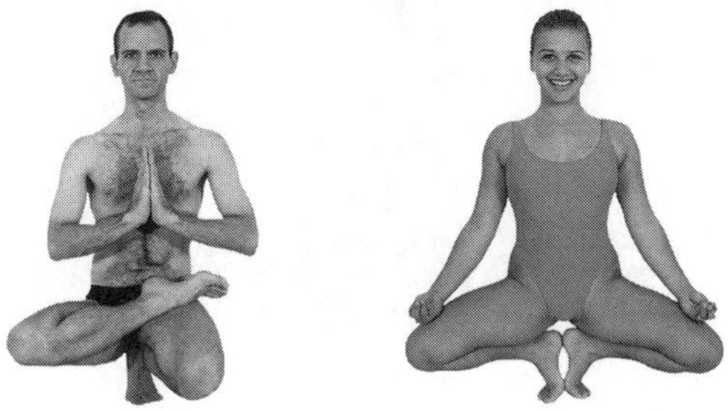

Jánúrdhwa sírshásana

Equilíbrio em pé, elevando uma perna com o joelho flexionado, aproximando-o da cabeça.

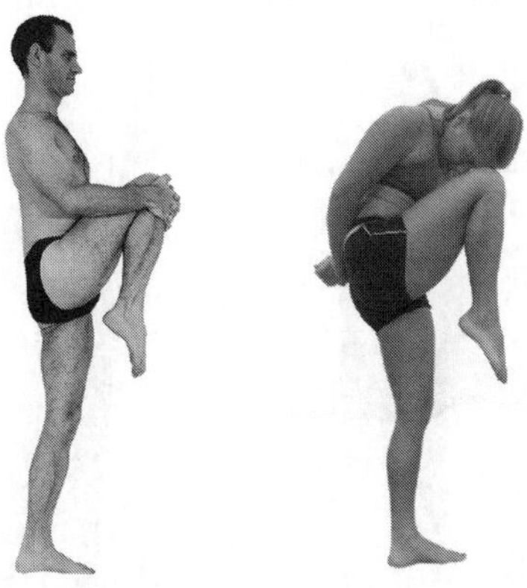

Gárudásana

Equilíbrio em pé, com pernas e braços entrelaçados.

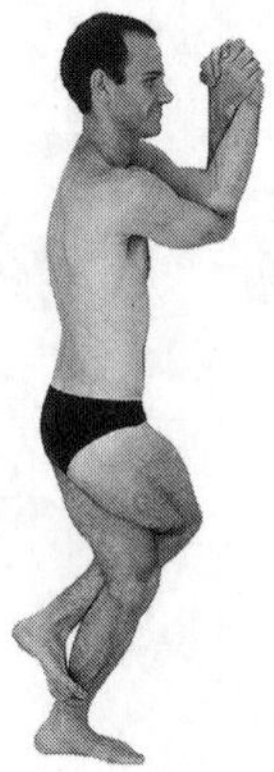

Váyútkásana

Equilíbrio sentado, com os joelhos unidos.

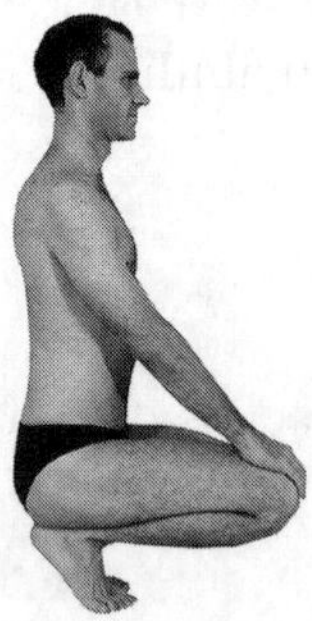

Pakshásana

Equilíbrio em pé, elevando uma perna lateralmente. A coluna, o quadril e a perna elevada devem permanecer no mesmo plano. O corpo, dos pés à cabeça, permanece tão vertical quanto possível, evitando o deslocamento dos quadris.

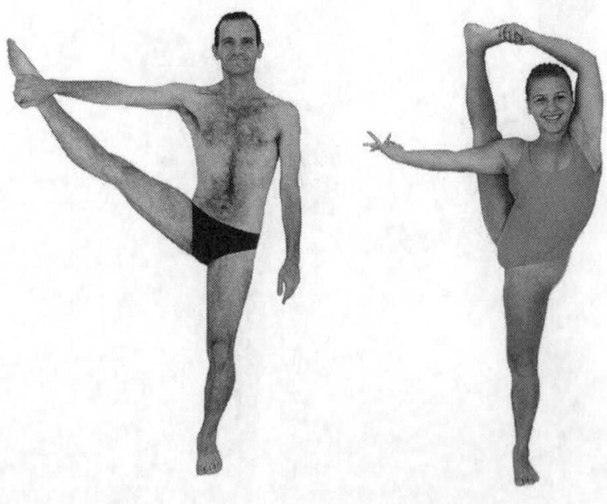

Talásana – Tração em pé

Talásana é um *ásana* que visa prioritariamente à tração, mais do que ao equilíbrio. Logo, o fundamental é executar o máximo de tração no ponto culminante do *ásana*. Na montagem da posição, os calcanhares e os braços elevam-se num movimento uniforme, acompanhado pela inspiração, e, de acordo com as regras gerais de execução, descem juntos, acompanhando a expiração. Na execução ortodoxa, os braços sobem pela frente e descem lateralmente. As várias sugestões de posições para as mãos modificam o equilíbrio e devem ser experimentadas. Na variação mais avançada, o olhar permanece na direção das mãos elevadas.

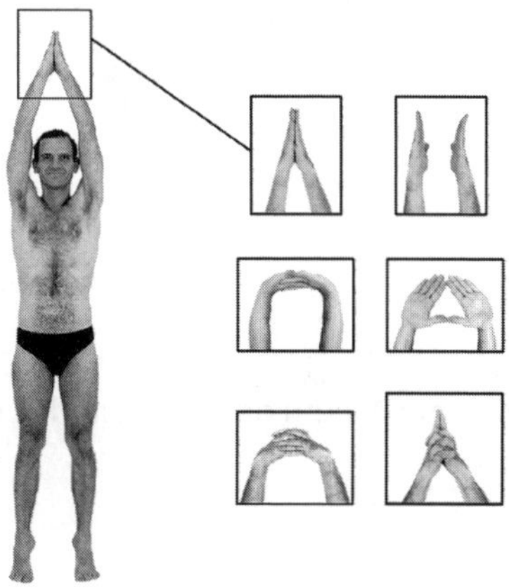

Hastásana

Equilíbrio em pé, com uma perna elevada e a(s) mão(s) tocando o solo.

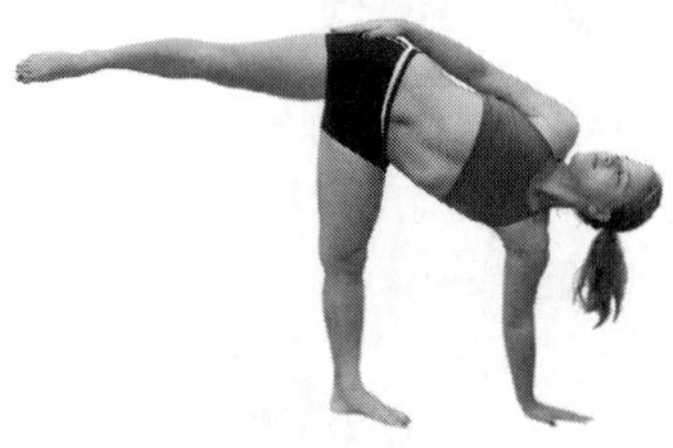

Grupo C2 – Flexão lateral da coluna

Nitambásana

Flexão lateral em pé, com os pés unidos. Mantenha os braços sempre paralelos e execute uma tração, estendendo todo o corpo no ponto máximo da execução.

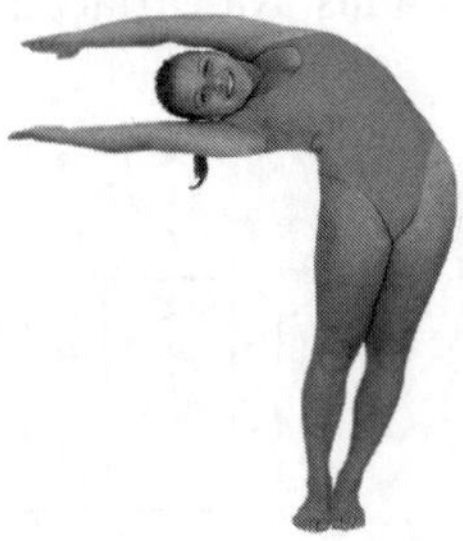

Trikonásana

Flexão lateral da coluna em pé, com os pés afastados entre quatro e seis palmos.

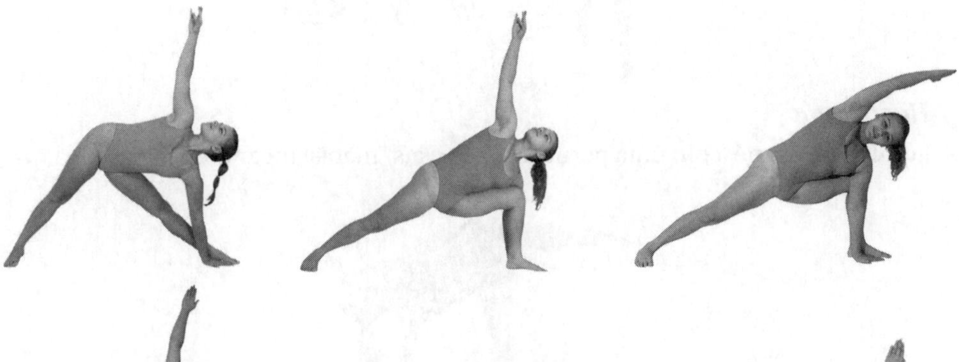

Parighásana

Abertura pélvica no solo, com um joelho flexionado e flexão lateral da coluna. Mantenha todo o corpo dentro do mesmo plano.

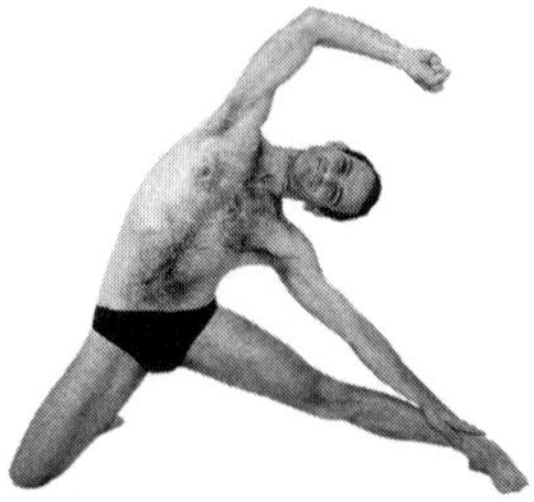

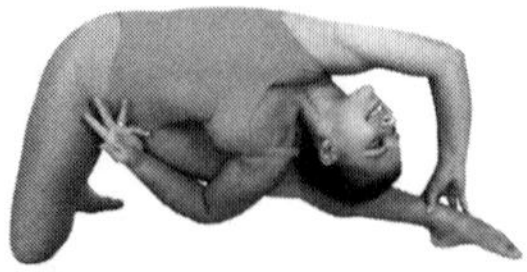

Grupo C3 – Flexão à frente da coluna

Pádahastásana

Flexão à frente em pé, com os pés unidos e próximos. Mantenha os joelhos estendidos e o peso do corpo distribuído de maneira uniforme nos pés.

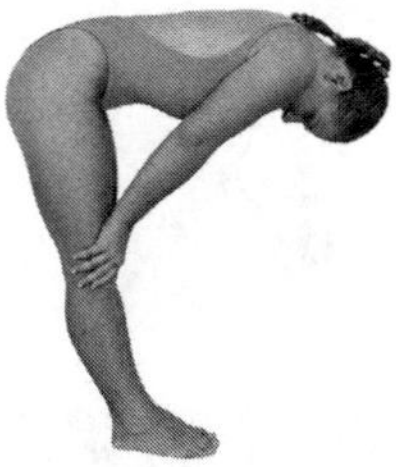

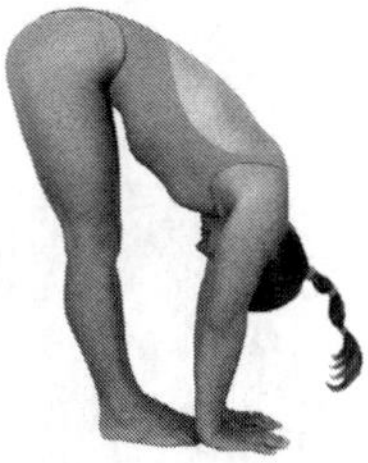

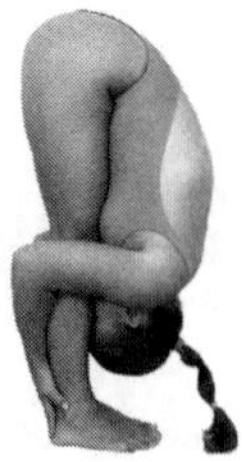

Parshwottánásana

Flexão à frente, em pé, com os pés afastados e os quadris alinhados. Os pés ficam apontados para a mesma direção, mas não na mesma linha; mantém-se uma distância como se estivesse caminhando, de forma que o quadril fique encaixado.

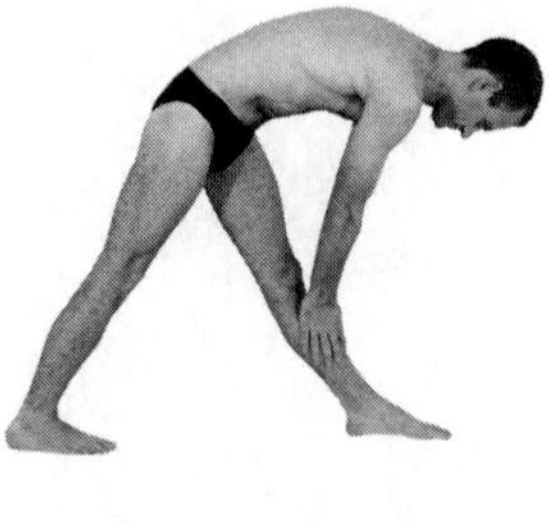

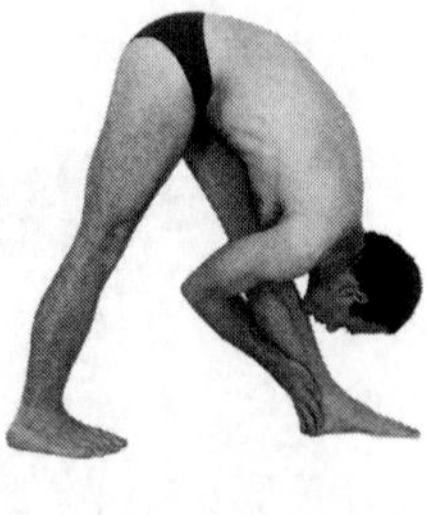

Grupo C4 – Flexão para trás da coluna

Natarájásana

Equilíbrio em pé, com flexão para trás e com uma das mãos tocando a perna elevada. O quadril permanece paralelo ao solo, sem girar o corpo, e o joelho da perna de apoio permanece estendido.

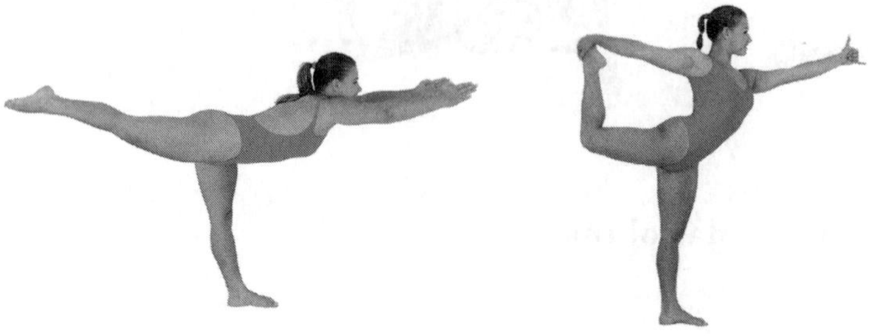

Kapodásana

Flexão para trás sentado, com uma perna à frente do corpo.

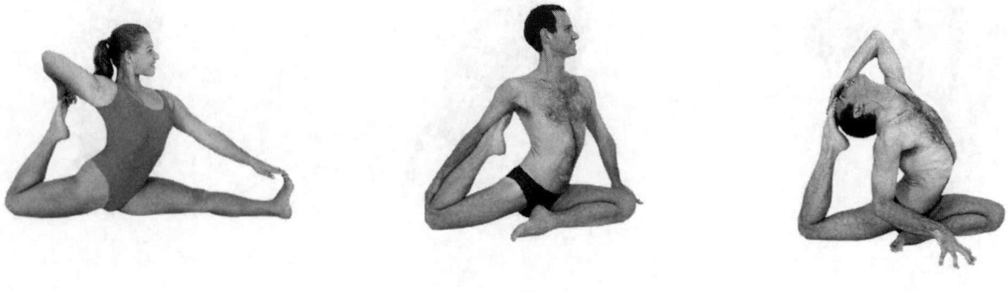

Shalabhásana

Flexão para trás deitado, com elevação das pernas e o queixo tocando o solo.

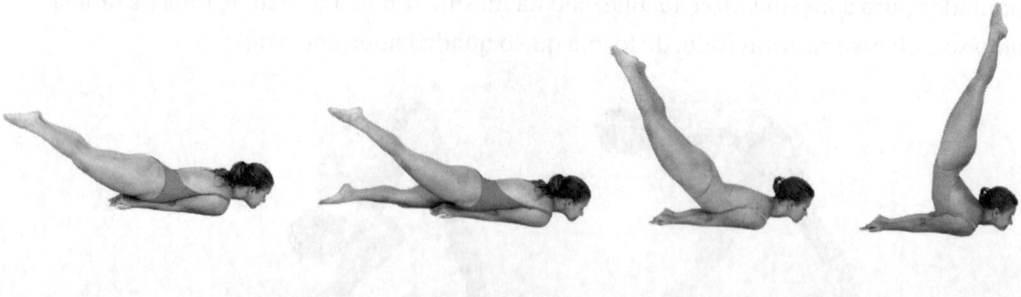

Makarásana

Flexão para trás deitado, com as pernas no solo e as mãos unidas apoiadas no corpo.

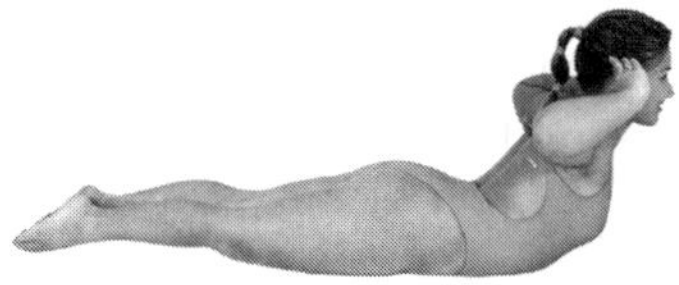

Grupo C5 – Torção da coluna

Jánúrdhwásana

Posição de equilíbrio com torção da coluna, elevando-se uma perna com o joelho flexionado e entrelaçando com os braços.

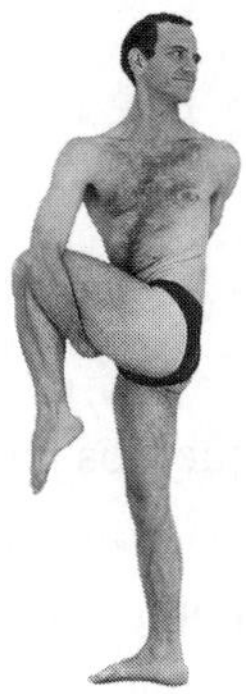

Vakrásana

Torção sentada.

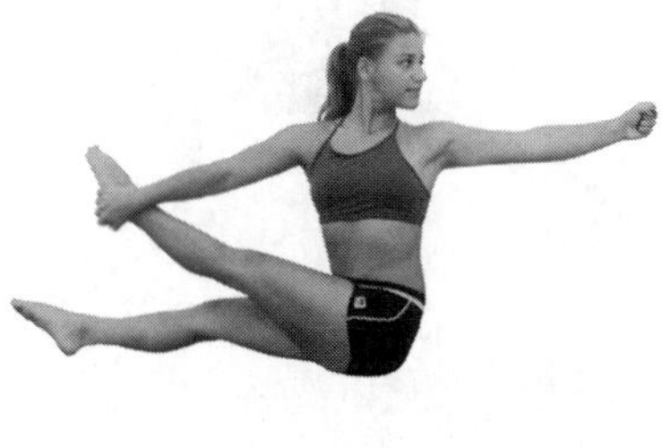

Chalanásana – Torção deitada

Os ombros devem sempre permanecer tocando o solo. Caso não haja flexibilidade suficiente, deve-se treinar primeiro flexionando o joelho elevado, mantendo os ombros no solo e aproximando o joelho flexionado do solo, na medida do possível. Na montagem da posição, o quadril pode deslizar ou erguer-se ligeiramente do solo para permitir que, na posição final, a perna, o quadril, o tronco e a cabeça estejam perfeitamente alinhados. Uma excelente variação é fazer essas posições com um dos joelhos flexionado e tocando o solo, na primeira variação, ou com ambos os joelhos flexionados na segunda variação.

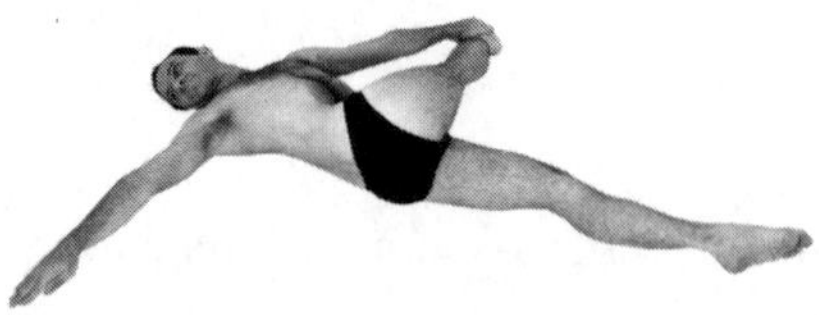

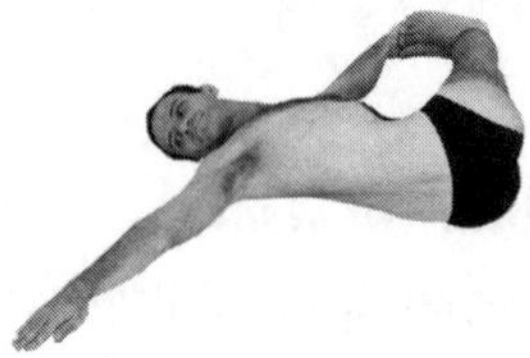

Grupo de musculares

Jánurásana

Atuação na musculatura de proteção dos joelhos. Os pés permanecem afastados a uma distância entre quatro e seis palmos, com o pé da perna flexionada apontado para o lado; preferencialmente, mantenha o joelho flexionado num ângulo de noventa graus.

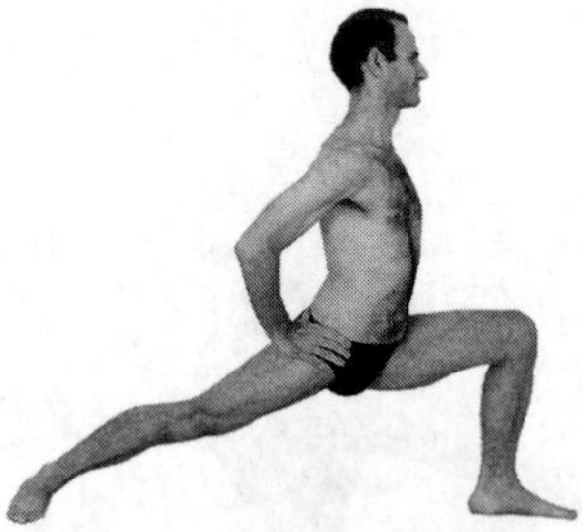

Merudandásana

Posição estática de fortalecimento abdominal ou movimentos de deitar e sentar e técnicas abdominais em decúbito dorsal.

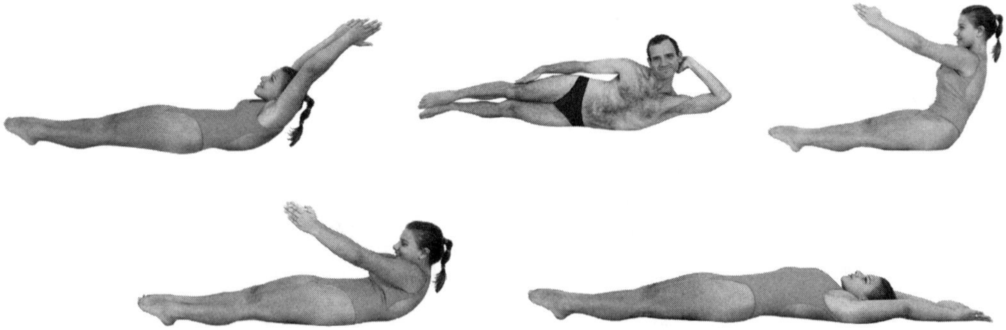

Vajrolyásana

Fortalecimento de abdome e pernas. Mantenha os joelhos estendidos e pés elevados; na primeira variação a coluna fica ereta.

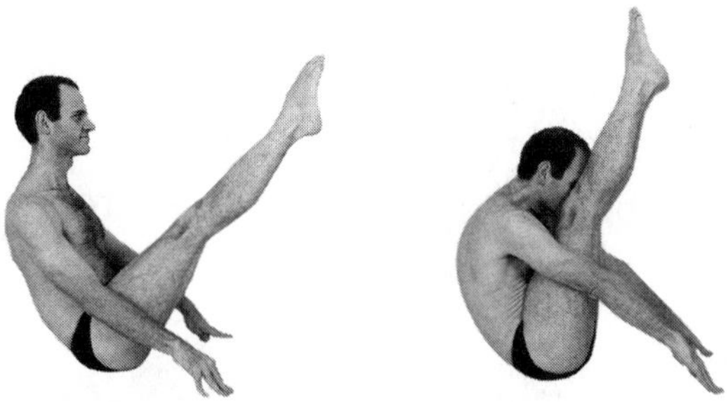

Samakonásana

Muscular de elevação nos braços, com as pernas juntas e os joelhos estendidos.

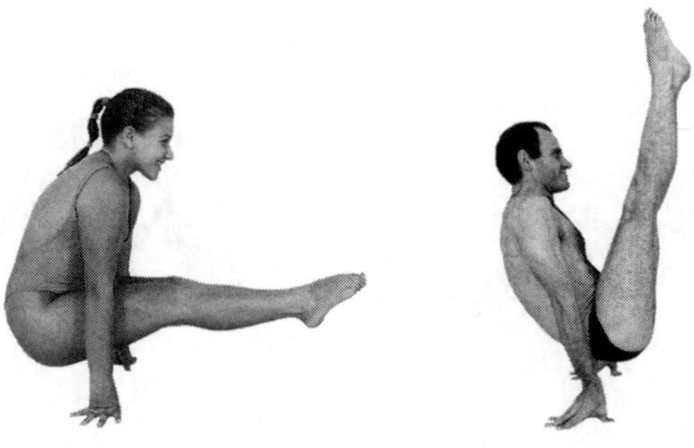

Shírángushthásana

Abertura pélvica em pé, com a cabeça aproximando-se de um dos pés. Estes permanecem afastados a uma distância entre quatro e seis palmos, com o pé da perna flexionada apontado para o lado; o quadril deve ficar o mais próximo possível do solo, com um dos joelhos totalmente estendido e o outro, flexionado. O topo da cabeça aproxima-se do solo, ao lado, muito próximo do pé, mas sem se apoiar. O ombro também não se apóia na perna.

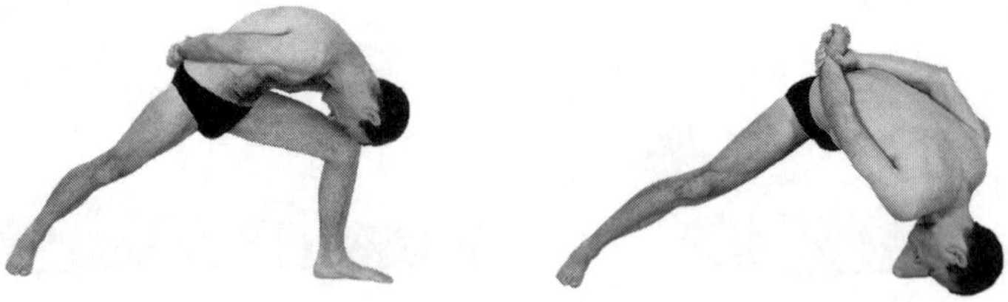

Báhupádásana

Muscular, com um dos pés e uma das mãos apoiados no solo. O corpo permanece reto, dos pés à cabeça. Em uma outra variação de *báhupádásana*, apenas a lateral de um dos pés toca o solo, com o outro pé apoiado sobre este. Na variação *ekapáda*, mantenha o alinhamento do tronco e das pernas, sem deslocar o quadril.

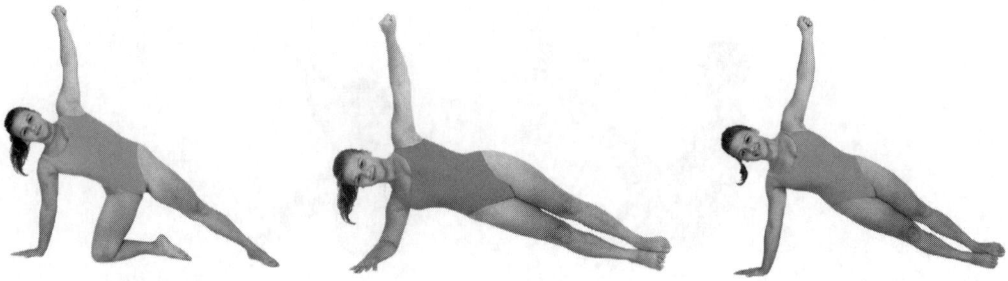

Katikásana

Muscular, com o corpo elevado em decúbito dorsal. Para muitos praticantes essa posição fica mais confortável com as mãos apoiando os dedos para dentro, utilize a melhor variação para você.

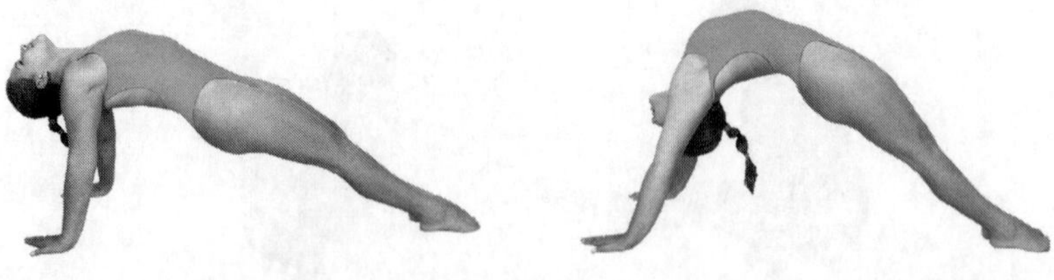

***Lolásana* – Balanço sobre as costas**

Pode ser feito com repetição e impulso para descontração, ou bem lentamente e sem impulso, tocando vértebra por vértebra no solo; neste último caso torna-se um potente exercício abdominal.

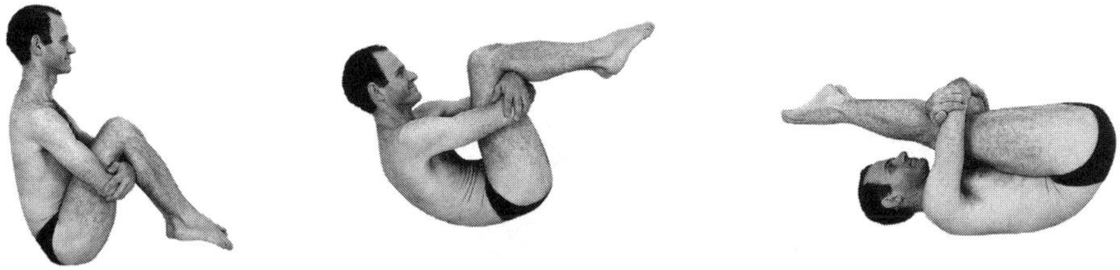

***Kákásana* – variações musculares com o apoio nas mãos**

Quando a variação permitir, mantenha o olhar à frente e o rosto bem afastado do solo. Preste atenção às extremidades do corpo, mantendo os calcanhares e os joelhos totalmente estendidos, conforme a variação.

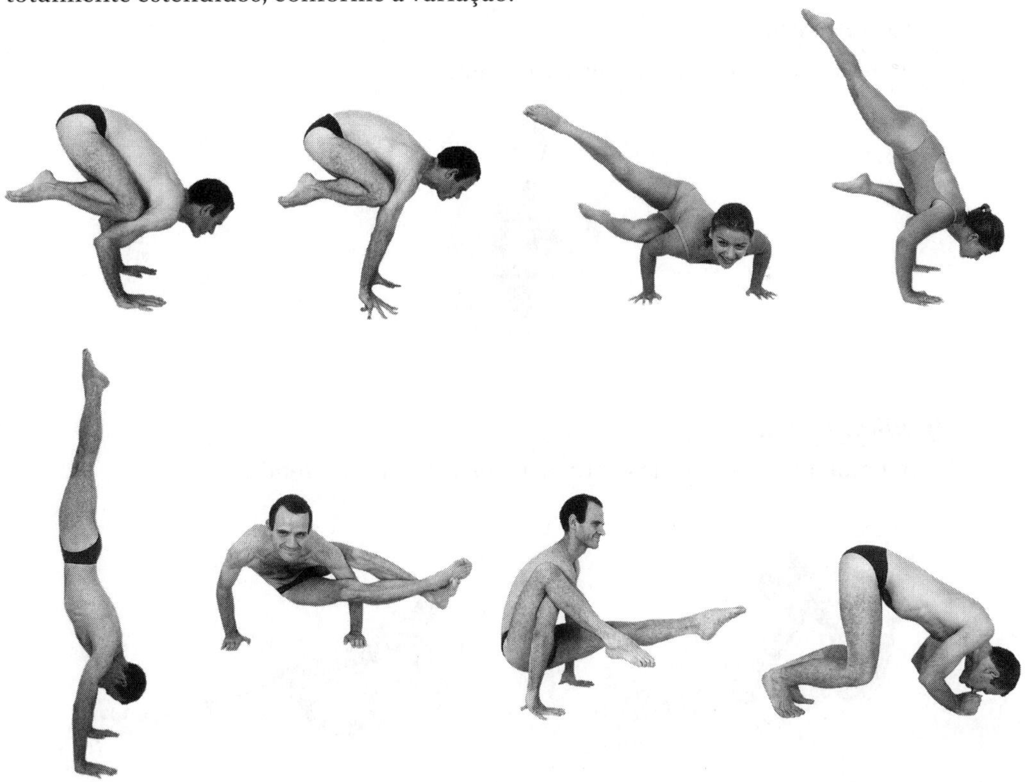

Grupo de flexibilização de articulações e alongamento muscular

Vatyanásana – equilíbrio com flexionamento da articulação do joelho

Pode ser montado a partir da posição sentada, mas a forma mais técnica é a partir da posição em pé. Na posição final, mantenha as costas eretas.

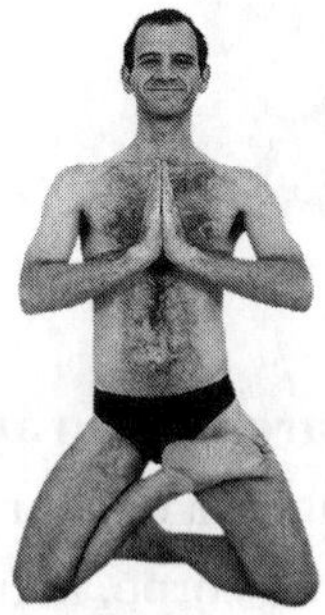

Shírapádásana

Flexionamento com uma das pernas na nuca.

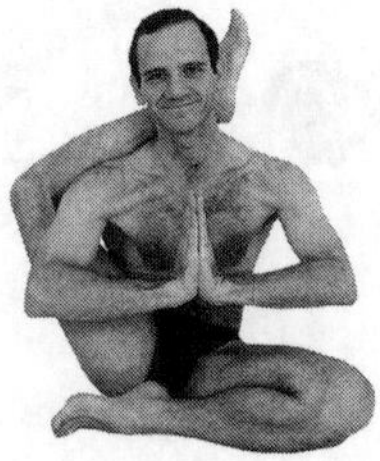

Upádhanásana

Flexionamento com uma das pernas na nuca e a outra estendida.

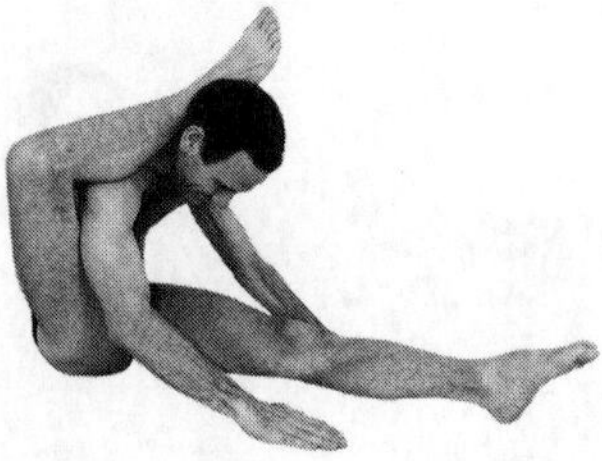

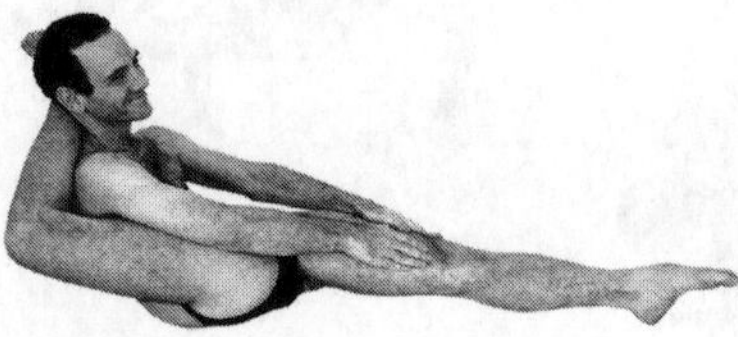

Hanumanásana

Abertura pélvica no solo com joelhos estendidos. Mantenha o alinhamento do quadril. A coluna pode permanecer ereta, ou em torção, ou ainda acoplar flexão à frente ou flexão para trás, conforme a variação.

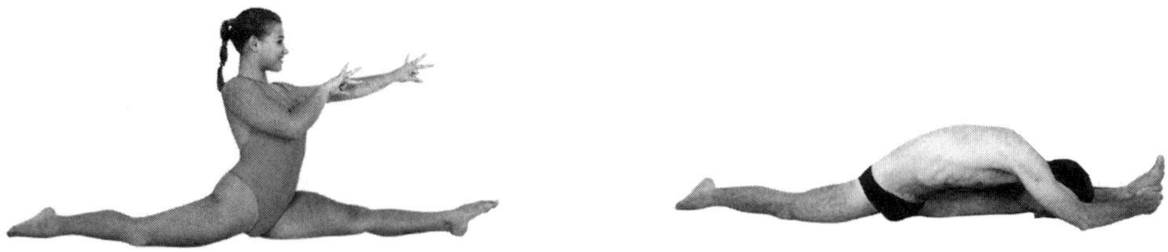

Upavishta konásana

Abertura pélvica sentada, com os joelhos estendidos. Os pés permanecem apontados lateralmente, sem rotação no solo.

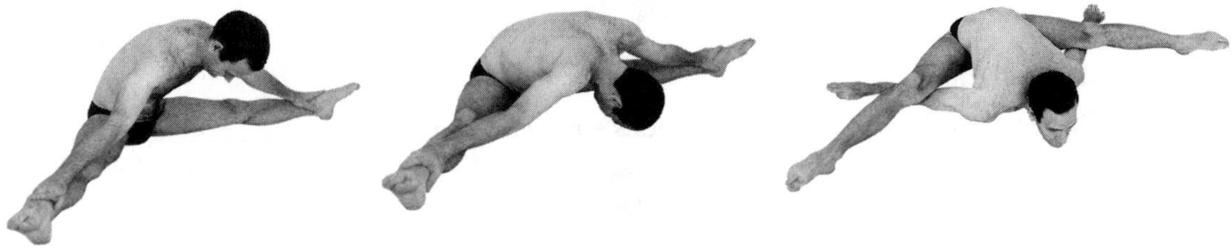

DESPERTANDO O PODER INTERIOR: *Kundalinyásanas*

Matsyendrásana – Torção sentada, com as pernas cruzadas

Os ombros permanecem alinhados; a mão apoiada atrás fica próxima ao corpo, o quadril, apoiado no solo e a coluna, ereta.

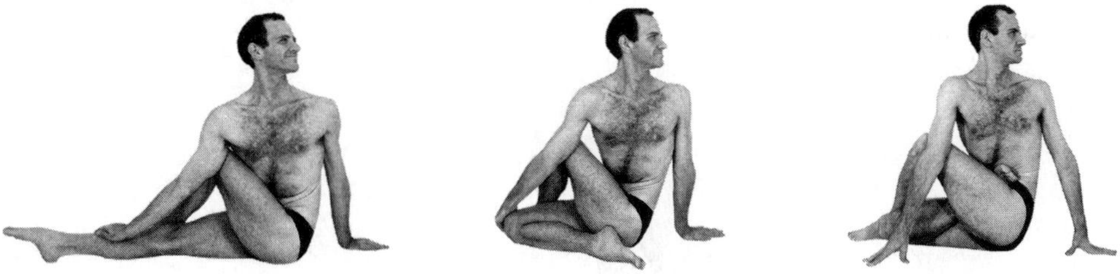

Kúrmásana – Descanso com flexão

Flexão à frente, sentada, com as pernas em *dhyánásana* e a testa apoiada sobre as mãos.

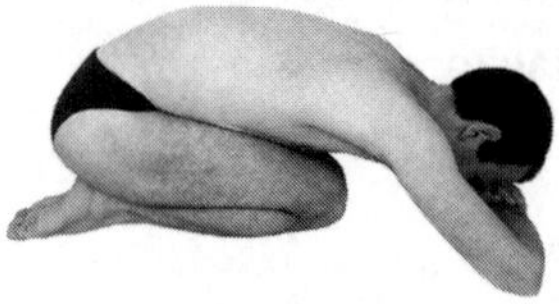

Kukkutásana

Muscular de elevação nos braços, com as pernas em *padmásana*.

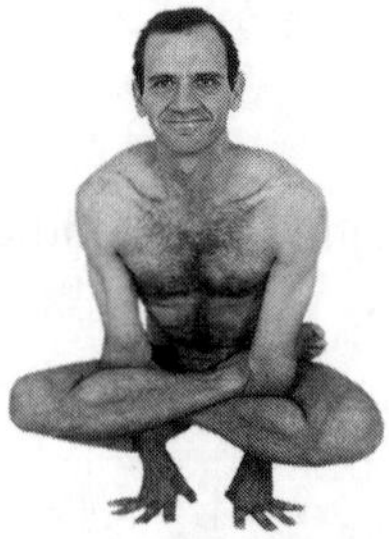

Garbhásana

Flexão à frente com as pernas cruzadas em *padmásama* e os braços entrelaçados.

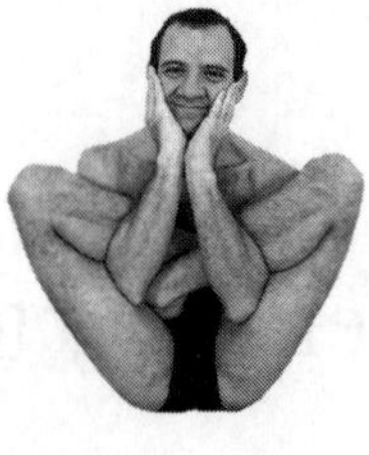

Simhásana

Muscular, para faciais e laríngeos. O *ásana* é executado aplicando-se o máximo de esforço muscular na projeção da língua e da musculatura da face e da garganta. A posição do corpo e a tensão nos braços são apenas para auxiliar o esforço de gerar a extensão nos músculos faciais e laríngeos.

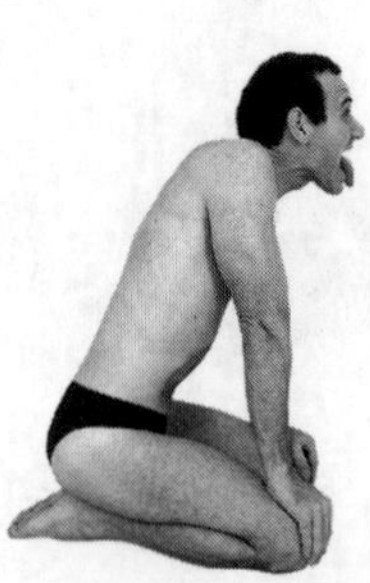

Paschimottánásana

Flexão à frente, sentada, com os joelhos estendidos e unidos. Na variação inicial, o corpo deve estar totalmente descontraído. É comum observar os braços estendidos, indicando que o praticante não está de fato em relaxamento. Na variação avançada, afaste as pernas o mínimo necessário para colocar a cabeça no solo. A flexão à frente pode ser feita com a coluna mais ereta aproximando o tronco das pernas ou com a coluna encurvada, aproximando a cabeça das pernas – ambas as variações são aceitas e têm efeitos específicos. A coluna estendida exige mais alongamento da musculatura das pernas, e está associada à ativação da energia de *kundaliní*.

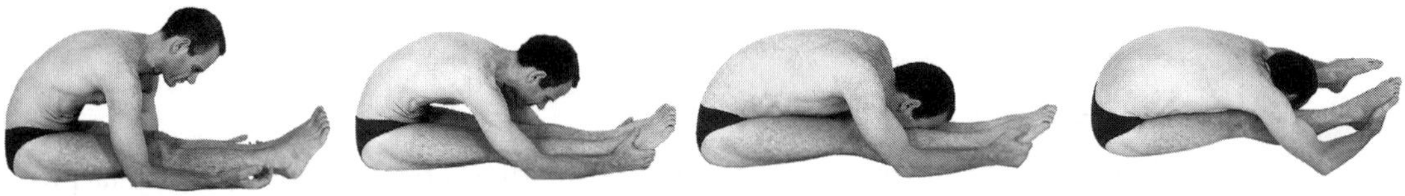

Mayúrásana

Muscular, com o corpo estendido apoiado sobre os cotovelos. A montagem deve sempre iniciar com os joelhos flexionados, estendendo-os já com o corpo apoiado nos braços. O tronco permanece paralelo ao solo e as pernas também, ou até mais elevadas, de acordo com a variação. Mantenha sempre o rosto e o queixo afastados do solo. Se os cotovelos são apoiados bem próximos, abaixo do abdome, exige-se menos esforço muscular; porém a atuação interna do *ásana* é mais intensa com a pressão sobre a região abdominal.

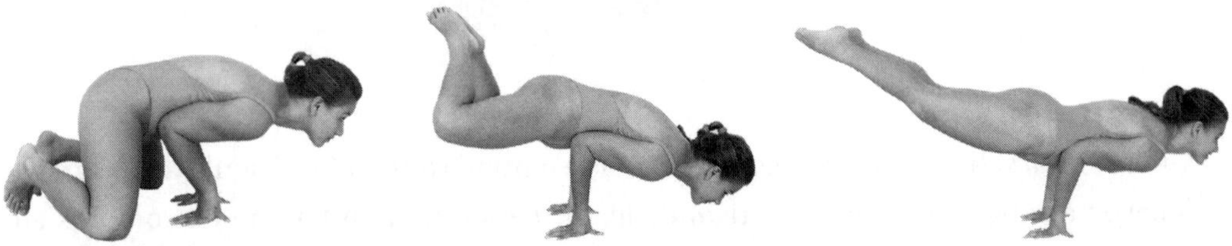

Dhanurásana **– Flexão para trás com elevação da(s) perna(s)**

Em todas as variações de *dhanurásana*, as pernas exercem força, tracionando os braços e intensificando a flexão para trás. No treinamento, procure sempre manter o quadril alinhado, sem rotacioná-lo.

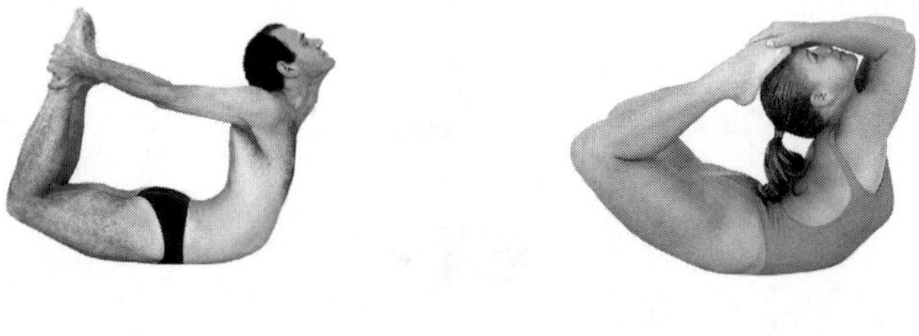

***Jánusírshásana* – Flexão à frente, sentada, com um dos joelhos flexionado**

Ao montar o *ásana*, defina bem a torção da coluna antes de fazer a flexão à frente. A variação com a perna em *padma* auxilia a conquista do *padmásana*; para alcançar maior alongamento, utilize a variação com uma perna flexionada em *samána*, à frente do corpo, e a outra perna estendida para o lado, com o máximo de abertura pélvica.

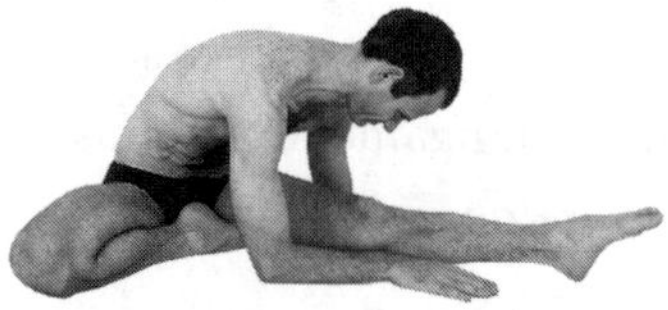

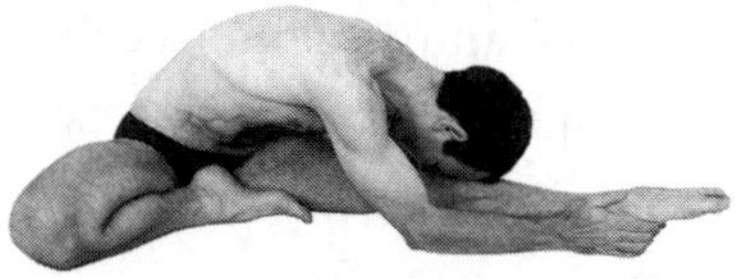

Viparíta karanyásana

Invertida sobre os ombros, com as pernas perpendiculares ao tronco. As pernas podem ou não estar paralelas ao solo; o que define a posição bem executada é o fato de o ângulo entre as pernas e o tronco ser de noventa graus, independentemente da inclinação do tronco em relação ao solo.

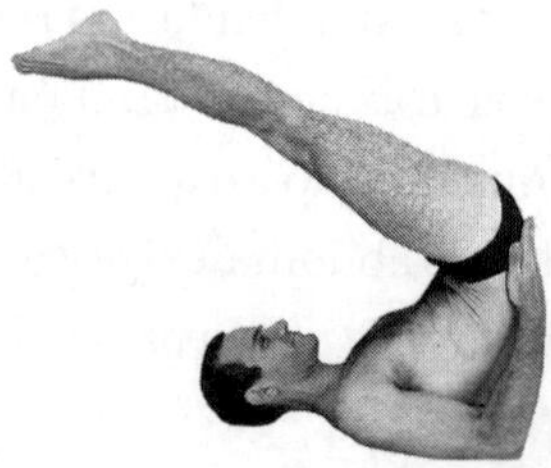

Sarvángásana

Invertida sobre os ombros, com as pernas e o tronco alinhados (ângulo de 180 graus). O corpo alcança a completa verticalidade, formando uma linha reta dos ombros aos pés. Os braços podem apoiar as costas ou executar variações.

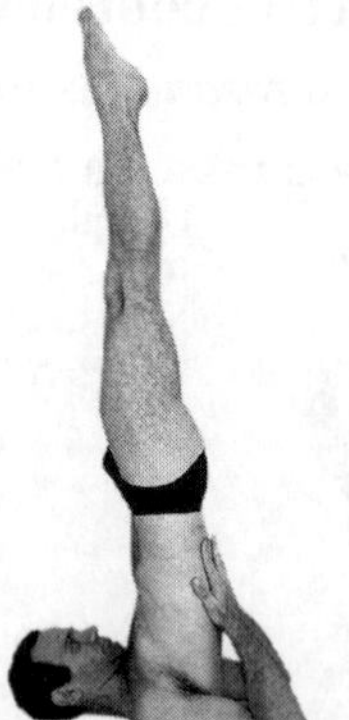

Halásana

Invertida sobre os ombros, com as pernas e o tronco formando um ângulo menor do que noventa graus, aproximando-se as pernas da cabeça. Na variação mais ortodoxa e recomendada para iniciantes, o peso do corpo fica mais sobre os ombros, e os joelhos permanecem próximos à linha do rosto.

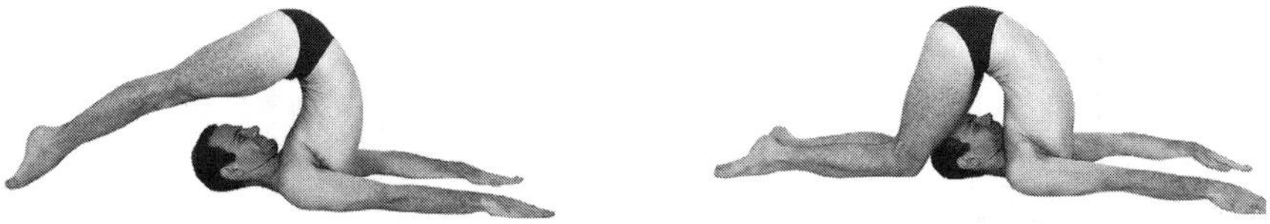

Matsyásana – Compensação das invertidas sobre os ombros

Esse *ásana* não é executado em descontração; deve-se manter o esforço, elevando-se o tórax e puxando-se o topo da cabeça para o solo durante todo o tempo. Ao montar a posição, não use o apoio dos braços ou dos cotovelos, mas utilize apenas o esforço das costas e da região cervical.

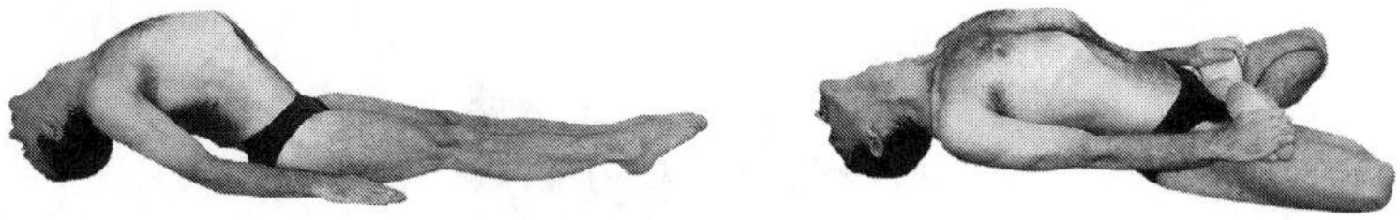

Shírshásana – Invertida sobre a cabeça

O *sírshásana* é uma posição de longa permanência por excelência, logo o conforto e o perfeito alinhamento do corpo e da coluna são as principais metas a se alcançar. Não tente jamais executar o *sírshásana* utilizando como apoio a parede ou o auxílio de outra pessoa. As técnicas corporais do Yoga são totalmente seguras, desde que sejam executadas como *ásana*, ou seja, seguindo as regras gerais de execução e de forma firme e estável. Assim, evite cordas, faixas, apoios ou qualquer utensílio externo, a não ser que seja na presença e com a orientação de seu professor. Não seguir essa recomendação, na melhor das hipóteses, vai descaracterizar o *ásana* e, na pior das hipóteses, pode gerar alguma lesão.

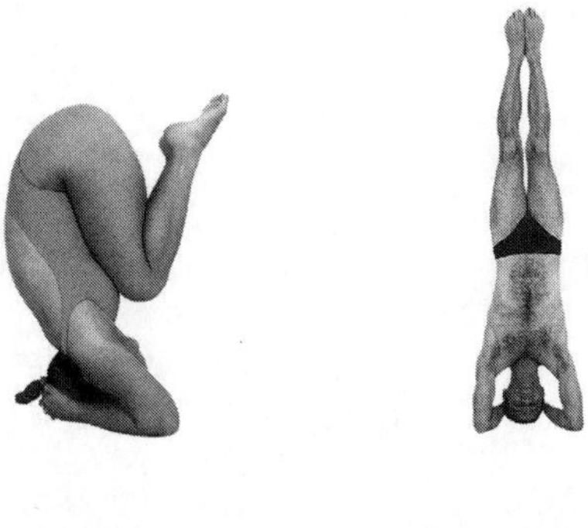

Vrishkásana – Invertida sobre os antebraços ou as mãos

Monte a posição sem impulso e treine para poder elevar as duas pernas unidas e estendidas. Na posição final, execute uma flexão para trás a fim de manter o olhar voltado para a frente. Os cotovelos apoiados no solo ficam na linha perpendicular aos ombros.

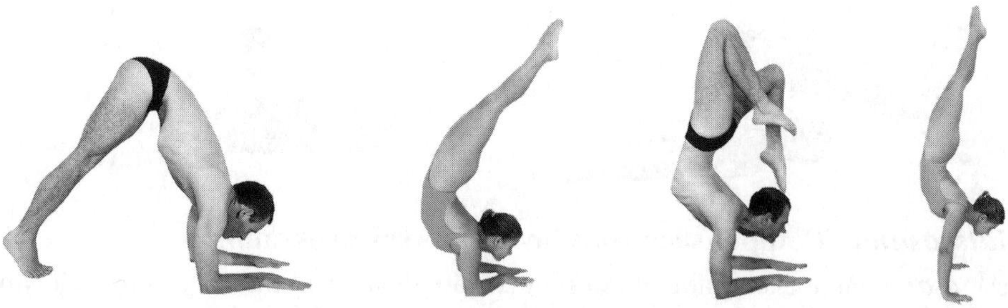

Dháranásana

Descanso após a invertida sobre a cabeça, com as mãos pousadas sob o *ájna chakra* (entre as sobrancelhas)

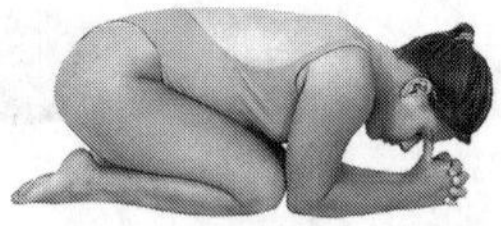

DESCONTRAINDO E ASSIMILANDO: *Shavásanas*

Shavásana

Relaxamento deitado. O *ásana* não consiste apenas em colocar o corpo na posição, mas em, efetivamente, alcançar um estado profundo de completa descontração muscular. Manter as palmas das mãos voltadas para cima não é obrigatório, mas a eliminação do tato dos dedos com o solo auxilia o praticante a alcançar o estado de *pratyáhára* (abstração dos sentidos externos).

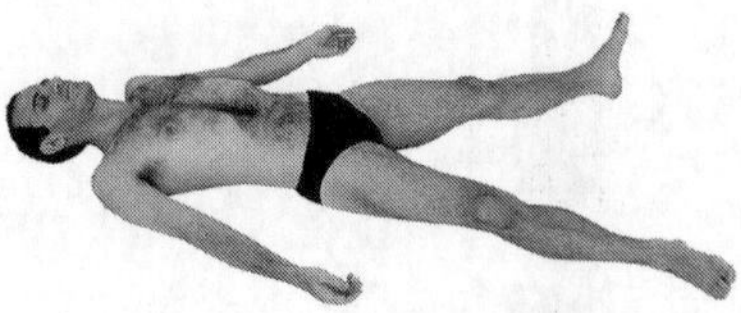

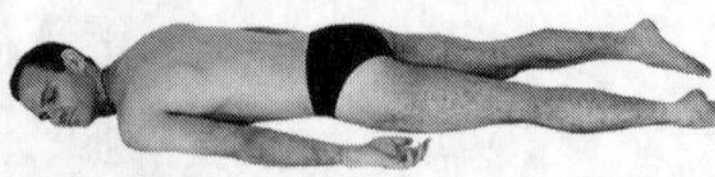

Grivavartenásana

Semi-relaxamento em pé, com rotação do pescoço. Sempre inicie e conclua o movimento com a cabeça flexionada para trás e faça a movimentação bem lentamente e de forma totalmente consciente. Ao executar o movimento, a cabeça fica sempre na direção frontal, ou seja, na lateral a cabeça está tombada, mas não há rotação para o lado. Os ombros permanecem descontraídos e a coluna, reta. Além da descontração, promove um excelente trabalho nas articulações do pescoço.

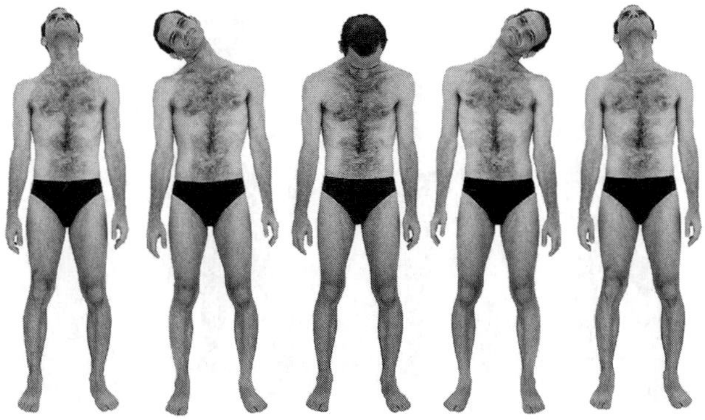

Báhuvartenásana

Semi-relaxamento em pé, com rotação dos ombros. O corpo deve permanecer com o máximo de descontração que a sustentação da posição permitir. Apenas os ombros comandam o movimento. Preferencialmente, execute por último o sentido de rotação para cima e para trás.

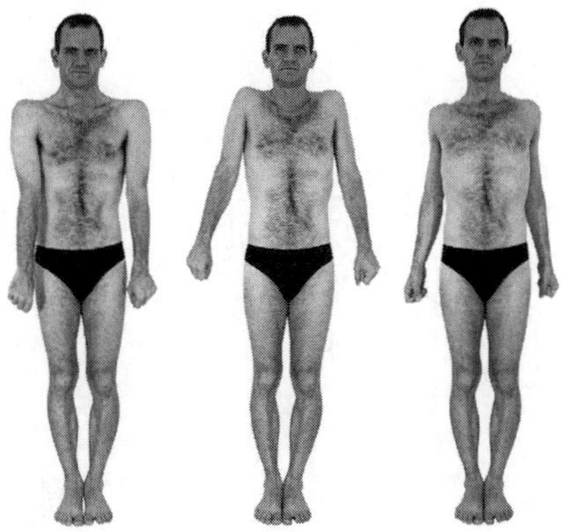

Hastinásana

Semi-relaxamento em pé, com movimentação da coluna. O corpo deve permanecer com o máximo de descontração que a sustentação da posição permitir. O tronco e os ombros é que comandam os movimentos; os braços permanecem completamente soltos e a cabeça segue a linha da coluna, sem girar. O movimento é um balançar suave, agradável, sem esforço e natural.

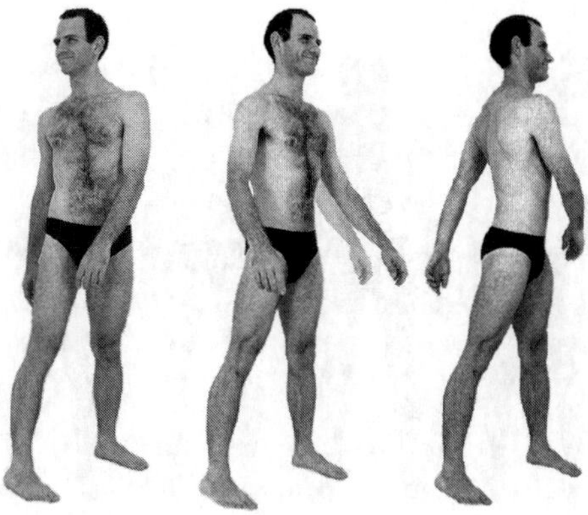

17. *Vinyása krama* – organize-se!

O termo *vinyása* é bastante utilizado no Yoga, conforme foi exemplificado por meio do *Súrya Namaskára*, sendo definido como a execução de uma seqüência de *ásanas* de forma encadeada e coordenada com a respiração.

Vinyása não tem um termo equivalente em português, as traduções mais próximas são "atitude" ou "mostra", mas seu significado expressa a idéia de assentar partes num determinado arranjo ou disposição (como em *vinyastam cittam* = mente concentrada). O termo é formado por *nyása*, que se traduz por aplicar, colocar, e o perfixo "*vi*", que significa divisão, separação para designar coisas que são separadas ou produzidas a partir de outra.

Krama significa passo ou etapa. Dessa forma, *Vinyása Krama* refere-se ao conceito de montar correta e cuidadosamente uma seqüência de passos e séries de práticas de Yoga, que melhor atendam à necessidade individual de cada praticante.

Neste capítulo, vamos nos concentrar na prática de *ásana*, porém o conceito é mais geral, sendo também aplicado às outras técnicas de Yoga e a aspectos de nossa vida cotidiana. Ao iniciar uma jornada de qualquer tipo, precisamos estar atentos ao objetivo da prática e, a seguir, escolher os passos necessários para a condução a esse objetivo, de forma gradual, contínua e firme.

É atribuído a um yogi do passado, Vamana, a afirmação de que sem *vinyása*, os *ásanas* de Yoga não podem ser conquistados. Mas esses conceitos tiveram grande difusão no Ocidente graças ao trabalho desenvolvido pelo mestre e professor Shri T. Krishnamacharya (1889-1989).

Krishnamacharya iniciou, ainda jovem, seus estudos em Yoga no norte na Índia, também passou diversos anos no Tibete, em Mansarovar, junto a seu guru Ramamohana Brahmachari, aprendendo a filosofia do Yoga e *ásana*, *vinyása*, yogaterapia e *pránáyáma*, entre outras técnicas.

Boa parte do Yoga praticado no Ocidente decorre de alunos e discípulos de Krishnamacharya, e entre eles podemos citar Iyengar, que difundiu um estilo de *Hatha Yoga* conhecido como *Iyengar Yoga*; Pattabhi-Jois, que difundiu o *Ashtánga Vinyása Yoga*, e seu filho, Desikachar, que deu seqüência a seu trabalho, baseado em Madrás, na Índia, e publicou diversos livros.

Montagem de uma série

A forma de execução dos *ásanas* é extremamente variável de acordo com a escola, o estilo do professor e a necessidade do praticante. Assim, o exemplo que será apresentado não deve ser utilizado como referência do que seria correto ou esperado, mas apenas um exemplo no qual procuramos combinar vários dos *ásanas* apresentados nos capítulos anteriores, numa série única e balanceada, utilizando o conceito de *vinyása krama*.

Em séries podem ser usadas por iniciantes, com repetição das posições para treinamento. Contudo, na prática de *vinyása* normalmente cada posição é executada uma única vez e é incluída uma variedade bem maior de posições. A posição pode ser repetida no balanceamento para o lado oposto, ou em outro momento da série, de acordo com os critérios utilizados para sua montagem.

A série de exemplo, que será desenvolvida a seguir, tem o objetivo de ser extremamente geral, atuando de forma completa e diversificada sobre o organismo, criando uma infra-estrutura básica e maior consciência corporal. Sua execução requer que a mudança entre as posições seja de forma suave, fazendo apenas o mínimo necessário de movimentos para cada passagem de um *ásana* para o outro e ajustando a permanência na posição ao tempo que você pode reter a respiração. Praticantes mais antigos, ou de acordo com a orientação de seu professor, podem permanecer mais tempo, contando os ciclos respiratórios e mantendo a atenção nos efeitos da posição. Lembrando que essa forma de executar os *ásanas* em seqüência, de forma encadeada e coordenando com a respiração, é chamada de *vinyása*.

Várias escolas utilizam uma técnica respiratória que produz um leve ruído, denominada *ujjayí* (ver capítulo posterior sobre *pránáyáma* para a descrição desse exercício), acoplada ao *vinyása* como forma de prender a atenção do praticante à respiração. Ainda que seja uma técnica perfeitamente válida, na série inicial, contudo, indicamos que essa técnica respiratória não seja utilizada. O objetivo é manter o foco da atenção igualmente distribuído entre o corpo, o *ásana* que está sendo executado, o processo da respiração e as atividades da mente.

Em relação à respiração, nesse estágio o importante é atenção à coordenação entre a inspiração, a expiração e o movimento, e a manutenção de uma respiração suave e profunda, mantendo uma atitude de observador consciente da respiração, mas mantendo a interferência ao nível mínimo para que ela se processe da forma desejada. Depois de cumprida essa etapa da prática durante tempo suficiente e os *ásanas* da série estiverem mais confortáveis, se desejado, o *ujjayí* pode ser esporadicamente aplicado como treinamento.

Lembretes de segurança

Conforto: Durante toda a execução, não pode haver dor e a respiração deve permanecer nasal, profunda, lenta, silenciosa e consciente. A inspiração e a expiração são coordenadas e executadas em conjunto com a movimentação do corpo, conforme já descrito nos capítulos anteriores. A qualquer momento, se começar a sentir cansaço, pode incluir um *shavásana* (posição deitada) entre as posições e retomar a série a seguir.

Acompanhamento: Antes de executar os *ásanas*, leia todas as recomendações descritas nos capítulos anteriores, especialmente o capítulo com as orientações gerais para a prática de *ásana*. Atente que a prática exclusivamente por livros não é a recomendada: o acompanhamento próximo de um professor é sempre o ideal.

Desenvolvimento interior: em algumas correntes no Ocidente, sem ligação direta com as escolas tradicionais da Índia, o conceito de *vinyása* é aparentemente desconhecido, visto que não é mencionado, e a execução de *ásanas* em seqüência, quando utilizada, denomina-se coreografia visando essencialmente à demonstração para terceiros. Normalmente nesses casos, não há a completa integração com a respiração e a seqüência de *ásanas*, pois não foi criada seguindo os ensinamentos de *krama vinyása*, ou seja, em vez de seguir os passos inteligentes necessários ao desenvolvimento do praticante, segue as necessidades da estética externa dos *ásanas*; havendo freqüentes casos de praticantes que desenvolvem problemas físicos em função disso ou, na melhor das hipóteses, não estão atuando em *nádís*, chakras ou *kundaliní*, transformando a prática de *ásana* numa demonstração exclusivamente corporal de contorcionismo e exibicionismo. Ao montar uma seqüência de *ásanas*, planeje de forma consciente, visando ao desenvolvimento interior, assim como a saúde física. Ao executar, lembre-se de que para poder ser considerado um *vinyása*, a respiração é igualmente importante ao *ásana*.

Adaptação: sempre que for executar uma técnica, adapte o exercício a sua condição física atual e seus objetivos. O bom senso e o cuidado com o próprio corpo são seu melhor guia, mas busque também orientação adequada e profissional sobre como modificar as posições propostas. Na segunda série que será apresentada, além de posições de iniciantes, estão também incluídas várias posições para praticantes avançados e um grande número de técnicas. Desta forma você deve modificar a seqüência, retirando exercícios ou modificando sua execução para melhor adaptar à sua prática pessoal.

EXEMPLOS DE SÉRIES

Como exemplo da aplicação de *vinyása krama*, vamos montar dois exemplos de séries: a primeira com menos posições voltadas para iniciantes e a segunta com mais posições, para poder ser adaptada por praticantes mais antigos. Como a nomenclatura de cada escola pode ser muito diferente, optamos por incluir apenas as fotos na seqüência, sem nomear as técnicas. Para orientação sobre a forma de executar cada posição e as passagens, consulte os capítulos anteriores com as orientações gerais sobre os *ásanas*.

Série 1: prática preparatória para iniciantes

Como vimos em *vinyása krama*, o mais importante é acostumar-se desde o início a sempre saber e planejar o objetivo, qual a meta, o que você pretende alcançar com cada prática e os passos para atingir esse objetivo. Caso essa estratégia prévia não tenha sido definida, a montagem de uma prática resulta numa escolha aleatória de técnicas, que podem até ser bem executadas e positivas para a saúde, mas não terão a capacidade de conduzir o praticante a uma evolução efetiva no Yoga.

Para exemplificar o conceito de *vinyása krama*, vamos explicar os critérios utilizados para montar uma pequena série para iniciantes.

O objetivo dessa prática preparatória é ser um treinamento de disciplina e criar uma infra-estrutura biológica para a execução dos *ásanas* no Yoga. Assim, vamos procurar definir um conjunto bem pequeno de posições, mas que tenham uma atuação bem efetiva e direcionada.

As técnicas selecionadas têm o foco principal na atuação sobre a coluna vertebral e sobre a estrutura necessária para alcançar conforto nas posições sentadas, que são usualmente as duas necessidades maiores de um iniciante em Yoga.

Em relação à coluna, serão executados movimentos de tração, alinhamento (equilíbrio), flexão lateral, flexão à frente, flexão para trás e torção. Consistente com o objetivo que foi previamente selecionado para essa prática, serão evitadas posições compostas, por exemplo, torção combinada com flexão para trás que poderia apresentar maior risco para a coluna. Foi da preferência a posições que sejam as mais eficientes para propiciar uma evolução de flexibilidade e saúde da coluna, que será muito importante para as técnicas futuras.

Em relação aos *dhyánásanas* (posições sentadas no Yoga), foram selecionadas algumas técnicas para propiciar alongamento coxo-femural e na musculatura e articulações dos joelhos, que são importantes para a conquista de conforto nessas posições.

Não foi dada ênfase ao desenvolvimento puramente muscular, pois este é simples de ser conquistado e é inevitável que ocorra com a prática regular de Yoga. A atividade muscular foi mais concentrada na região abdominal, visto que tem um impacto geral sobre a vitalidade do organismo e ainda desenvolve a determinação.

Como são poucos *ásanas*, o objetivo é você vivenciar que a regularidade produz resultados muito intensos. Assim, mesmo que não tenha muito tempo para praticar, se fizer a seqüência toda regularmente, ainda que com poucos segundos de permanência em cada técnica, vai perceber em seu organismo o resultado. Outra excelente opção é desenvolver duas séries complementares e executá-las em dias alternados.

O tempo de permanência em cada posição será determinado por seu conforto, bom senso e disponibilidade de tempo para a prática. Mas duas regras importantes nesse estágio são:

- é preciso estar confortável, realmente confortável, com a execução. Qualquer dor, ou proximidade de dor, não é o método do Yoga para o desenvolvimento;
- a primeira meta é conquistar a regularidade, não a permanência. Assim, é preferível você conseguir praticar dez minutos diariamente a sessenta minutos apenas uma vez por semana.

Nesta seqüência de *ásanas* não está incluída nenhuma posição de inversão, visando aos praticantes iniciantes. Caso você já conheça a técnica, pode acrescentar ao fim da prática de *ásana* uma posição invertida e uma descontração.

A seguir, as cinco primeiras posições da série, e algumas sugestões de variações.

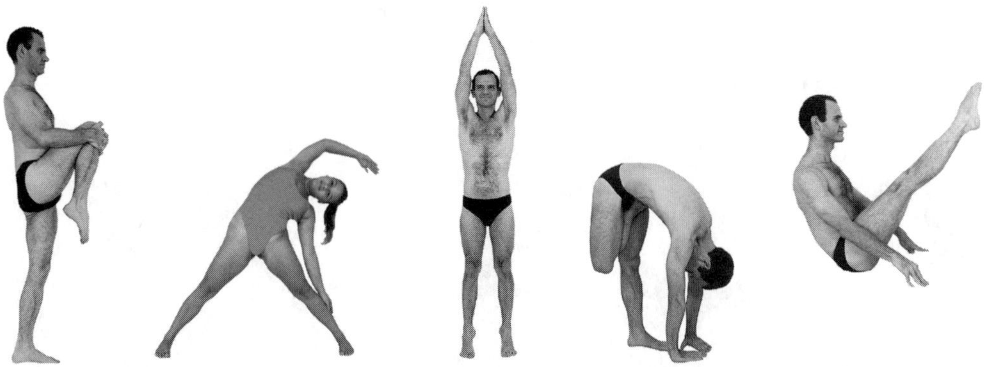

Lembre-se da orientação sobre a compensação das posições e execute a posição número dois para os dois lados. A posição número quatro deve ser treinada inicialmente com os dois pés no solo, as mãos apoiadas nas pernas e, se necessário, com os joelhos levemente flexionados. Somente depois de obter alogamento suficiente para tocar ambas as mãos no solo deve se iniciar o treinamento com o dorso do pé na coxa, lembrando-se de, nesse caso, compensar a posição, repetindo o exercício com a outra perna na base.

Entre as posições 2 e 3 você pode incluir uma descontração, permitindo que os ombros façam várias voltas num movimento de suave rotação.

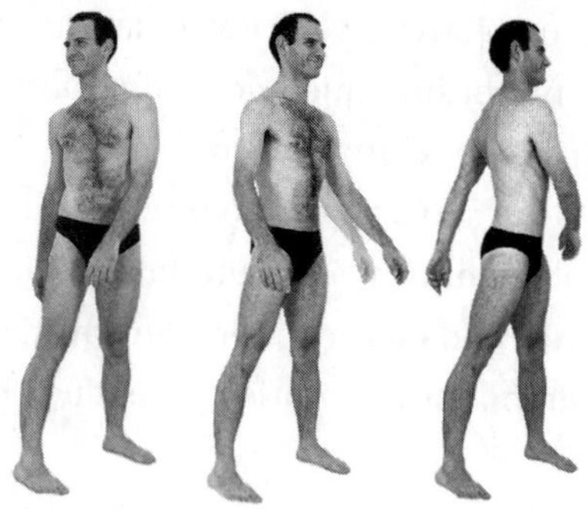

Entre as posições 4 e 5, para praticantes mais antigos, pode utilizar essas duas outras posições como passagem.

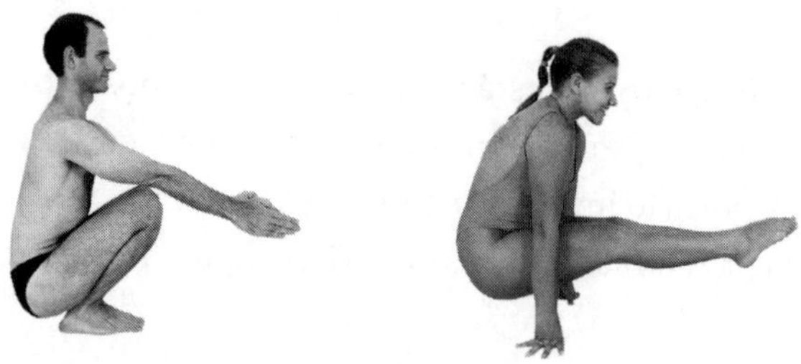

A seguir, as posições restantes da série proposta:

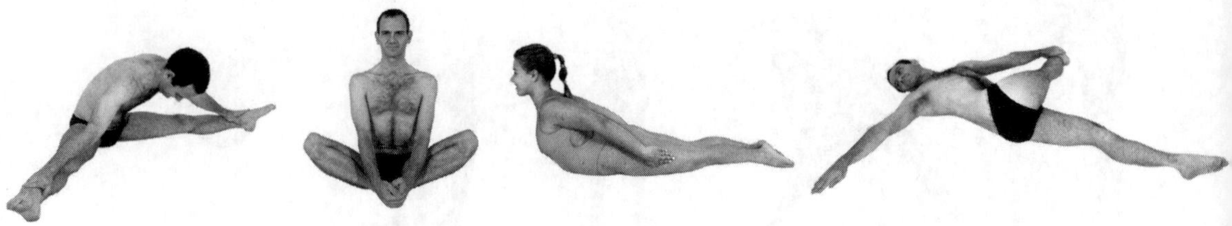

A posição número nove deve ser treinada inicialmente com o joelho flexionado. Para quem já conhece a técnica, essa série pode ser finalizada com uma posição invertida e uma descontração.

Série 2: prática intermediária

Nesta série foi colocada uma grande quantidade de *ásanas*, para permitir que cada praticante retire ou modifique alguns, de acordo com sua necessidade pessoal. Algumas posições desta série exigem mais cuidados na execução e no preparo prévio; logo, apenas a execute caso já seja um praticante experiente de Yoga ou esteja com acompanhamento de algum professor.

O motivo de ser chamada de intermediária é justamente por causa da diversidade de exercícios. Em práticas avançadas, serão executadas bem menos posições, mas com uma permanência mais ampla em cada *ásana*.

Essa série foi organizada de forma a não utilizar repetições das posições, optando-se por incluir variações próximas dos *ásanas* numa diversidade maior de técnicas e estímulos para o praticante. Para que seja executada de forma apropriada, ao sair de um *ásana*, utilize um movimento suave, harmonioso e sem esforço, que conduza diretamente à próxima posição.

Nessa série, as primeiras posições são essenciais, pois definem a atitude adotada durante toda a atividade de Yoga: *tapas*, auto-superação; *svádhyáya*, auto-estudo e estudo das escrituras; *íshvara-pranidhána*, auto-entrega ou entrega ao senhor, conforme a interpretação.

Na primeira posição em pé, de olhos fechados, alinhe toda a coluna, encaixe o quadril produzindo uma leve contração no abdome e esfíncteres, ative levemente a musculatura de todo o corpo por meio de pequena pressão entre as mãos e mentalize seu *sankalpa* (resolução) com foco para a manutenção de *tapas* (auto-superação).[40]

Na segunda posição em pé, elevando os braços e os calcanhares, tracionando a coluna, mentalize *svádhyáya*, o auto-estudo, usando os conceitos das polaridades que estão ativas nessa posição. Na base dos pés, visualize-os firmemente ligados ao solo e à terra, estáticos (ver o conceito de "*tha*" no capítulo sobre *pránáyáma*), os braços estão ativos e dinâmicos tracionando para cima, crescendo (conceito de "*há*"). A prática de *ásanas*, *Hatha Yoga*, envolve o balaceamento e a conscientização das duas polaridades que estão continuamente em atividade.

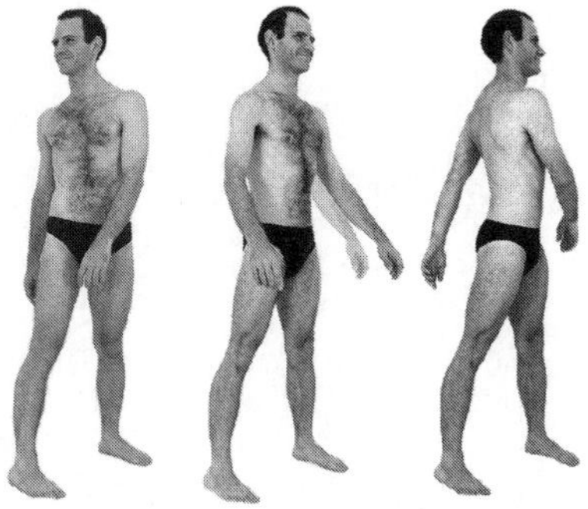

40 Auto-superação é a prática regular, o esforço para a atenção na respiração e nas técnicas e o capricho, cuidado e determinação de aprendizado. Não é indicado fazer uma posição além do limite e desconsiderar sinais de dor, qualquer atividade que prejudique seu próprio corpo não é considerado *tapas* e não é indicado na prática de Yoga.

Antes de iniciar a seqüência de flexões laterais, mentalize *íshvara-pranidhána*, deixe o corpo balançar de forma leve, solta e sem esforço. Executar a prática lhe pertence, o resultado alcançado com a prática não lhe pertence (veja esse conceito no capítulo 35, “Caminhos do Yoga”, sobre *Karma Yoga*).

A seguir são executados os *kriyásanas*, para ativação geral do organismo, concluindo essa estapa inicial com as posições de equilíbrio e as técnicas musculares. Em seguida, ênfase maior em *kundalinyásanas* e *mudrás*; concluindo com as posições de inversão (*ojasanas*) e um descanso final em *shavásana*[41] (ou *yoganidrá*). Algumas posições não seguem essa ordem exata, visando a um melhor encadeamento.

41 Conforme orientação de Sivananda, no livro *Hatha Yoga*, publicado em 1956, Ed. Kier, Argentina.

EXEMPLO DE PRÁTICA *ÁSANA* COMPLETA

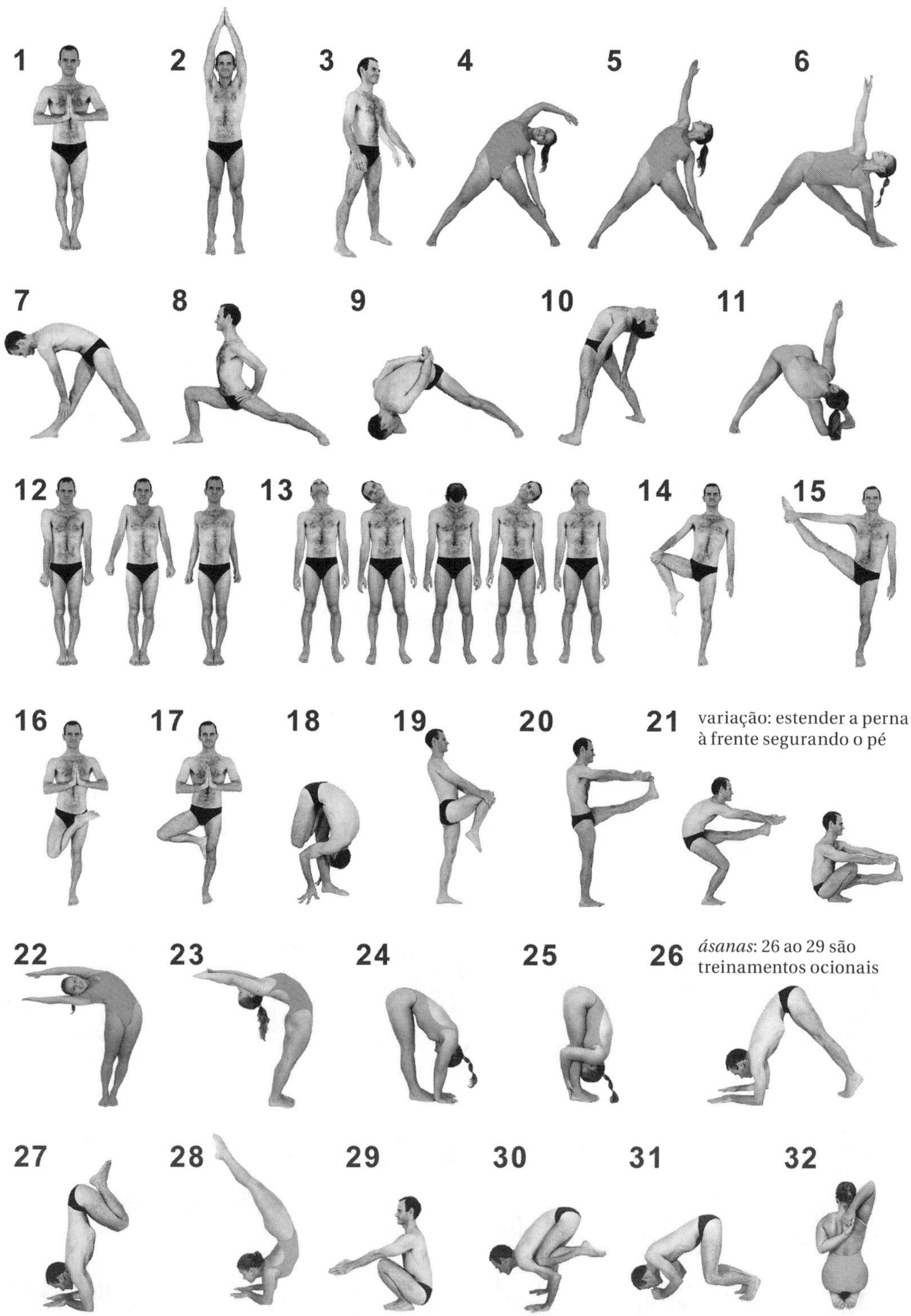

Exemplo de Prática de Ásana Completa

33 34 35 36 37

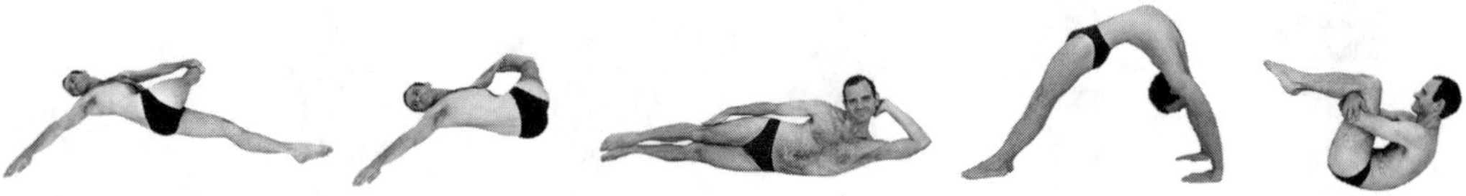

38 39 40/41 *variação:* flexione o corpo para a frente 42 43 *aproximando o abdome dos pés*

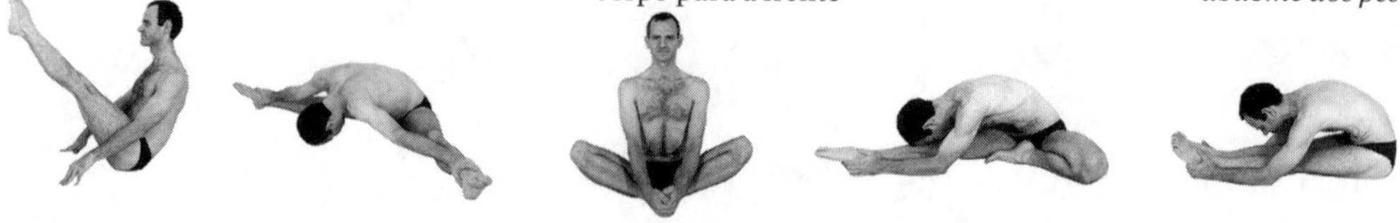

44 45 46 47 48 49 50

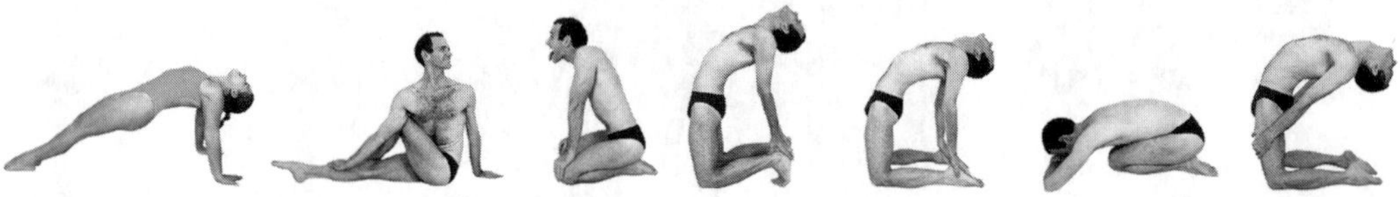

51 52 53 54 55

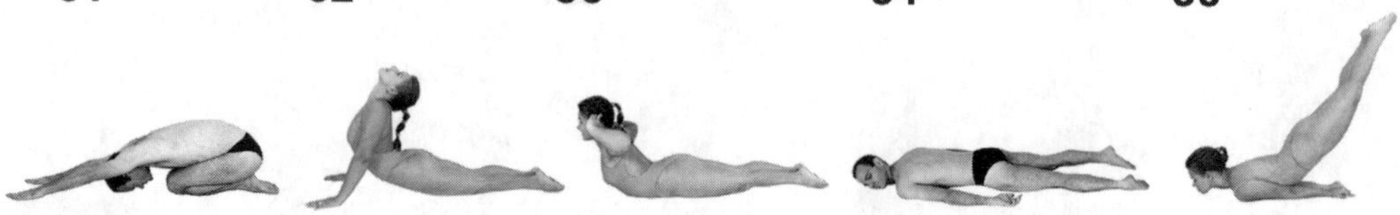

56 57 58 59 60 61

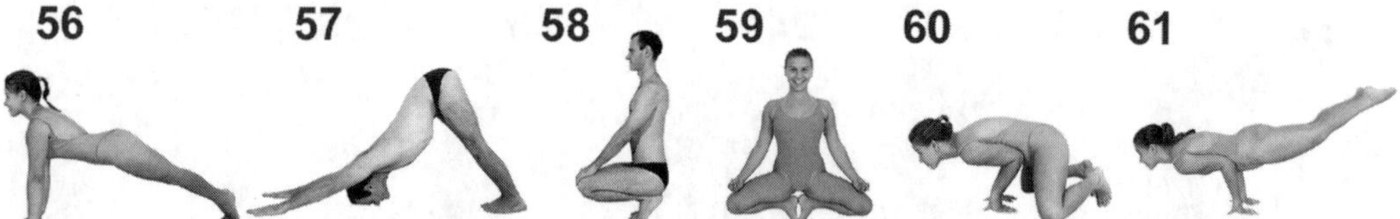

62 63 64 65 66 67

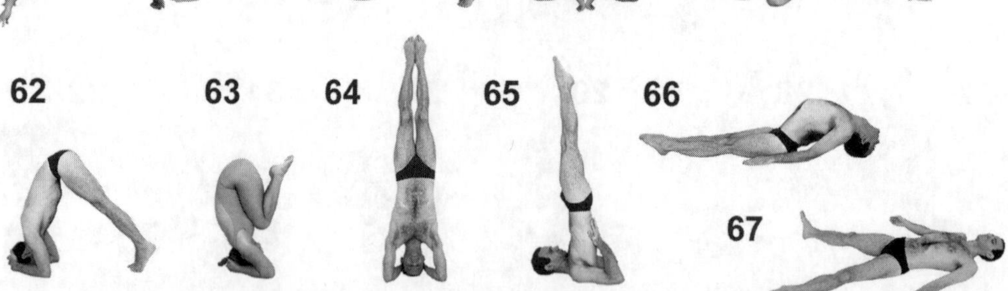

18. *Pránáyáma* – Energize-se!

Pránáyáma costuma ser descrito como controle da respiração, mas seu significado é mais amplo. O nome é composto de dois termos: *prána*, que está associado à energia vital ou, de forma mais geral, a todas as manifestações de energia da natureza (*prakriti*), e *ayáma*, que significa expansão ou ampliação (não confundir com o termo *yáma*, que significa restrição, com a partícula de negação "a" do sânscrito, o termo passa a significar o oposto, ou seja, expansão).

Logo, quando o descrevemos como *controle* da respiração, não é *controle* no sentido de reprimir, mas no sentido de domínio, capacidade de plena utilização consciente, tal qual o ginasta olímplico desenvolve o *controle* de seu corpo. *Pránáyáma* é a ampliação da energia vital e a respiração é o mecanismo e o recurso técnico utilizado pelo Yoga para a manipulação dessa energia.

Pránáyáma também pode ser descrito como a percepção completa e o controle consciente e voluntário da respiração, gerando um recondicionamento respiratório, tornando esse novo padrão um costume. Em outras palavras, é justamente o empenho a essa adequação da transição de esforço consciente para hábito que faz dele um *pránáyáma*.

A relação entre a vida, a energia e a respiração está muito bem descrita nos textos tradicionais do Yoga, como na seguinte citação do *Hatha Yoga Pradípiká*: "Quando há *prána* no corpo, isso é chamado vida; quando ele o deixa resulta na morte."

Prána está associado a todas as formas de expressão e movimentação; isso inclui os próprios processos mentais. Assim, *pránáyáma* também conduz aos estados meditativos. Essa atuação do *prána* sobre a mente é claramente exemplificada em outro verso (*sloka*) do mesmo texto clássico: "Quando o *prána* flutua, a mente (*chitta*) também flutua; quando o *prána* se torna estável, também a mente se torna estável."

Pránáyáma é um dos principais grupos de técnicas do Yoga, um dos mais antigos que foi desenvolvido, com inúmeras referências nos *shástras*, e constitui o elemento de ligação entre as técnicas mais densas (*ásanas*) e sutis. O *pránáyáma*, por si só, pode conduzir à ativação da energia de *kundaliní* e ao alcance de estados meditativos.

Váyu e nádís

Váyu significa vento, porém é traduzido como "ar vital", o elemento ar. Inicialmente, nos *Vedas*, *váyu* representava o deus do vento, o senhor da vida, e ultrapassava os limites biológicos abarcando todo o universo material, ou seja, tudo tem vida. Posteriormente o conceito de *váyu* foi substituído por *prána* e desde então o termo *váyu* passou a designar os *subpránas* (*Upa-pránas*) que circulam pelo corpo todo através das *nádís*, canais fisiológicos sutis.

Pránadi

váyu	**localização**	**funções**
prána	tórax, na altura do coração	inspiração
apána	baixo-ventre e ânus	expiração
samána	umbigo	digestão
udána	cabeça e garganta	deglutição
vyána	todo o corpo	circulação

Esses *váyus* percorrem canais denominados *nádís*. *Nádí* significa rio, corrente ou torrente. É um termo sânscrito proveniente da palavra *nada*, que traduzido significa som, sonoridade ou vibração. Esse detalhe semântico é muito importante para entendermos o funcionamento desse intrincado sistema de irrigação energética. Rio, em sânscrito, é traduzido como "sonora" ou "a que produz som", pois o rio, em seu fluxo, produz constantemente aquele som característico de água corrente. De forma semelhante, as *nádís* irrigam todo o corpo, uns canais produzindo mais som, outros menos, carregando nutrientes específicos para cada região de nosso universo interior.

São 72 mil *nádís* (alguns textos falam trezentos mil) percorrendo o corpo todo, análogo ao sistema nervoso. O início desses canais está situado entre os genitais e o umbigo e tem a forma oval. É chamado *kanda* (raiz bulbosa), também conhecido como *kan-*

dasthána, de onde partem quase todas as vias de força vital. Os canais mais conhecidos pela literatura indiana são em torno de 72. Entretanto, dez deles são freqüentemente citados na literatura yogi (*Yoga-upanishads*). São eles: *idá,* o canal de polaridade negativa que percorre paralelamente a coluna vertebral; *pingalá,* o canal positivo que também está ao longo da coluna, *sushumná* é o canal central, percorre o centro da coluna, *gandharí* vai do *kanda* até o olho esquerdo; *hastijihvá* do mesmo ponto até o olho direito; *púshá* vai até o ouvido direito; *yasháswiní* vai até o ouvido esquerdo; *alambusá* finaliza na boca; *kuhuh* vai até os órgãos genitais e por último *sankhiní* termina no ânus. Quase todos os canais dão início a seu percurso na forma ovóide do *kanda,* mas apenas os três primeiros têm relevância.

Os *váyus* têm uma freqüência que pode ser percebida na forma de ondas e correspondem a uma cor e um som. Quando o *váyu* passa por dentro de uma *nádí* específica, ele tem uma identidade própria, com uma cor e som característicos, e qualquer alteração na saúde ou no estado emocional pode mudar a vibração, esclerosando o canal; quando há a aproximação de várias *nádís* temos um chakra (círculo, redemoinho). O Yoga identifica um conjunto de chakras principais, distribuídos ao longo da coluna vertebral, conforme detalhado no capítulo sobre chakras e fisiologia sutil.

A função do *pránáyáma* é ampliar a quantidade de *prána* que circula no corpo sutil e para isso é fundamental que os canais estejam completamente desobstruídos, principalmente os canais *idá* ou *chandra nádí, pingalá* ou *súrya nádí* e *sushumná* ou *agni nádí.*

Idá, o canal lunar, começa na narina negativa (ou, mais precisamente, do lado esquerdo do *ajña chakra*), descendo helicoidalmente, transpassando os chakras principais, até chegar à base da coluna, do lado esquerdo do *múládhára chakra. Pingalá,* o canal solar, executa o caminho simétrico, iniciando e terminando pelo lado direto do corpo.

Idá e *pingalá* representam diferentes aspectos de manifestação de *prána* e das funções vitais e associações com a filosofia. Parte do trabalho desenvolvido, especialmente pelo *Hatha Yoga,* é o balanceamento das atividades de *idá* e *pingalá.* Observe no quadro comparativo a seguir algumas das características destas duas das principais *nádís.*

Característica	***Idá***	***Pingalá***
Atributo	Lunar	Solar
Polaridade	Negativa	Positiva
Cor representativa	Branco	Vermelho
Lado do corpo	Esquerdo	Direito
Subpraná	*apána váyu*	*prána váyu*
Forma de expressão	Passividade, introversão, concentração e intuição	Atividade, extroversão, lógica analítica e objetividade
Percepção	Subjetiva	Objetiva
Respiração	Narina esquerda	Narina direita
Atividade	Mental	Física
Temperatura	Frio	Quente
Hatha Yoga	*Tha*	*Ha*
Sistema nervoso	Parassimpático	Simpático

Essa polaridade de *idá* e *pingalá* é a mesma para homens e mulheres. Nas energias com que o Yoga trabalha, não há nenhuma distinção nos exercícios entre os sexos. Uma forma fácil de entender isso é que nosso corpo energético, ou as *nádís* e chakras, é a ligação entre o corpo físico e o corpo sutil. Assim, para cada órgão físico corresponde um órgão sutil, o corpo composto de *prána* (*pránamayakosha*) se sobrepõe ao corpo físico (*annamayakosha*). Assim como o coração e demais órgãos assimétricos entre homens e mulheres ficam do mesmo lado, da mesma forma o corpo energético, *idá* e *pingalá*, ocupam o mesmo lado com a mesma polaridade em ambos os sexos.

O terceiro canal, *sushumná* (graciosíssima), é o canal central que vai da base da coluna até o topo da cabeça. A *sushumná* também é chamada de *brahma nádí* ou *samvitti nádí*.

Das três, a mais importante é *sushumná*, a *nádí* central e independente que percorre o interior de nossa coluna vertebral, que os indianos chamam de *merudanda* – *meru* é o monte sagrado, o *axis mundi*, o eixo do mundo na mitologia hindu, e *danda* é bastão. *Sushumná* é um canal composto de três camadas em anéis concêntricos, cuja parte externa possui o mesmo nome, depois a divisão intermediária, *vajrá* ou *vajriní nádí* (canal do raio) e a terceira, no miolo, *chitriní nádí* (canal brilhante), dando a idéia de que é nesse canal que o yogi desperta sua própria consciência, *chit*. Ela inicia no *múládhára chakra*, que é a sede da *kundaliní* e sobe até o *brahmárandhra*, no topo da cabeça.

Normalmente essa *nádí* não conduz nenhum *váyu* e entra em atividade somente no momento do despertar da *shaktí kundaliní*, que sobe por dentro da coluna em três estágios controlados pelos *granthis*.[42] O balanceamento e a cessação de atividade em *idá* e *pingalá* permitem a manifestação do canal central, *sushumná*.

O caminho de desenvolvimento no Yoga está muito associado à combinação e ao balanceamento dos opostos, na combinação de forma perfeita das dualidades para alcançar a unidade absoluta. As características na fisiologia sutil de *idá*, *pingalá* e *sushumná* representam também o caminho conceitual percorrido nos níveis de consciência advindos com a prática de Yoga. Esse exemplo de integração pode ser mostrado comparando-se algumas das características já apresentadas de *idá* e *pingalá* e o resultado de sua fusão em *sushumná nádí*.

Característica	***Idá***	***Sushumná***	***Pingalá***
***Guna* (atributo)**	*Tamas*	*Sattwa*	*Rajas*
Hatha Yoga	*Tha*	*Hatha*	*Ha*
Percepção	Subjetiva	Absoluta	Objetiva

Em seu estágio mais avançado, a função do *pránáyáma* é a realização do *kumbhaka* (retenção da respiração) para ativação de *sushumná nádí*, unindo as polaridades positivas e negativas (ou os *subpránas*, *prána* e *apána*), permitindo que a energia da consciência universal de *kundaliní*, residente potencial na base da coluna em *múládhára chakra*, seja desperta; percorrendo o canal central (*sushumná nádí*) até os chakras superiores do corpo, propiciando a capacidade para a meditação, *dhyána* (alcançando o *ájña chakra*) e a iluminação interior, *samádhi* (alcançando *bindu chakra* e *sahasrará chakra*).

42 *Granthi* significa nó. Os *granthis* são válvulas de segurança naturais, ao longo da *sushumná nadí*, que estão relacionados diretamente com os três estágios de desenvolvimento para a ascensão da energia *kundaliní*. O primeiro está localizado no *múládhára chakra brahmágranthi*, o segundo, no *anáhata chakra vishnugranthi* e o terceiro, no *ájña chakra rudragranthi*.

Respiração completa

O primeiro treinamento de *pránáyáma* deve ser a conscientação de sua respiração e de seu processo. De uma forma passiva, procurando manter um posicionamento de observador apenas, sem interferir no processo, faça uma observação profunda e detalhada de sua respiração. Uma vez que essa conscientização inicial foi alcançada, são iniciados os exercícios respiratórios propriamente ditos.

A respiração tradicional do Yoga é chamada de respiração completa e utiliza todo o potencial da caixa torácica, fazendo uma quantidade realmente grande de ar entrar nos pulmões, que alcançam sua máxima elasticidade com um mínimo de esforço. Exercita todos os músculos, cartilagens e articulações do aparelho respiratório. Atua eficazmente sobre o sistema circulatório, aparelho digestório, sistema nervoso e glandular. Com o tempo acaba por desenvolver o hábito de respirar de modo profundo, completo e espontâneo, naturalmente. Boa parte dos outros exercícios respiratórios depende desse para que possam ser feitos corretamente.

A respiração completa em algumas escolas é chamada de *rája pránáyáma* ou *prána kriyá* ou *dirgha shvása*. Existem três áreas principais que são treinadas para conseguir maior capacidade pulmonar: executadas conjuntamente, fazem parte da respiração completa, que corresponde à respiração baixa ou abdominal (*adhama pránáyáma*), respiração média ou torácica (*adhama pránáyáma*) e respiração alta ou subclavicular (*uttama pránáyáma*).

Para o treinamento da respiração completa, é necessário desenvolver a percepção e a prática das três fases de forma independente.

Respiração abdominal

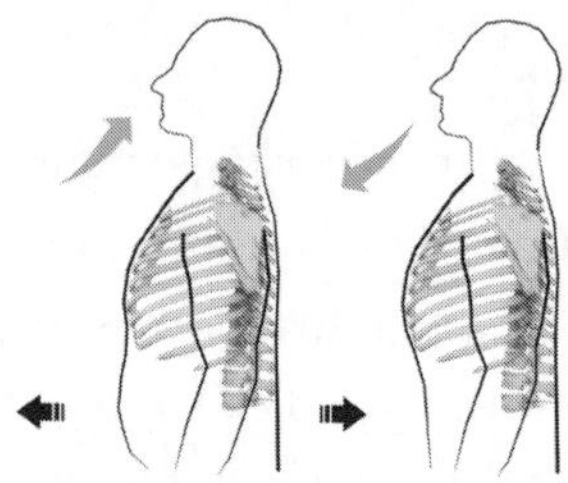

Detenha a atenção na parte baixa ou abdominal, denominada *adhama* (termo proveniente de *adhára*, que significa suporte). Quando você inspira, seu músculo diafragmático se contrai, perdendo a forma em cúpula, e invade a região ventral, aumentando a pressão abdominal. Com isso, ele comprime as vísceras, que, por sua vez, empurram o abdome para fora. Na expiração, o processo inverso ocorre: o diafragma vai para cima, permitindo a contração da região abdominal.

Respiração média

Mantenha a atenção na região média do corpo, pousando as mãos sobre as costelas. *Adhama*, que significa meio, médio, localiza-se na região média do corpo. Esse movimento está diretamente relacionado com as costelas fixadas por cartilagens que permitem uma distensão considerável; toda vez que inspiramos, elas movimentam-se para fora e

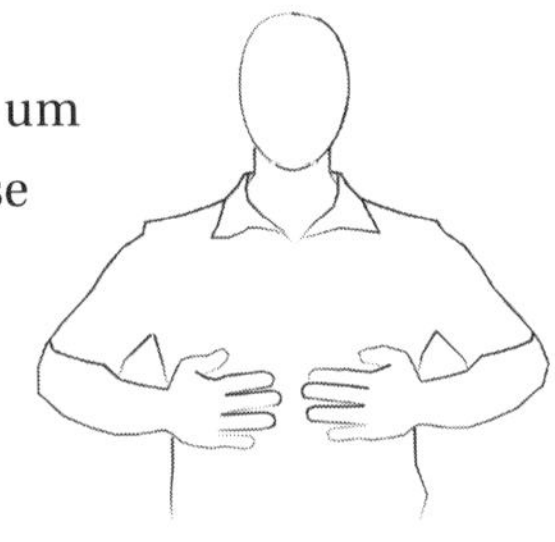

para cima, aumentando o diâmetro corporal e conseguindo com isso um espaço precioso. Na inspiração, perceba o movimento das costelas se afastando para os lados, ampliando o tórax, enchendo de ar a região média do tórax. Sinta como esses músculos abrem as costelas e os espaços entre elas se alargam e que, na expiração, elas retornam à posição inicial. Perceba como esse movimento é como uma sanfona abrindo e fechando, produzindo a distensão das costelas. Exercícios freqüentes (*ásanas* e *pránáyámas*) ajudam a manter a elasticidade das costelas.

Respiração alta

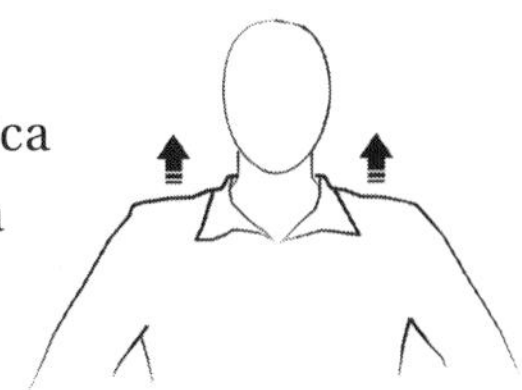

Por último, temos a região subclavicular ou alta. *Uttama* significa superior. Ela se dá quando permitimos o movimento dos ombros para cima; eles não são incentivados a se movimentar, fazem isso quase que naturalmente; basta deixá-los realizar a tarefa para a qual foram projetados, ou seja, ganhar espaço para cima, na região subclavicular, "enchendo a parte superior dos pulmões", diminuindo a pressão nessa área. Para treinar essa respiração, é necessário mobilizar os ombros. Afinal de contas, eles têm esse movimento por algum motivo.

Como treinamento, deve o praticante fazer as três etapas: alta, média e baixa, após o domínio da respiração.

Etapas da respiração e ritmo

O Yoga define quatro etapas em cada ciclo de respiração:

1) *Púraka* ou *shvása* (inalação): o objetivo dessa respiração é a inalação mais suave possível, sempre nasal, silenciosa e consciente.

2) *Kumbhaka* ou *antara Kumbhaka* (apnéia cheia): *kúmbha* significa pote, jarro, cálice ou algo que contém ou retém. É o estado de suspensão da respiração com os pulmões cheios, durante o qual o praticante aproveita ao máximo a energia recebida por meio da concentração. Alguns *shástras* descrevem que a retenção deve ser acompanhada de completa imobilidade corporal.

3) *Rechaka* ou *prashwása* (exalação): o ato de exalar. O praticante deve soltar o ar controlada e profundamente, soltando todo o ar dos pulmões.

4) *Shúnyaka, shúnya* ou *Bahira Kumbhaka* (apnéia vazia): vazio. Nesse estado deve-se manter o ar fora dos pulmões.

Um ciclo completo corresponde à execução das quatro fases. Para medir o tempo de cada fase, é definida uma unidade de tempo chamada *mátra* (unidade de contagem), que corresponde a pouco menos de um segundo[43] e é utilizada para contar a duração de cada fase respiratória durante a execução dos exercícios. Os mesmos três termos usados para designar as áreas do tórax e grupos musculares que são requisitados na respiração são também utilizados para designar os três estágios de adiantamento do praticante. Ele estará no patamar *adhama* se o tempo da inspiração (*púraka*) for de até 12 segundos; *adhama*, de 12 até 24 segundos; *uttama*, se o tempo for de mais de 24 segundos. Não execute retenções longas de ar se estiver praticando sozinho – esses tempos descritos são alcançados ao longo de vários anos de prática regular e com a orientação técnica de núcleos e escolas especializadas em Yoga.

Os exercícios respiratórios do Yoga também trabalham com a relação de tempo entre as várias fases da respiração e adoção de ritmos respiratórios específicos.

Com a respiração ritmada podemos estabelecer uma vibração harmônica com a natureza.

Quando alteramos voluntariamente nosso ritmo respiratório, inevitavelmente estamos mexendo com nossos ritmos biológicos, que por sua vez vão alterar os estados emocionais e psicológicos. Existe uma estreita relação entre ritmo e os estados profundos da consciência. Com a prática constante, você perceberá que poderá alterar não apenas o ritmo pulmonar, mas também o ritmo cardíaco, o ritmo da pressão arterial, o ritmo digestivo, os níveis de atenção e até os emocionais.

A respiração ritmada do Yoga utiliza as quatro fases distintas que, combinadas entre si, possibilitam um expressivo número de variações, uma vez com uma inspiração mais rápida, outra mais lenta; ora retendo o ar nos pulmões, ora não. Os exercícios com ritmo são representados com quatro números, que correspondem à relação entre cada uma das fases. Os ritmos mais comuns incluem:

1-0-1-0: inspiração em um tempo, sem retenção com ar, expiração no mesmo tempo, sem retenção sem ar.

1-1-1-1: executar as quatro fases da respiração com a mesma duração cada uma.

1-2-1-0: inspirar e expirar no mesmo tempo, mantendo o dobro de tempo na retenção com ar.

1-4-2-0: inspirar, reter o ar quatro vezes o tempo da inspiração, e expirar no dobro do tempo da inspiração.

Para a execução e o treinamento de *pránáyámas* ritmados, especialmente os que envolvem a retenção com ou sem ar por perídos prolongados, passa a ser totalmente indispensável o acompanhamento e a orientação de um professor de Yoga, bem como o conhecimento da saúde do praticante somando-se ao acompanhamento médico.

---

43 De acordo com os *shástras*, equivale a "um bater de palmas" ou "um piscar de olhos".

Exercícios de preparação para *pránáyáma*

Um dos elementos principais em qualquer exercício de Yoga é a atenção, a percepção atenta ao exercício e seus efeitos e a consciência de seu corpo, mente e emoções. Isso é particularmente importante nos *pránáyámas* que almejam trabalhar com energias sutis do organismo, usando a respiração como veículo de acesso.

Dessa forma, como fase preparatória para os *pránáyámas*, é recomendada a realização de exercícios para desenvolver maior percepção da respiração e também para aumentar a capacidade pulmonar, como uma preparação para os demais exercícios.

Neste capítulo, vamos descrever uma série de exercícios respiratórios voltados à preparação da infra-estrutura requerida para a prática de *pránáyáma*. Esses exercícios são compostos de conscientização da respiração, treinamento de respiração completa e uma série de exercícios respiratórios dinâmicos que produzem aumento da capacidade respiratória.

Conscientização da respiração

Descrição: deitado em *shavásana*, ou confortavelmente sentado, mantenha os olhos fechados, o corpo imóvel, e observe atentamente a forma da respiração; sua intensidade, seu ritmo, profundidade, tato do ar, aroma e relação entre as fases da respiração. Leve a consciência também para todo o processo e todas as partes do corpo envolvidas na respiração. Mantenha uma atitude de observador, como um convidado, observando atentamente, porém procurando não influir no processo natural e espontâneo.

Treinamento de respiração completa

Descrição: deitado em *shavásana*, ou confortavelmente sentado, mantenha os olhos fechados, o corpo imóvel, e desenvolva de forma seqüencial a percepção das três partes da respiração, conforme apresentadas no capítulo de introdução sobre *pránáyáma*. Comece com as mãos pousadas sobre o abdome, concentrando-se na respiração baixa ou diafragmática, observando que naturalmente o abdome se projeta na inspiração e se recolhe na expiração.

No processo de percepção da respiração média, é útil primeiro tomar consciência da musculatura utilizada nessa etapa: expire completamente o ar, contraindo as vértebras intercostais e pousando as mãos lateralmente sobre essas vértebras, de forma que as pontas dos dedos médios se toquem. Sem mover as mãos, mantendo a respiração profunda e intercostal, a respiração média pode ser percebida observando o afastamento decorrente dos dedos. Outro recurso, para desenvolver e melhorar a percepção dessa respiração, consiste em pressionar lateralmente as vértebras com as mãos, opondo uma resistência à musculatura que é acionada durante a respiração, ou ainda, observar um praticante antigo ou professor, sentado de costas, utilizando a respiração média na qual facilmente se percebe o movimento lateral da caixa torácica. Uma vez que tenha identificado a musculatura a ser usada, mantenha uma das mãos sobre o abdome e outra sobre as vértebras, respire procurando manter o abdome passivo e concentrar a respiração na expansão e contração lateral da caixa torácica.

Finalmente, procurando manter a região abdominal e média passiva, inspire com a consciência na parte alta dos pulmões, com atenção à musculatura subclavicular e permitindo uma discreta projeção dos ombros durante a respiração.

Para conclusão do exercício, execute a respiração completa, combinando as três etapas da respiração, com total atenção a toda a musculatura envolvida no processo, expulsando o máximo de ar residual em cada expiração. A respiração deve ser nasal, profunda, silenciosa, consciente, lenta, uniforme e com pouca projeção de ar.

Observe que, anatomicamente, a respiração baixa pode contribuir com cerca de 60% do volume de ar, a respiração média, com 30% e a respiração alta, com 10%; assim é esperado que a duração da inspiração e da expiração e a quantidade de ar absorvido ou expelido em cada uma dessas etapas seja próxima dessa proporção.

Aviso de segurança: Em todos os exercícios descritos a seguir – que envolvem exercícios respiratórios dinâmicos – a qualquer sinal de vertigem, enjôo ou desconforto, a execução deve ser interrompida, permanecendo com os pulmões vazios e a cabeça para baixo.

Respiração dinâmica I

Descrição:

a) de pé, inspirar elevando lateralmente os braços estendidos;

b) reter o ar brevemente, tracionando os braços para cima;

c) expirar baixando os braços lateral e simultaneamente;

d) concluir o ciclo com uma breve retenção sem ar.

Detalhes de execução: pés afastados e paralelos, respiração abdominal ou completa, nasal e silenciosa. A coordenação da respiração com o movimento dos braços deve ser absoluta, ou seja, a inspiração só se encerra no instante exato em que os braços alcançam a posição de máxima elevação, a expiração só se encerra quando os braços tocam o corpo ao abaixar.

Efeitos e objetivo: essa técnica aumenta a capacidade respiratória, aplicando uma sobrecarga a toda musculatura torácica, em razão do movimento contínuo dos braços em conjunto com a respiração. Também cria o reflexo de associar movimentos de expansão e elevação com a inspiração e movimentos de contração e para baixo com a expiração, o que será positivo para a execução dos *ásanas*.

Variações: acrescentar ritmo, durante a retenção com ar, tracionar vigorosamente os braços (ou ainda pressionar a palma de uma das mãos contra a outra). Durante a retenção sem ar, executar *múla Bandha* e *uddiyana Bandha* (descritos no capítulo sobre *bandhas*). Se desejado, pode acoplar *mudrás* durante a movimentação.

Respiração dinâmica II

Descrição:

a) de pé, inspirar elevando os braços até a altura dos ombros;

b) reter o ar fechando as mãos e movimentando os braços, flexionando-os e estendendo-os, trazendo as mãos até os ombros e voltando a estendê-los várias vezes antes de expirar; atenção para não estender completamente os braços, para a proteção das articulações do cotovelo;

c) expirar lentamente, baixando os braços simultaneamente.

Variações: Experimentar duas formas de mover os braços, a primeira com força e velocidade, a segunda, mais lentamente, sem força, mas procurando manter a execução da retenção com ar durante o maior tempo possível.

Respiração dinâmica III

Descrição:

a) de pé, inspirar elevando completamente os braços estendidos acima da cabeça;

b) reter o ar mantendo os braços estendidos, movimentá-los para baixo e para cima de forma circular, utilizando toda a articulação do ombro, executando várias vezes antes de expirar;

c) expirar lentamente, baixando os braços simultaneamente;

d) executar novamente, com a rotação dos braços no sentido inverso.

Respiração dinâmica IV

Descrição:

a) de pé, inspirar elevando simultaneamente os braços estendidos;

b) mantendo os braços acima da cabeça, flexione os cotovelos, segurando cada cotovelo com a mão oposta;

c) mantendo a posição de braços, expirar fazendo uma flexão lateral para a direita e retornar inspirando. Repita com a flexão lateral para o lado esquerdo;

d) depois de realizar vários ciclos para os dois lados, encerrar expirando e baixando os braços simultaneamente.

Detalhes de execução: pés paralelos e afastados para os iniciantes. Durante toda a execução, manter os braços sempre ao lado ou atrás das orelhas e tensionados para cima. O movimento deve ser lateral, sem qualquer flexão anterior ou posterior da coluna.

Bandhas, compressão de plexos ou glândulas

Bandha significa fecho. Contrações e compressões de órgãos, plexos ou glândulas. Podem ser executados individualmente ou combinados entre si ou com algum *ásana* ou *pránáyáma* para conferir certa dose de potencialização. Os principais *bandhas* são:

MÚLA BANDHA

(contração da raiz)

Múla significa raiz. É quando contraímos a região dos esfíncteres do ânus e da uretra. Ela atua em três áreas: primeiro contraindo o esfíncter anal, puxando-o para dentro e para cima, depois contraindo a região dos órgãos genitais e a seguir empurrando o umbigo para dentro, recolhendo o abdome.

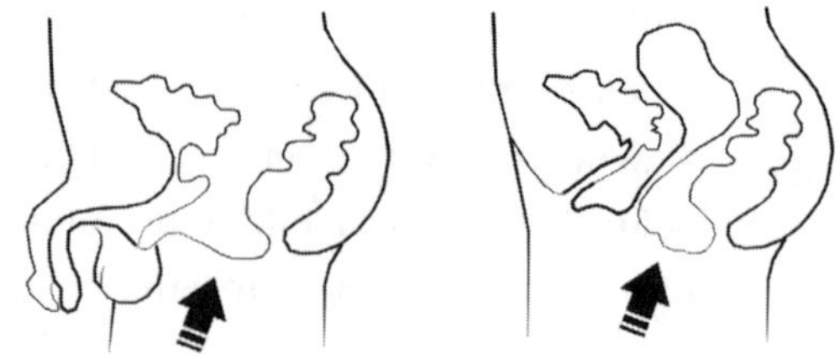

Existem duas formas de executá-lo: uma delas é a contração contínua; a outra é intermitente. A contínua é feita para manipulação energética e consiste em contraí-los fortemente durante determinado exercício. Já a intermitente (*ashwiní Bandha*) é a contração alternada dos esfíncteres, atuando de forma pulsante. Esse *Bandha* tem o efeito colateral de aumentar a potência sexual e é um grande auxiliar no controle da ejaculação precoce, pois ao contrair essa musculatura a região inteira se enche de sangue, aumentando a sensibilidade e produzindo um significativo aumento nos níveis hormonais. As mulheres desenvolvem um superlativo controle da musculatura vaginal. Ele incentiva o despertamento da *Kundaliní*, forçando o *prána* e o *apána* a entrar na *sushumná nádí* e é normalmente usado na execução final de um *ásana*.

TAMAS UDDIYANA BANDHA

(contração do caminho para cima)

Uddiyana significa caminho para cima. Esse exercício, bem como o *rajas uddiyana Bandha*, o *lauliki adhama* e o *lauliki*, são usados para a limpeza das vísceras e o fortalecimento da estrutura interna dos órgãos, ajudando a combater a visceroptose, ou seja, o enfraquecimento dos músculos que sustentam as vísceras. E não há abdominal que dê jeito nisso, só servem essas contrações, uma vez que elas mexem com as estruturas mais profundas dessa região.

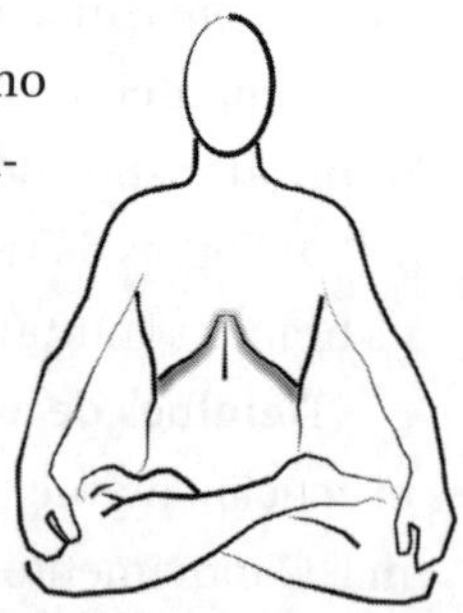

O passo-a-passo:

1º Esvazie completamente os pulmões;

2º Não deixe o ar entrar, mas faça força para inspirar;

3º Concentre-se no abdome, e ainda sem respirar faça uma força moderada com a barriga para dentro, até que toda a região abdominal seja puxada para dentro e para cima;

4º Após alguns instantes sem ar nos pulmões, tome fôlego e repita tudo outra vez.

Outra forma de fazer:

1º Esvazie completamente os pulmões;

2º Feche as narinas e a boca com as mãos tão logo esteja com os pulmões vazios;

3º Tapando bem as narinas e a boca, não deixe o ar entrar, mas faça força como se quisesse inspirar;

4º Concentre-se no abdome, e ainda sem respirar, faça uma força moderada com a barriga para dentro, até que toda a região abdominal seja puxada para dentro e para cima;

5º Após alguns instantes sem ar nos pulmões, tome fôlego e repita tudo outra vez.

Ele fortalece o abdome e tonifica o sistema digestivo com a subida do diafragma, massageando o coração e os pulmões. Ativa os chakras *swádhistána, manipúra* e *anáhata*. Dessa forma, atua no desenvolvimento da força de vontade, do altruísmo e da consciência da energia sexual.

RAJAS UDDIYANA BANDHA

(contração do caminho para cima em movimento)

A única diferença entre o *tamas uddiyana Bandha* e o *rajas uddiyana Bandha* é que, quando os pulmões estiverem vazios, você irá movimentar a barriga ora executando o *uddiyana Bandha* ora descontraindo, produzindo movimentos rápidos e vigorosos. Para um observador, o praticante parecerá fazer movimentos para dentro e para fora, mas na realidade estará apenas fazendo contrações para dentro e depois relaxando, o que acaba dando a impressão de estar projetando a barriga para fora. Tome cuidado para não fazer esse exercício errado, para não acabar ficando com a barriga projetada para fora. É muito fácil saber se está fazendo corretamente: se a barriga estiver ficando menor, é sinal de que vai tudo bem; caso contrário, pare de jogar o abdome para fora já!

Esse exercício também é conhecido pelo nome *agnisara Bandha* ou *agnisara dhauti*.

JALÁNDHARA BANDHA

(contração do pote de água)

Jalándhara significa pote ou jarro de água, sendo por vezes traduzido como contração da garganta. Esse exercício é muito usado em algumas meditações e *pránáyáma*

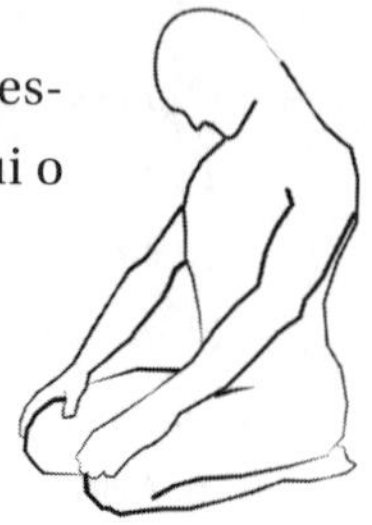

com *bíja mantra* e em *Kumbhaka* (apnéia), pois pressiona sensores no pescoço que ativam a liberação de acetilcolina, uma substância que diminui o metabolismo.

Essa contração é executada quando você tomba a cabeça para a frente e, sem abrir a boca nem trincar os dentes, encosta o queixo contra o peito, exercendo uma considerável pressão na parte da frente do pescoço, na região superior da depressão jugular, enquanto isso você sente um alongamento na parte de trás do pescoço deixando-o bastante reto. Ao mesmo tempo, contraia a glote como se estivesse fazendo *ujjáyí* (a forma ideal de fazer é mantendo as costas eretas e logo após colocar o queixo no tórax, deve-se puxar o queixo para dentro, mantendo o tempo todo uma força contínua); língua e garganta devem permanecer relaxadas. Ao fazer isso, você sentirá certa tensão atrás e nas laterais do pescoço. Sem esse *Bandha*, o *Kumbhaka* pode provocar desconforto nos olhos, nos ouvidos e no coração. Ela também previne tonteiras causadas por rápidas mudanças no pH do sangue.

Para conseguir executar melhor esse *Bandha* e alongar o pescoço, você deve diariamente executar o *viparitakaranyásana* ou o *halásana*, que são as invertidas sobre os ombros. Toda a retenção acima de 16 segundos deve ser acompanhada de *jalándhara Bandha*.

JÍHVA BANDHA

(contração da língua)

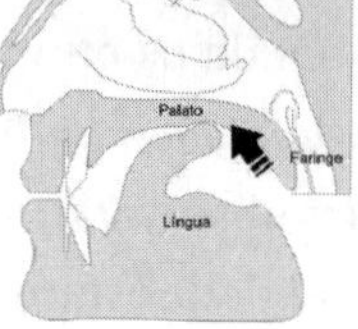

Jíhva significa língua. É uma contração intensa da língua contra o palato mole na parte de trás do céu da boca.

Na mitologia indiana, *amrita* ou *soma* é um elixir da vida, néctar da imortalidade do qual os *asuras* (que significa "os que não bebem") não podiam sorver; ele é representado pela lua.

A prática continuada de *jihva Bandha* produz um gosto característico sentido na língua, quando pressionada a região próxima ou posterior da úvula, no palato mole.

BANDHA TRAYA OU MAHABHANDA

(tríplice contração ou grande contração)

A aplicação dos três *bandhas* de uma só vez, *jalándhara*, *uddiyana* e *múla Bandha*, chama-se *Bandha traya*, ou contração tríplice. E faz mais do que proporcionar a combinação dos efeitos de cada um dos três quando executados separadamente: juntos, eles mobilizam um enorme fluxo de energia, ativando e energizando o corpo de forma incomparável.

Principais *Pránáyámas*

ANTARA KUMBHAKA – respiração completa com ritmo

(retenção interna)

Outro nome: *Kumbhaka*

As retenções são, indubitavelmente, as mais importantes técnicas para desenvolver e ativar a *Kundaliní*. O *Gheranda-Samhitá* descreve esse exercício como vital para o desenvolvimento do yogi. Durante a prática do *Kumbhaka*, você deverá se concentrar no ponto entre as sobrancelhas, o *ájña chakra*.

Execução:

a) Escolha um ritmo – para nosso exemplo faremos 1-2-1-0;

b) Inspire projetando o abdome (*adhama*) para fora, em seguida o movimento ondula para as costelas, que se afastam para os lados (*adhama*), e finalmente dilatando a parte mais alta do tórax (*uttama*), ao mesmo tempo em que conta o tempo da inspiração;

c) Retenha o ar nos pulmões, contando duas vezes o tempo da inspiração;

d) Expire demorando o mesmo tempo da inspiração enquanto movimenta a cabeça para a frente e executa inversamente o procedimento torácico, contraindo a parte alta (*uttama*), média (*adhama*) e baixa (*adhama*) dos pulmões;

Obs.: o ritmo pode ir progressivamente passando para 1-4-2-0, que é muito mais forte. Observe o capítulo que aborda o tema *mátra*.

Tempo: A partir de vinte minutos de execução.

Efeitos: A baixa quantidade de oxigênio diminui a atividade dos hemisférios cerebrais, reduzindo a irrigação sanguínea nessa região e aquietando as ondas mentais. Esse artifício provocará sono, diminuirá sua freqüência cardíaca e amortecerá sua fisiologia em geral, desencadeando um efeito catabolizante sobre o consumo de energia corporal. O principal objetivo desse procedimento é a meditação, facilitando o controle sobre os *vrittis*. Amplia a força de vontade, fortalece o sistema nervoso, ativa o plexo solar, produzindo calor. É contra-indicada para pessoas com problemas cardíacos ou de hipertensão.

Atenção: inicialmente um ciclo respiratório não deve durar mais do que dois minutos.

BANDHA KUMBHAKA PRÁNÁYÁMA – respiração completa, com ritmo e com *bandhas*

Outro nome: *Kumbhaka Bandha*

Execução:

a) Escolha um ritmo – para nosso exemplo faremos 1-2-1-0;

b) Inspire projetando o abdome (*adhama*) para fora, em seguida o movimento ondula para as costelas, que se afastam para os lados (*adhama*), e finalmente dilatando a parte mais alta do tórax (*uttama*), ao mesmo tempo em que conta o tempo da inspiração. Enquanto isso, leve a cabeça para trás, estendendo a região da tireóide, empurrando a ponta da língua no palato mole (*jíhva Bandha*);

c) Retenha o ar nos pulmões, contando duas vezes o tempo da inspiração;

d) Expire demorando o mesmo tempo da inspiração enquanto movimenta a cabeça para a frente e executa inversamente o procedimento torácico, contraindo a parte alta (*uttama*), média (*adhama*) e baixa (*adhama*) dos pulmões, aproximando o queixo da região da depressão jugular no alto do peito, alongando a região cervical, mantendo a boca fechada e os dentes cerrados;

e) Enquanto estiver com os pulmões vazios, mantenha a pressão do queixo contra o peito (*jalándhara Bandha*), contraia intensamente o abdome (*uddiyana Bandha*) e também os esfíncteres do ânus e da uretra (*múla Bandha*). Permaneça alguns segundos sem ar.

Obs.: o ritmo pode ir progressivamente passando para 1-4-2-0, que é muito mais forte. Observe o capítulo que aborda o tema *mátra*.

Tempo: A partir de vinte minutos de execução.

Efeitos: Similares ao *pránáyáma Antara Kumbhaka*.

UJJÁYÍ PRÁNÁYÁMA – respiratório com contração da glote

(o vitorioso ou extensa vitória)

Ujjáyí provém do sânscrito *uj*, que significa expansão, e *jáya* (vitória, vitorioso), é descrito no *Yoga Kundaliní Upanishad* e no *Hatha Yoga Pradípiká*. Esse exercício é feito quando contraímos parcialmente a glote, deixando uma minúscula abertura para o ar passar, o que acarreta um som audível, suave e uniforme do ar ressonando, resultante do atrito do ar contra a glote. Sozinho esse exercício respiratório não constitui grande dificuldade, porém quando é feito conjuntamente com os *ásanas* ele se torna potente e, muitas vezes, um desgastante exercício. Ao diminuir a passagem de ar, o esforço para respirar aumenta consideravelmente, deixando o exercício muito mais difícil.

O som é representado pelo fonema "*ham*" na inspiração e "*sah*" na expiração, que é produzido durante a contração parcial da glote. Em muitos livros ele é chamado *Ujjapi*. O *Hatha Yoga Pradípiká* diz que essa é uma variação de *pránáyáma* que pode ser executada em pé ou caminhando. Obviamente, nesse caso não se deve praticar os *kumbhakas*.

Execução:

a) Inspire pelas narinas, fazendo uma respiração completa (*adhama, adhama, uttama*) contraindo a glote;

b) Retenha o ar nos pulmões com a glote totalmente fechada em *jalándhara Bandha*;

c) Expire contraindo a glote, produzindo o mesmo ruído.

Tempo: Trinta minutos de execução.

Efeitos: Gera calor intenso, ativando o fogo gástrico; limpa as secreções e a mucosidade que garante defesa contra infecções; evita distúrbios digestivos; oxigena os pulmões e aumenta sua resistência; amplia o controle e condicionamento do corpo; acalma e tonifica o sistema nervoso; ajusta a hipotensão sanguínea; ajuda na purificação das *nádís*, ativa a tireóide, a glândula mais influente sobre o temperamento, reduz estados depressivos e evita resfriados e aumenta a resistência. Por sua atuação precisa sobre a tireóide e tensão sanguínea, deve ser evitado por quem sofra de hipertireoidismo e hipertensão. Sua execução aumenta a energia corporal, incentivando o comportamento mais agitado, aguçando a mente, excitando o comportamento sexual e a energia para o trabalho.

Obs: evite fazer em casos de problemas de coronárias e hipertensão.

NÁDÍ SHODHANA PRÁNÁYÁMA – respiração alternada sem ritmo

(purificação dos canais)

Outros nomes: *vamakrama* ou *vamah krama*

Esse *pránáyáma* é descrito no *Hatha Yoga Pradípiká*, no *Shiva Samhitá* e no *Yoga Chudamani Upanishad*. Tem por objetivo a equalização das *nádís idá* e *pingalá*, recebendo o ar pela narina negativa (*idá nádí*), fazer o *prána* circular pelo canal (*nádí*) descendo até o suporte (*adhára*), executar uma apnéia cheia (*antara Kumbhaka*) e uma contração dos esfíncteres (*múla Bandha*). Visualize o alento (*váyu*) sendo transportado para a outra *nádí* (*pingalá nádí*), subindo por esse canal durante a expiração e saindo pela outra narina. A seguir é só inverter o processo que terá as duas narinas polarizadas. Esse é o exercício mais usado e o mais tradicional. Entretanto, algumas escolas dizem que não importa muito o ar que sai, e sim o ar que entra, pois é esse que abastece o sistema. Por isso recomendam que o importante é fazer o mesmo número de inspirações por cada narina, já o ar que sai pode ser pela mesma narina; pelas duas, pela outra ou pela boca. Não importa como o ar sai.

Para auxiliar o exercício, você poderá utilizar diversas *mudrás* – aconselho o uso de *jñána mudrá, prána mudrá* (*vishnu mudrá*) ou *Ájña mudrá.*

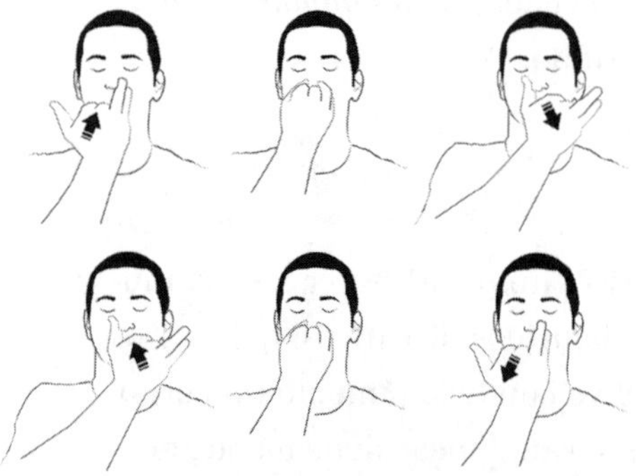

Execução:

a) Obstrua a narina direita;

b) Inspire pela narina esquerda, fazendo a respiração completa (*adhama, adhama, uttama*);

c) Retenha o ar por alguns instantes;

d) Com os pulmões cheios, troque os dedos de narinas, obstruindo agora a narina esquerda, utilizando a mesma mão para obstruir a outra narina;

e) Expirar pela narina direita;

f) Não troque os dedos de narinas;

g) Inspire pela narina direita;

h) Retenha o ar por alguns instantes;

i) Com os pulmões cheios, troque os dedos de narinas, obstruindo agora a narina direita – continue utilizando a mesma mão;

j) Expirar pela narina esquerda;

l) Com isso você completou uma volta, faça mais algumas vezes.

Obs.: note que você só troca os dedos de narinas com os pulmões cheios, jamais quando estiverem vazios.

Tempo: A partir de vinte minutos de execução.

Efeitos: Revigora todo o sistema nervoso, melhorando os reflexos, o intelecto, a saúde generalizada – a pessoa é tomada por um entusiasmo e força indescritíveis. Prepara as *nádís* para o despertar da *Kundaliní.*

NÁDÍ SHODHANA KUMBHAKA – alternada com ritmo

Outro nome: *sukha púrvaka*

Execução:

a) Escolha um ritmo – para nosso exemplo faremos a proporção 1-2-1-0;

b) Obstrua a narina direita;

c) Inspire pela narina esquerda, fazendo a respiração completa (*adhama, adhama, uttama*) enquanto conta um tempo;

d) Retenha o ar por duas vezes o tempo da inspiração;

e) Com os pulmões cheios, troque os dedos, obstruindo agora a narina esquerda, utilizando a mesma mão para obstruir a outra narina;

f) Expirar pela narina direita contando o mesmo tempo da inspiração;

g) Não troque os dedos de narina;

h) Inspire pela narina direita enquanto conta um tempo;

i) Retenha o ar por duas vezes o tempo da inspiração;

j) Com os pulmões cheios, troque os dedos, obstruindo agora a narina direita, continue utilizando a mesma mão;

l) Expirar pela narina esquerda contando o mesmo tempo da inspiração;

m) Com isso você completou uma volta, faça mais algumas vezes.

Tempo: A partir de vinte minutos de execução.

Efeitos: Revigora todo o sistema nervoso, melhorando os reflexos, o intelecto, a saúde generalizada, equilibra as correntes *idá* e *pingalá* – a pessoa é tomada por um entusiasmo e força indescritíveis. Prepara as *nádís* para o despertar da *Kundaliní*. Tranqüiliza o sistema nervoso e o ritmo cardíaco, desenvolve a força de vontade. De acordo com *Selvarajan Yesudian*, "é um exercício muito poderoso e não devemos abusar dele".

MANASIKA NÁDÍ SHODHANA – respiração alternada executada mentalmente

Execução:

a) Inspire profundamente por ambas as narinas;

b) Visualize o ar penetrando pela narina negativa;

c) Retenha o ar nos pulmões, imaginando essa energia descendo ao longo da coluna até a base;

d) Durante a expiração, mentalize-a saindo da base da coluna até a narina positiva;

e) Na inspiração seguinte visualize o ar penetrando pela narina positiva;

f) Retenha o ar nos pulmões, imaginando essa energia descendo ao longo da coluna até a base;

g) Durante a expiração, mentalize-a saindo da base da coluna até a narina negativa;

h) Execute vários ciclos.

Tempo: A partir de vinte minutos de execução.

Efeitos: Revigora todo o sistema nervoso, melhorando os reflexos, o intelecto, a saúde generalizada – a pessoa é tomada por um entusiasmo e força indescritíveis. Prepara as *nádís* para o despertar da *Kundaliní.*

BHASTRIKÁ – respiração do sopro rápido

Outro nome: em algumas escolas é chamado *kapálabháti*

Bhastriká é um dos primeiros exercícios que um yogi aprende e também é um dos que vai continuar fazendo até se tornar avançado; pode ser combinado com *ásanas* de diversos tipos para lhes dar potência ou resistência na execução.

Se feito em excesso, pode produzir certa alcalose respiratória, conseqüência da hiperventilação pulmonar que leva a tonteiras ou desmaios sem maiores conseqüências. O que ocorre é a grande eliminação de dióxido de carbono (CO_2) no sangue, bem como a quantidade reduzida de ácido carbônico, tornando o sangue alcalino.

É o típico exercício para ser praticado e conquistado aos poucos, depois de três meses de prática diária e constante, a sensação de embevecimento tende a diminuir até desaparecer. É muito comum sentir tonteiras e em alguns casos até sofrer desmaios causados por esse exercício – caso aconteça com um aluno seu, não se preocupe, cessando a hiperventilação cessa a alcalose e a pessoa recobra a consciência em alguns segundos, como se nada tivesse acontecido, com uma leve desorientação temporal apenas (muitos pensam ter ficado assim por vários minutos). Tranqüilize a pessoa e prossiga a aula, mas com isso você descobriu que esse aluno precisa aumentar a capacidade cardiorrespiratória que está baixa, muito comum em pessoas sedentárias.

O *bhastriká* gera calor intenso pela grande quantidade de oxigênio absorvido e como é um gás comburente queima calorias, sendo especialmente indicado no inverno. Na Índia, os *sádhus* (muitos não usam roupas e moram em cavernas), podem ser vistos derretendo neve com o próprio corpo, executando exercícios como esse, para agüentar os rigores das baixas temperaturas.

A freqüência mínima é de um segundo para cada duas respirações (inspiração/expiração); quanto mais avançado você ficar, mais rápido vai fazer, começando a introduzir um ritmo mais acelerado, executando ciclos de trinta segundos a cada volta até conseguir um único ciclo que dure vinte minutos. Enquanto estiver executando ciclos de trinta segundos, faça pelo menos seis ciclos, mas quando alcançar a meta dos vinte minutos execute apenas uma vez em um único ciclo.

Quase sempre o *bhastriká* é recomendado na literatura tradicional como equivalente a uma sessão básica de *ásanas*.

Execução:

Variação nº 1 – para aumentar a capacidade pulmonar

a) Respire com força e ruído e bem rapidamente por ambas as narinas, fazendo um som alto como aquele que é produzido por um fole;

b) Terminando o ciclo, permaneça em *jihva Bandha* com a cabeça tombada para trás.

Variação nº 2 – para reter o ar por mais tempo

a) Respire com força e ruído e bem rapidamente por ambas as narinas, fazendo um som alto como aquele que é produzido por um fole;

b) Terminando o ciclo, permaneça em *Kumbhaka, jalándhara Bandha* e *múla Bandha.*

Variação nº 3 – para reter o ar por mais tempo

a) Respire com força e ruído e bem rápido por ambas as narinas, fazendo um som alto como aquele que é produzido por um fole;

b) Terminando o ciclo, permaneça em *shúnyaka* e *Bandha traya.*

Obs.: lembre-se de pegar lenço de papel para realizar esse exercício.

Tempo: Dependendo da técnica, entre cinco e vinte minutos de execução.

Efeitos: Aumenta a capacidade pulmonar, fortalecendo diretamente o diafragma e sensivelmente os demais músculos dessa aparelhagem, e desenvolve também o condicionamento aeróbico. A prática prolongada desse *pránáyáma* pode melhorar problemas ligados a bronquite, asma e tuberculose. Mantém uniforme a temperatura corporal, combate o excesso de vento, fleuma e bile, fortalece a vontade, aumenta a serenidade diante de situações conflitantes ou perigosas. Reduz os efeitos do frio, aumentando a temperatura corporal. Purifica os pulmões, aumenta o apetite, tem ação tonificante sobre o sistema nervoso, melhora a circulação sanguínea, levando calor e nutrientes a todo o corpo, até para quem sofre de mãos e pés frios; é broncodilatador, além de atenuar irritações das vias aéreas.

SHÍTÁLÍ PRÁNÁYÁMA – respiratório com a língua em forma de calha
(refrescante)

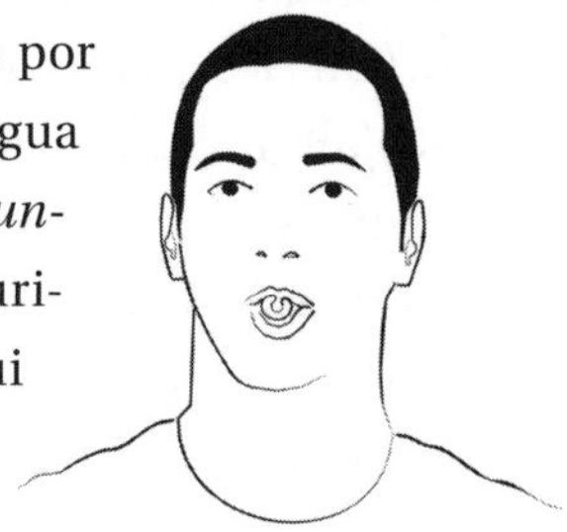

Algumas pessoas não conseguirão executar esse exercício por causa de uma falha genética que impede o movimento da língua em forma arredondada. Esse respiratório é descrito no *Yoga Kundaliní Upanishad* e no *Gheranda-Samhitá* como um excelente purificante sanguíneo. Além de eliminar a sede e a fome, ele diminui a temperatura do organismo, refrigerando o corpo inteiro e o sistema nervoso.

Execução:

a) Coloque a língua em forma de calha apertada entre os lábios e projetando-a um pouco para fora;

b) Inspire (*adhama, adhama* e *uttama*) pela boca, fazendo o ar penetrar pelo canal formado pela língua com um ruído sibilante igual a "sssi";

c) Retenha o ar tanto quanto seja possível, com comodidade;

d) Expire lenta e naturalmente pelas narinas.

Tempo: A partir de três minutos de execução.

Efeitos: É indicado para dispepsia, inflamação do fígado, febre, má digestão e desordens biliares; controla a bile, dores de cabeça, febre e combate a insônia; melhora a digestão e alivia a sede; é altamente recomendado para melhora imediata do nervosismo. É refrescante e diminui a temperatura corporal, melhora a resistência ao calor e reduz a sensação de fome e de sede, por isso evite fazer no inverno.

SHÍTKÁRÍ PRÁNÁYÁMA – respiratório bucal através da língua e dos dentes
(frescor, frio)

Esse exercício dá vigor ao corpo, dissipa a fome, a sede, a indolência e o sono. O *shítkárí* é refrescante e diminui a temperatura corporal. O *shítkárí* controla a bile.

Execução:

Variação nº 1

a) Cerrar os dentes, deixando os lábios entreabertos e a língua levemente encostada por trás dos dentes incisivos, bloqueando suavemente a passagem do ar;

b) Inspire pela boca, fazendo o ar passar por entre os dentes e a língua produzindo um som sibilante;

c) Retenha o ar, sem ritmo;

d) Expirar normalmente pelas narinas.

Variação nº 2

a) Coloque a ponta da língua levemente encostada por trás dos dentes incisivos superiores na parte superior da boca, no palato;

b) Inspire com suavidade com a boca levemente aberta, fazendo o ar passar por trás da língua produzindo um som sibilante;

c) Retenha o ar, por pouco tempo;

d) Expire pelas narinas.

Tempo: A partir de dois minutos de execução.

Efeitos: É indicado para dispepsia, inflamação do fígado, febre, má digestão e desordens biliares; controla a bile, dores de cabeça, febre e combate a insônia; melhora a digestão e alivia a sede; é altamente recomendado para melhora imediata do nervosismo. É refrescante e diminui a temperatura corporal, melhora a resistência ao calor e reduz a sensação de fome e de sede, por isso evite fazer no inverno.

BHRÁMÁRÍ PRÁNÁYÁMA – respiratório com o ruído da abelha

Outros nomes: bhrámára pránáyáma, bhrámárí pránáyáma, Bhrámárín pránáyáma

No *Gheranda-Samhitá* o *Bhrámárí pránáyáma* é descrito assim:

> Obstrua os ouvidos com os polegares. Inspire pelas narinas, retendo o ar nos pulmões tanto quanto possível e então exale por ambas as narinas. Esse exercício deverá ser praticado num lugar solitário, durante a noite, quando não haja perturbação nenhuma. Dessa forma poderá perceber os sons introspectivos e o praticante experimentará gozo ilimitado e indescritível.
>
> Combate a amigdalite.

O som que o praticante identifica como sendo semelhante à abelha, não é provocado pela respiração, mas sim da percepção do som interno (*anáhata*).

Esse *pránáyáma* afeta os ouvidos, o nariz, os olhos e a boca. Ajuda também aqueles que sofrem de insônia.

Execução:

Variação nº 1

a) Sente-se em *padmásana* ou *siddhásana*;

b) Faça uma inspiração profunda até não caber mais ar nos pulmões;

c) Retenha o ar o máximo possível;

d) Expire lenta e profundamente, produzindo um som nasalizado semelhante ao zumbido da abelha.

Variação nº 2

a) Sente-se em *padmásana* ou *siddhásana*;

b) Faça uma inspiração profunda até não caber mais ar nos pulmões;

c) Não retenha o ar;

d) Expire lenta e profundamente, produzindo um som nasalizado semelhante ao zumbido da abelha.

Variação nº 3

a) Sente-se em *padmásana* ou *siddhásana*;

b) Faça uma inspiração profunda até não caber mais ar nos pulmões;

c) Retenha o ar o máximo possível executando a *Yoní mudrá*, tapando os ouvidos com o polegar, os olhos com os indicadores, as narinas com os médios e os lábios apertando-os entre os dedos anular e mínimo;

d) Abra os dedos médios;

e) Expire lenta e profundamente, prestando atenção nos sons interiores semelhantes ao zumbido da abelha.

Tempo: A partir de dez minutos de execução.

Efeitos: Aumento de concentração, pode levar a estados meditativos.

19. *Shatkarma* – PURIFIQUE-SE!

Shatkarma
purificação é obtida através de shat kriyás
fortalecimento é obtido através de ásanas
estabilidade é obtida através de mudrás
serenidade é obtida através de pratyáhára
bondade e leveza são obtidas através de pránáyáma
percepção clara é obtida através de dhyána
isolamento é obtido através de samádhi
GHERANDA SAMHITÁ 1:10-11

Nunca na história humana um povo se preocupou tanto com higiene quanto o hindu, mais especificamente o yogina. Para os hábitos ocidentais, é surpreendente ver o refinamento tão particular e variado nas técnicas de limpeza que transcendem, e muito, nossa noção de higiene corporal. Apesar de serem milenares, ainda não encontraram substitutos à altura.

Algumas técnicas de limpeza caducaram ou foram substituídas por equivalentes modernos. Embora muitas continuem sendo necessárias, ninguém mais pensa em mascar uma raiz para com ela formar cerdas e escovar os dentes, procurar um rio para poder lavar os intestinos, ou então limpar o excesso de cera dos ouvidos cutucando com uma vara de bambu. Preferimos comprar uma escova de dentes, usar um clister esterilizado e ir ao otorrinolaringologista para que ele, com os instrumentos adequados, possa limpar nosso ouvido.

Vários exercícios são tão surpreendentes que nos perguntamos como os hindus descobriram esses procedimentos. O que levou um ser humano a contrariar totalmente sua natureza e enfiar água pelo nariz, ou perceber que determinada contração abdominal produziria uma baixa pressão torácica para que pudesse massagear as vísceras, e que com o mesmo processo pudesse sugar água para limpar os intestinos?

Alguns desses exercícios eram praticados há milênios na Índia, ao passo que, na Europa, há menos de duzentos anos, mal se tomava banho. Mesmo na atualidade, um dos mais recentes hábitos está no fio dental – é muito comum que as pessoas só tomem banho, escovem os dentes e passem o fio dental como higiene. Não houve muitas inovações nesse sentido, fora toda uma tecnologia para disfarçar os odores corporais em vez de evitá-los – prefere-se camuflá-los a ter hábitos melhores de higiene. Para isso adotamos perfumes, desodorantes e os criminosos antitranspirantes.

Um dos elementos mais usados nas limpezas é a água; e não é para menos: afinal, 70% de nosso corpo é composto de água, é bastante natural que ela nos faça bem e relativamente lógico se você pensar que ela é um dos maiores agentes de limpeza do corpo. Uma recomendação de exercício diário de limpeza é: tome bastante água, não líquidos, água mesmo: H_2O. Não serve água-suco, água-chá nem água-coca-cola. A água cai diretamente na corrente sanguínea. Esse é, portanto, o primeiro exercício que nós indicamos.

Existem muitos procedimentos de purificação, no Yoga, eles estão agrupados em seis conjuntos, denominados *shatkarma* – *shat* significa seis, *karma* significa ação. Os seis grupos são: *kapálabháti, trátaka, lauliki, neti, dhauti* e *basti.*

A principal referência para o *shatkarma*, ou as seis ações ou seis purificações, é a escritura *Gheranda Samhitá*, que coloca a purificação como primeiro passo para o Yoga. Esse texto, datado do século XVII, juntamente com o *Hatha Yoga Pradípiká*, é uma compilação preciosa de técnicas para a prática diária e realização do Yogi.

O objetivo desse texto não é reproduzir o *Gheranda Samhitá* ou oferecer uma compilação das técnicas específicas, mas observá-las e informar sobre sua importância.

Existem, porém, outras técnicas utilizadas como purificação e que normalmente ficam fora dos *Shatkarma*, mas são potentes exercícios de limpeza. São eles: *yogánna, vajroli, sahajoli, mauna, upavasta, upásana, swedana, virechana, abhyánga, bhastriká, yogadanda padadhirásana, nádí shodhana pránáyáma, nádí shuddhi pránáyáma* e *amaroli.*

Por isso, o caminho de realização (*sádhana*) é muitas vezes concebido como um caminho de purificação (*shodhana*). Com efeito, o próprio processo de ascensão da *Kundaliní* é compreendido como uma purificação progressiva dos elementos (*bhúta*) que compõem o corpo – a terra, a água, o fogo, o ar e o éter. Essa purificação é chamada de *bhúta shuddhi.*

Cada técnica trabalha sobre uma área definida do corpo, não apenas purificando-o por fora, mas também – e principalmente – por dentro. Promovendo a limpeza total do organismo, o *bhúta shuddhi* é indispensável para o progresso na prática. Esse estado de purificação permitirá que a respiração e os fluxos pránicos circulem livremente.

Se nós queremos trabalhar com a energia, devemos primeiro promover a desobstrução de seus caminhos. E esse é o objetivo do *shatkarma*.

ADVERTÊNCIA TÉCNICA
Todas as técnicas de *shatkarma* devem ser feitas sob a supervisão de um yogi ou professor com experiência prática, não apenas teórico. Saber o exercício em teoria não se equivale à experiência. Não introduza nem utilize em seu corpo nada que possa prejudicar sua saúde.

Técnicas tradicionais

Algumas dessas purificações são bastante complexas e só devem ser testadas com a presença de um professor experiente para orientar o yogi; outras são bastante difundidas e populares, como é o caso de *Neti, Lauliki, Trátaka* e *Kapálabháti.*

Essas são práticas de grande relevância para a humanidade na atualidade. Yoga é uma filosofia de vida que busca a evolução. Essa evolução vem inicialmente da capacidade do yogi de se conhecer, de fazer a manutenção de seu corpo, de sua saúde.

As seis purificações

- *Dhauti*
- *Vasti*
- *Neti*
- *Lauliki*
- *Trátaka*
- *Kapálabháti*

Dhauti

Os *dhautis* estimulam a eliminação de impurezas no corpo e equilibram os *vayús*.[44] Esses exercícios são classificados em quatro tipos: *Antar-dhauti* – limpeza interna, *Danta-dhauti* – limpeza dental, *Hrid-dhauti* – limpeza do esôfago e *Múla-shoddhana* – limpeza do reto.

O *Antar-dhauti* se subdivide em: *Vatasara* – limpeza com ar; *Varisara* – limpeza com água; *Vahnisara* (*Agnisara*) – limpeza com fogo; *Bahishkrita* – limpeza com sopro.

O *Danta-dhauti* se subdivide em: limpeza dos dentes – *danta-múla-dhauti*; limpeza da língua – *jihvá-dhauti*; limpeza da fronte – *kapála-randhra-dhauti.*

---

44 O *prána* é subdividido em cinco *vayús*: *prána, apana, samana, udana* e *vyana.*

O *Hrid-Dhauti* é de três tipos: *Danda-dhauti* – limpeza com uma haste; *Vamana-dhauti* – limpeza com água (também conhecido como *Jala Dhauti*, proporciona a limpeza do esôfago e do estômago ao remover o excesso de mucosidade e de comida das paredes do estômago); *Vastra-dhauti* – limpeza com uma tira de tecido.

Múla-shoddhana é a limpeza do reto com o objetivo de desobstruir o fluxo de *apana*.[45]

Vasti

Limpa o cólon (parte média do intestino grosso, que vai do ceco ao reto, composto pelos cólons ascendente, transverso, descendente e sigmóide) ao criar um vácuo que suga a água para dentro. Sentado sobre um tubo de água crie o vácuo ao manipular os músculos abdominais (*lauliki*). Tradicionalmente, um pequeno tubo de bambu era usado para manter o esfíncter anal aberto; uma alternativa moderna é usar um tubo de plástico com diâmetro de um centímetro. *Vasti* não é exatamente o mesmo que enema – a prática do *vasti* fortalece os músculos abdominais e pode ser feita regularmente.

Os *vasti* podem ser subdivididos em: *Jala-vasti* – lavagem intestinal com água via reto (enema); *Shushka-vasti* – lavagem intestinal a seco (enema seco).

Neti

A prática de *neti* era comumente executada com um fio e evoluiu para ser realizada também com água – essa versão é chamada de *jala-neti* e não consta do *Gheranda Samhitá*. A utilização do *lota* (pequena vasilha com bico afunilado) para executar o *neti* é uma contribuição recente trazida pela escola de *Bihar Yoga*, da tradição *Swami Satyánanda Saraswati*.

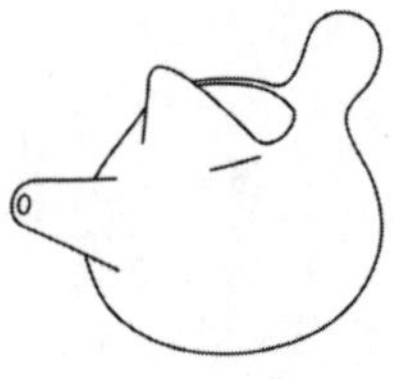

LOTA, VASILHA UTILIZADA PARA A PRÁTICA DE *neti*

O *neti* limpa as narinas e as vias aéreas. Praticado diariamente, esse exercício de purificação ajuda a neutralizar os efeitos da poluição, da poeira e do pólen. É especialmente benéfico para as pessoas com asma, alergias, rinite, sinusite e outros problemas respiratórios.

Lauliki

Essa técnica também é como *nauli*, sendo essa a nomenclatura constante do *Hatha Yoga Pradípiká*.

O *lauliki* massageia e revigora todos os órgãos internos e aumenta a concentração de *prána* na região do plexo solar. A vigorosa massagem realizada por essa atividade estimula o sistema digestório. Leva tempo para ser dominado, por utilizar vários músculos abdominais.

---

45 *Apana* é o *vayú* responsável pela eliminação de toxinas do corpo.

Trátaka

Limpeza dos canais lacrimais (ducto naso-lacrimal) e fortalecimento da musculatura ocular (músculos extrínsecos).

Kapálabháti

No Gheranda-*Samhitá*, o *Kapálabháti* é dividido em três tipos: *Vama-krama* (respiração alternada), *vyut-krama* e *shit-krama*.

Esse exercício respiratório purifica as passagens nasais e os pulmões, ajudando o corpo a eliminar grandes quantidades de dióxido de carbono e outras impurezas. A absorção aumentada de oxigênio enriquece o sangue e renova as células corporais, enquanto o movimento do diafragma massageia o estômago, o fígado e o pâncreas.

Vama-Krama é a respiração alternada, na qual se inspira lentamente pela narina esquerda, expirando em seguida pela narina direita – continua-se a respiração inspirando pela narina direita e expirando pela esquerda.

Em *Vyut-krama* absorve-se água pelas duas narinas para expelir pela boca, e *shit-krama* na qual se absorve a água pela boca para expelir pelas narinas.

A forma mais comum de *Kapálabháti* e mais utilizada na atualidade consiste em inspirar profundamente pelas narinas e expirar em um único sopro forte também pelas narinas, utilizando-se de uma contração intensa do abdome para facilitar.

É praticamente impossível imaginar o Yoga nos dias de hoje sem *ásanas* ou *pránáyámas*, em razão do estilo de vida que levamos. Somos cada vez mais sedentários, nosso ar é poluído, nosso alimento vem carregado de agrotóxicos ou toxinas contidas nos lençóis d'água, não caminhamos como antigamente, mesmo os pedestres contam com alguma forma de transporte coletivo que facilita a locomoção, mas não fortalece os músculos.

A manutenção adequada do corpo inclui o estímulo ao bom funcionamento, à limpeza e à purificação. Nesse contexto também o *shatkarma* se torna fundamental. Esses seis exercícios (subdivididos para atender a todas as necessidades do corpo) respondem às mais básicas e também às mais complexas exigências para a adequação a uma vida com o propósito de evolução e vão além de apenas garantir a saúde, pois criam uma sensibilidade maior dos sentidos e da consciência interna.

20. *Yoganidrá* – relaxe e resolva!

Yoganidrá é uma idéia recente. Foi criada por Satyánanda há pouco tempo, em 1935, a partir de sua vivência pessoal e de suas pesquisas, mas já é amplamente utilizada por muitas escolas de Yoga em todo o mundo.

Yoganidrá é uma palavra sânscrita do gênero feminino. Separados, *Yoga* e *nidrá* são termos contraditórios: *Yoga* é a prática que amplia a consciência, ao passo que *nidrá* é o estado mental em que a consciência se desvanece. *Nidrá* significa sono. *Yoganidrá* significa sono yogi, ou, como é chamado por algumas escolas, "o sono psíquico" ou "o sono sem sono"; no Ocidente é conhecido por estado de vigilância serena, vigília paralela, atenção suspensa ou sonho lúcido. O termo *yoganidrá* já era utilizado no sânscrito em outros contextos e foi adotado por Satyánanda para batizar a técnica de relaxamento, abstração e mentalização induzida e codificada por ele.

Yoganidrá é um conjunto de técnicas que ensina a forma correta de repousar e recuperar-se mais rapidamente das tensões diárias, predispondo-se, até, à obtenção de um estado de consciência específico, intermediário entre o sono e a vigília, denominado *yoganidrávastha*.[46] O estado de *yoganidrá* está dentro de uma faixa de atenção concentrada, excluindo todos os estímulos externos, e pode ser definido como "a eliminação de toda estática mental e a mais completa abstração dos sentidos".

Com o tempo, o praticante dessa técnica começa a dominar tão absolutamente o sono que consegue ficar acordado muito mais tempo, se necessário, ou ainda dormir quase que instantaneamente sempre que quiser. Devemos lembrar que esse não é o objetivo da técnica, e sim apenas um efeito secundário. Essa faculdade é usada para sondar os infindáveis abismos da mente visando à erradicação das impurezas mentais. É um caminho

---

46 *Yoganidrávastha* ou *turíyavastha*, o quarto estado de consciência, situado além dos estados habituais: vigília (*jágritavastha*), sonho (*swápnávastha*), sono normal (*sushuptyávastha*) e sono consciente (*yoganidrávastha*).

de transformação que utiliza a auto-observação. Utiliza-se da conhecida interconexão entre mente e corpo, que pode ser experimentada diretamente pela atenção disciplinada às sensações físicas que continuamente se interconectam e animam a vida da mente.

Segundo *Satyánanda*, a formulação da prática de *yoganidrá* foi elaborada a partir de sua experiência pessoal e acrescentando elementos originados nas práticas de *nyása*.[47] *Nyása* pode ser traduzido como: colocar, tocar, colocar dentro, consagração mental ou identificação. É um exercício de origens tântricas que produz naquele que o pratica um fenômeno muito particular: identifica o praticante de tal maneira com o objeto de sua concentração que inicia um processo de absorção das características do observado pelo observador. Seu efeito é passageiro e perdura enquanto o praticante estiver concentrado; terminada a concentração, as características tendem gradualmente a cessar. Praticar *nyása* regularmente sobre uma mesma pessoa ou objeto produz um efeito mais intenso e prolongado, no qual se acaba por incorporar algumas características como patrimônio próprio.

Existem vários tipos de *nyása*. No mais importante deles, as letras do alfabeto sânscrito são distribuídas por certas regiões do corpo. A isso damos o nome de *mátrika nyása*[48] e consiste em tocar vários pontos vitais com as mãos, o que pode ser feito por você mesmo, um parceiro, um professor ou mentalmente, sem usar nenhum contato físico.

Existem ainda outros tipos de *nyása*: o *angushtadi-shadanga-nyása*, que visa colocar a atenção nas mãos e dedos; o *hridayi-shadanga-nyása*, com mantras nos centros de energia do corpo; o *nádí-nyása*, por meio dos dez principais canais de energia; e o *kosha-nyása*, identificando as diversas áreas do corpo. Esse último é o mais semelhante com o tipo de exercício que fazemos. A *yoganidrá* longa e profunda é baseada em variações simples e muito eficientes de *nyása*.

No terceiro capítulo do *Mahanirvana-Tantra* encontra-se o seguinte comentário sobre *nyása*: "O oficiante, seguindo cautelosamente as regras, deve em *nyása* executar os mantras, começando no coração e terminando nas mãos."[49]

Esses *nyásas* são executados assim: deitado, o praticante deve repetir mentalmente ou vocalizar as palavras *OM, sat, chit, Ekame* e *Brahma*, que são colocadas, mentalmente ou através de toque, nos dedos polegar, indicador, médio, anular e mínimo, respectivamente, seguidos cada um pelas palavras: *namah, swáhá, vashat, húm* e *vaushat*; logo depois, pronuncia-se o mantra sobre a palma e o dorso da mão, precedido pelos man-

---

47 O *nyása* a que ele se refere é uma antiga técnica de seis horas de duração, visando aplicar mantras em regiões do corpo. A formulação atual da *yoganidrá* é uma prática diferente, para ser realizada entre vinte e quarenta minutos de duração.

48 O *nyása* aplicado no próprio corpo aprofunda sensivelmente o conhecimento sobre seu organismo e as principais funções biológicas.

49 *Mahanirvana-Tantra*, traduzido por *Sir* John Woodroffe. Ver Referências bibliográficas.

tras: *OM, sat, chit, Ekame* e *Brahma,* seguido pelo mantra *phat.* Isso se chama *karanyása* e as frases completas são:

- *OM angushtabhyam namah* (polegar);
- *Sat tarjanibhyam swáhá* (indicador);
- *Chit madhyamabhyam vashat* (médio);
- *Ekam anamikabhyam húm* (anular);
- *Brahma kanishthabhyam vaushat* (mínimo);
- *OM satchidekam-Brahma karatala-prishthabhyam phat* (palma e dorso da mão).

A colocação dos mantras nos centros corporais é denominada *anganyása* e sua construção é bem semelhante:

- *OM hridyaya namah* (coração);
- *Sat shrírâshi swáhá;*
- *Chit shíkháya vashat;*
- *Ekame kavachaya húm;*
- *Brahma netratrayaya vaushat* (entre as sobrancelhas);
- *OM satchidEkame-Brahmakaratala-prishthabhyam phat* (palma e dorso da mão).

> Quando se pratica o nyása das mãos, tendo início no polegar da mão direita, encerrando-se pelo outro, enquanto se concentra a atenção em cada dedo, trata-se de um nyása do crescimento. Se feito na ordem inversa, é um nyása de declínio. Para o nyása da duração, inicia-se nos polegares e termina-se nos dedos mínimos de cada mão. Em seguida, deve-se praticar o nyása do corpo; depois o dos membros. Primeiro, pratica-se no corpo todo, depois em cada parte separadamente, e aí em cada dedo, pronunciando o mantra para cada dedo, precedido e seguido pela sílaba OM. [50]

A yoganidrá permite a entrada num mundo subjetivo, fora do alcance dos sentidos, mas isso não significa que estejamos dormindo. Se o praticante dormir, não conseguirá chegar ao estado completo e tampouco aprenderá a técnica que está sendo ensinada. Portanto, evite que o relaxamento se converta em cochilo e lembre-se de que, se dormir, você não estará jamais fazendo *yoganidrá.*

Para realizar a *yoganidrá* utilizamos uma posição deitada, denominada *shavásana.*[51] O mais absoluto relaxamento corporal é a meta do *shavásana,* que opera num pro-

---

50 *Linga Purána* 1: 85, 80.

51 Posição de Yoga, com o corpo deitado e com objetivo de relaxamento, também conhecida como *mritásana.*

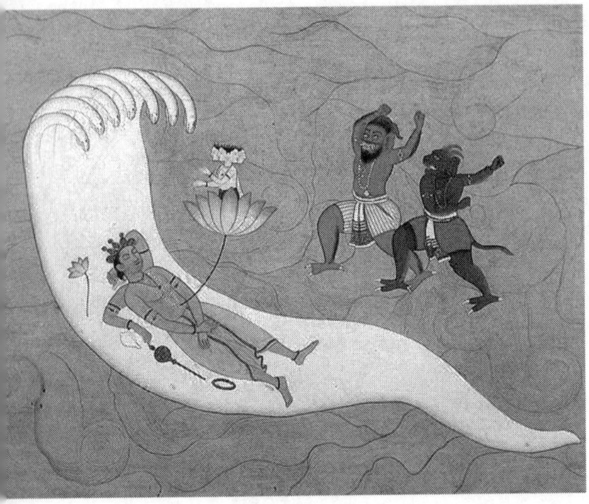

A TÉCNICA DE *yoganidrá* É UMA CODIFICAÇÃO RECENTE, MAS O SONO É UM COMPONENTE IMPORTANTE DA MITOLOGIA HINDU. NESTA GRAVURA, VISHNU, O PRESEVADOR, DORME PROFUNDAMENTE SOBRE A PRIMORDIAL SERPENTE SESHA, E EM SEUS SONHOS EXPANDE E MUDA A REALIDADE DO UNIVERSO. DE SEU UMBIGO SAI UM LÓTUS SOBRE O QUAL ESTÁ BRAHMA, O CRIADOR. ESCOLA KANGRA, SÉCULO XVIII.

cesso automático[52] e inconsciente. O *Gheranda Samhitá*[53] descreve o *shavásana* como "a posição que elimina a fadiga e seda a agitação da mente".

O *shavásana* possui três estágios. No primeiro, deve-se observar o fluxo da respiração, mas nenhuma tentativa deve ser feita para controlá-la, seja no volume ou no tempo de sua duração; inicialmente, apenas dois ou três minutos devem ser dedicados a isso. No segundo estágio, deve-se ampliar o tempo gradualmente até se atingir cerca de uns dez minutos. Por último, devemos vencer a divagação mental.

É muito comum estarmos com os músculos levemente contraídos mesmo quando nos deitamos para descansar, e até uma ligeira contração como essa deve ser evitada. Esse é um trabalho que requer considerável força de vontade e concentração. A prática diligente vai capacitá-lo em pouco tempo a conseguir o relaxamento absoluto dos diversos grupos musculares, ativando a capacidade inata do corpo de entrar num estado especial, caracterizado por ritmo cardíaco reduzido, ritmo respiratório diminuído, pressão arterial mais baixa, ondas cerebrais mais lentas, chegando-se até a modificar as secreções internas, diminuir o tônus muscular e obter uma redução global da velocidade do metabolismo basal.

Já a *yoganidrá* contínua, além do relaxamento alcançado durante a execução do *shavásana*, proporciona o controle corporal, distribuição das correntes vitais, abstração parcial dos sentidos e a utilização de técnicas de visualização e meditação. A utilização mais importante da *yoganidrá* é para o reforço do *sankalpa* (intenção, resolução).

Atua diretamente no consciente e possui oito estágios: preparação, *sankalpa*, rotação da consciência no corpo, técnicas associadas à respiração, percepção de opostos, mentalização ou meditação, *sankalpa* e exteriorização, que serão descritos mais à frente.

---

52 Facilmente provocado por meio dos reflexos condicionados, como foi demonstrado há décadas pelo grande fisiologista russo Ivan Petrovich Pavlov.

53 Obra do período medieval escrita por *Shrí Gheranda*.

A *yoganidrá* e o relaxamento

Não vamos confundir os meios com o fim: o objetivo dessa técnica é alcançar um estado intermediário entre o sono e a vigília, produzindo uma incursão na dimensão mental denominada *chidákásha*[54] ou inconsciente. Durante essa prática, a mente é requisitada a ficar consciente e produzir um estado de parcial abstração dos sentidos (*pratyáhára*); o qual, por sua vez, é utilizado para fazer exercícios de mentalização e reforço de *sankalpa* (resolução). O *pratyáhára* alcançado nesse estado, contudo, não é o mesmo desejado para as técnicas de meditação, que necessitam de uma posição sentada; para meditação é utilizada a técnica denominada *kaya sthairyam*. Apesar de não ser o objetivo principal, contudo, a *yoganidrá* também produz um profundo relaxamento corporal, colaborando para a recuperação física, emocional e mental.

A *yoganidrá* produz um significativo aumento da capacidade de descontração e redução do estresse, facilita a adaptação a novas situações, abre as portas para o processamento mais rápido das informações, ativa o potencial criativo (as idéias mais criativas surgem durante a prática ou como resultado dela), além de desenvolver as capacidades mentais, como a concentração, a memória, a aprendizagem e o gerenciamento das pressões. Por esse motivo, tantas pessoas confundem *yoganidrá* com relaxamento, quando, na verdade, esse estado relativamente sereno esconde técnicas que visam desenvolver os padrões mentais do indivíduo e, assim, proporcionar a libertação dos ciclos de ansiedade. Esses ciclos podem produzir arranhões ou sulcos na psique, e podemos compará-los àqueles antigos discos de vinil, que, quando riscados,[55] tocam repetidamente a mesma faixa. A consciência faz o mesmo de maneira involuntária com os pensamentos destrutivos. Os arranhões são os *samskáras*, que constituem tendências subconscientes de nossos condicionamentos. Essas formas emocionais agregam os elementos formadores de nosso ego mental que estão no crepúsculo da mente consciente e virão à tona sempre que forem atingidos estados de descontração física e descanso mental. Elas são eliminações subconscientes de desejos reprimidos, lembranças, manifestações instintivas, fobias, complexos, expressões em forma de símbolos codificados que estão enraizados na profundidade mais obscura das camadas da personalidade.

Sempre que me perguntam quanto tempo o exercício vai demorar a produzir resultados, respondo que é bastante variável. Mas a pergunta em si já fornece dados

---

54 *Chidákásha* é uma palavra formada pela partícula *chitta* (consciência) + *ákásha* (éter, a memória da humanidade). *Shivánanda* descreve vários exercícios de *chidákásha dháraná* ou visualização interior, muito semelhantes à *yoganidrá*.

55 Eles são como marcas ou impressões na superfície de um CD impedindo a pura reprodução do som, repetindo o mesmo trecho centenas de vezes.

para respondê-la: se precisa tanto saber, é porque gerou um ato de ansiedade, e estar nesse estado já pode estar dificultando o processo. Para algumas pessoas, basta um simples período de uma a duas semanas. Para outras,são necessários até três meses. A maioria das pessoas pode esperar que as melhoras ocorram em aproximadamente quatro a seis semanas.

A sensibilidade à *yoganidrá* é geral. Cerca de 90% das pessoas entram em *yoganidrá-vastha* pelo menos no nível das necessidades básicas e a maioria consegue alcançar as etapas mais profundas.

O único cuidado exigido é que se evite o mau uso dessa técnica, o que pode acontecer se misturar *yoganidrá* com outras técnicas e ser levado a querer "viajar" por outras vidas, visitar lugares distantes, produzir delírios e, o pior, acreditar neles. Se você está buscando alívio para uma vida difícil, esteja ciente de que a melhor maneira é expandir sua consciência e não fugir dos problemas. No aumento de sua percepção da consciência e da realidade, a *yoganidrá* poderá ser uma importante ferramenta.

Execução da técnica

Apesar de ser uma técnica recente, a *yoganidrá* já foi incorporada por um grande número de escolas e tradições de Yoga que introduziram suas próprias variações e simplificações à forma de executar essa técnica. O roteiro apresentado é a forma mais completa e tradicional, com oito partes, conforme a desenvolvimetno original de Swami Satyananda Saraswati.

A prática completa é composta de oito etapas bem definidas:

1. ***Preparação***: colocação do corpo em *shavásana*, com as instruções para permanecer acordado e com o corpo imóvel. Utilização de técnicas de descontração e relaxamento, tais como mentalização sobre partes do corpo, dos pés à cabeça, ou atenção à respiração.
2. ***Resolução***: escolha de um *sankalpa* (resolução, propósito ou determinação) pessoal. A resolução deve ser escolhida pelo praticante, não por quem está fazendo a indução.
3. ***Rotação da consciência***: indução da rotação da localização da consciência seguindo um caminho específico pelo corpo. Necessariamente deve se iniciar no polegar direito, descendo pela lateral até o pé direito; a seguir, o mesmo percurso pelo lado esquerdo; descendo da testa pela parte da frente do corpo até a região pélvica e retornando pela parte de trás do corpo até a parte de trás da cabeça;
4. ***Respiração***: conscientização e atenção à respiração.
5. ***Sensações:*** atenção focada para as sensações do corpo, especialmente as sensações opostas, como frio e calor, dor e prazer, peso e leveza.

6. ***Visualização*:** pode ser a visualização do espaço interior (ver técnica de *chidákásha*, descrita no capítulo de meditação) ou outros roteiros de visualização como *ásanas*, chakras, símbolos, elementos da natureza, revisão dos acontecimentos do dia, roteiros de histórias, cores, entre outras. Não faça qualquer indução que introjete valores pessoais, culturais, ou resoluções, devem ser apenas visualizações. Uma das distorções introduzidas em algumas escolas ocidentais na *yoganidrá* é utilizar o estado receptivo do praticante, com locuções que vão desde apresentar as supostas vantagens daquela escola ou do método, até o incentivo para a compra de produtos ou participação em cursos profissionalizantes. De pouco adiantaria no início da prática incluir um aviso para o praticante dever aceitar ou não as sugestões dadas, pois o estado receptivo e a assimilação vão ocorrer de qualquer forma. A *Yoganidrá* não é uma reprogramação emocional controlada por terceiros; é uma variação de meditação na qual a indução serve apenas de guia da técnica para o praticante desenvolver seu próprio potencial e de acordo com seus próprios valores.
7. ***Resolução*:** repetição do *sankalpa*.
8. ***Encerramento*:** volta da consciência à respiração, ao corpo, ao local de prática e finalização do exercício. Ao induzir uma técnica, é muito importante certificar-se de que o praticante realmente fez um retorno e uma finalização adequada, estando completamente lúcido, atento e acordado.

21. Mantra – Vibre!

O mantra certamente é um dos assuntos mais encantadores que a Índia nos legou. Em sua maior parte tem seu desenvolvimento de forma independente das técnicas de Yoga, mas alguns mantras, como os *bíja* mantras, estão muito ligados aos conceitos da prática e a maior parte das escolas acabou adotando uma grande quantidade de mantras. Apesar da simplicidade de sua teoria, são tantos e tão diversificados os usos do mantra que até mesmo o estudioso do tema se confunde, vez ou outra, com a variedade. Então, vamos fazer uma aproximação cuidadosa do tema, para que você possa compreender a importância que o mantra ganhou junto aos yoginas. De maneira geral, existe a noção genérica de que o mantra é uma sílaba, palavra ou seqüência de palavras e sílabas, que revelariam algum tipo de poder, quando pronunciadas da maneira correta. Fala-se em palavras mágicas, sons capazes de operar grandes transformações na vida de quem com eles se envolve. Nosso objetivo aqui é tentar compreender qual é a natureza real desse fenômeno, e de que maneira ele funciona.

Para começar, é sempre bom colocar na mesa uma definição básica, a partir da qual seja possível orientar uma abordagem mais aprofundada do tema. Então, vamos buscar essa definição e depois tirar nossas próprias conclusões. Começamos com Swami Sivananda, bem conhecido dos praticantes de Yoga, que afirma: "O Mantra é a divindade. O Mantra e seu Devata regente são apenas um. O Mantra é o poder divino. A repetição do Mantra elimina a impureza da mente, como a luxúria, a ira, a cobiça, etc."[56] Pode-se perceber claramente que ele sustenta uma abordagem tipicamente religiosa para o tema, mas ele deixa claro que a força divina evocada pelo mantra tem a propriedade de limpar a mente. Essa mesma propriedade é citada por Tara Michael,[57] que enumera o mantra entre os métodos empregados para obter a limpeza (*saucha*), o primeiro dos *niyamas* do Yoga.

---

56 *Tantra Yoga, Nada Yoga, Kriya Yoga*, Ed. Kier, Buenos Aires, 1983, p. 56.

57 *O Yoga*, Zahar Editores, Rio de Janeiro, 1976, p. 79.

Por uma outra abordagem, o mantra é uma "fórmula ritual sonora, dada pelo mestre a seu discípulo no hinduísmo e no budismo, cuja recitação tem o poder de pôr em ação a influência espiritual que lhe corresponde".[58] Essa afirmação nos remete ao fato de que o mantra é um elemento importante no rito de iniciação e, por conseqüência, na relação entre o mestre e seu discípulo. Mas também coloca o mantra dentro de uma perspectiva mística, ou mesmo religiosa, tendo por base a crença de que o "guru" tem a capacidade de oferecer uma chave de acesso ao universo espiritual através do próprio mantra. Na verdade, o mantra seria a única maneira pela qual o guru poderia transmitir a iniciação ao discípulo.

Mahatma Gandhi teria declarado que "o mantra se torna o cajado da vida de uma pessoa e a carrega através de cada provação. Ele não é repetido apenas pela repetição, mas é repetido para obter purificação, como um auxílio ao esforço... não é uma repetição vazia. Para cada repetição ele tem um novo significado, levando você cada vez mais perto de Deus".[59] Mais uma vez, uma declaração com perfil religioso.

Essa recorrência de Deus ou dos deuses envolvidos na definição de mantra pode sugerir que esse termo faça referência apenas a assunto de interesse religioso, mas isso não corresponde exatamente à verdade. O mantra tem um significado filosófico (metafísico, para ser mais preciso) que vamos descrever mais adiante. Vamos, porém, aprofundar nossa abordagem tomando referências que, embora não estejam diretamente vinculadas ao Yoga, podem nos ajudar a entender melhor alguns aspectos menos evidentes de nosso assunto. Essas referências que vimos até aqui, como a de Sivananda, que alegam que o mantra é Deus, podem receber um esclarecimento sugestivo por parte de Ernst Cassirer, filósofo neokantiano da Escola de Marburg, ao afirmar que "amiúde, o nome do deus, não o próprio deus, parece ser a verdadeira fonte de sua eficácia", explicando também que "na Índia, o poder do Discurso (*Vác*) se antepõe ao poder dos próprios deuses".[60]

A palavra, portanto, está dotada de um potencial que ultrapassa a simples designação de um objeto, seja ele concreto ou abstrato, pois permite ao falante apropriar-se de forças que se encontrariam entre a palavra em si e seu possível significado. Esse potencial é comparativamente o mesmo que se oferece ao poeta através da construção da "imagem poética". Usando a definição oferecida pelo mexicano Octavio Paz, o "significado" é um "querer dizer" que pode ser dito de outra maneira, ou seja, as palavras co-

58 *Dicionário de símbolos*, por Jean Chevalier e Alain Gheerbrant, José Olympio Editora, Rio de Janeiro, 1999 (14ª edição), p. 589.

59 Citado por Eknath Easwaran em *The Mantram Handbook*, Nilgiri Press, Petaluma, Califórnia, 3ª reimpressão, 1982, p. 42.

60 Op.cit., p. 66.

muns podem ser explicadas por outras palavras. Mas o sentido da imagem poética, por outro lado, é a própria imagem, e não se pode dizer com outras palavras. Nada, exceto ela, pode dizer o que ela quer dizer. Isso significa que as palavras, tocadas pela poesia, deixam de apontar para objetos externos e passam a ser, elas mesmas, a natureza designada e o sentido da designação. A linguagem cessa imediatamente de ser linguagem – o poema, nascido da palavra, desemboca em algo que a transpassa.[61]

A palavra mítica, o mantra, tem um poder espiritual inerente: "A palavra tem de ser concebida, no sentido mítico, como ser substancial e como força substancial."[62] Essa grande força de que é dotada a palavra, quando se converte em mantra, era reconhecida pelos pensadores da Índia antiga, que entendiam que era essa a única fonte de revelação possível. Uma revelação (*shruti*) não se vê, na tradição sânscrita, mas se escuta (do verbo *shru* – escutar). Cada um dos grandes *munis* (sábios) que compuseram os mais antigos mantras era chamado de *kavi* (poeta), e suas palavras eram dotadas do poder extraordinário de ativar o ritual com a presença dos deuses (forças naturais) que se manifestavam por meio dessas palavras. O mantra, portanto, é a palavra de nossos antepassados e expressa a revelação de sua herança *vivencial* para nós.

Como criação de poetas, cada mantra é uma poesia minimalista que abriga um único *insight*. Esse conteúdo subjetivo do mantra pode então ser transmitido com simplicidade para as gerações futuras, não pela compreensão do significado dos sons ou palavras que o compõem, mas pelo entendimento daquele *insight* que ali se oculta. Para que se entenda esse procedimento, vale a pena reproduzir uma explicação oferecida por Mircea Eliade:

> Acontece muitas vezes que toda uma metafísica está concentrada em um mantra. As 8.000 estrofes do volumoso tratado da tradição *Mahayana*, *Ashtasahasrika-prajñaparamita*, foram resumidas em algumas estrofes que constituem o *Prajñaparamita-hrdaya-Sútra*. Este pequeno texto foi reduzido a algumas linhas na *Prajñaparamita–dharani* que, por sua vez, foi concentrada no *Prajñaparamita Manbija-mantra*; finalmente, esse mantra foi reduzido à sua 'semente', o *bíja-mantra: pram*. De forma que se poderia dominar toda a metafísica *prajñaparamita* murmurando a sílaba *pram*.[63]

O mantra, portanto, é uma ferramenta que possibilita a assimilação do sentido de um assunto complexo por uma via que não passa pela razão. Ele opera na esfera do

---

61 Veja o capítulo "A imagem" em *Signos em rotação*, Ed. Perspectiva, São Paulo, 1976.

62 Cf. Enrst Cassirer, op. cit., p. 79.

63 *Yoga, imortalidade e liberdade*, Ed. Palas Athena, São Paulo, 2004, p. 182.

princípio *Buddhi* (inteligência), que, segundo o entendimento do *Sámkhya*, dá os fundamentos filosóficos para o Yoga, é o princípio formador do próprio universo. A capacidade de perceber o sentido de um assunto depende de como está funcionando o processo que evoca, em nossa mente, o significado de uma palavra que lemos, ouvimos ou pronunciamos. Esse fenômeno que traz o significado da palavra à nossa consciência é chamado em sânscrito de *sphota*.

Sphota designa, literalmente, um inchaço ou tumor. Deriva da raiz verbal *sphut*, que significa crescer, inchar, que é o mesmo significado da raiz que dá origem à palavra Brahma. A reflexão sânscrita concebe o *sphota* como o fenômeno que faz crescer, em nossa mente, a idéia relacionada com cada palavra que ouvimos. Não se trata, no entanto, de idéias relacionadas com esses sons por mera convenção, mas sim idéias que deles derivam espontaneamente em razão do sentido etimológico de alguma raiz verbal, ou por sua ressonância natural com áreas de nosso corpo ou de nossa mente. Essa conexão natural da palavra com o efeito que ela produz em nossa mente se chama, na gramática, Yoga.

Quando somos capazes de evocar o significado yoguico dos sons e das palavras que utilizamos, e construímos com eles um discurso que ecoa em nosso organismo como um todo, então estamos operando mantras. O mantra implica uma maneira de orientar os nossos pensamentos de modo que eles se libertem da racionalidade e mergulhem na profundidade da ressonância inconsciente (visceral) ou transitem poeticamente pela superfície das formas. "A Terra na profundidade, o Céu na superfície", diz a Taittiríya *Samhitá* (Yajur Veda Negro), I, 5, 4.

Um novo conjunto de forças é posto em ação pelo mantra, que rompe a barreira gramatical das palavras e, fugindo aos significados convencionais, trabalha apenas com o *sentido* natural evocado por seus constituintes básicos. Podemos afirmar, por essa razão, que os mantras não operam com sons comuns, mas com "tipos de sons" que têm a função de diferenciar o sentido das palavras.[64] Os mantras operam com fonemas, e não com outros tipos de sons.

Para que sejam aceitos como mantras, um som, uma palavra, ou uma série de sons e palavras precisam ser capazes de dirigir nossa atenção ao *sphota* que eles evocam. Eles precisam colocar a mente em movimento, e ao mesmo tempo permitir que ela permaneça dessa maneira, sem que chegue a uma conclusão final – isto é, sem brindá-la com um significado formal. O pensamento produzido pelo mantra é puro dinamismo, e, por isso mesmo, inconclusivo. O mantra não precisa de um significado, seu propósito é indicar um sentido para o qual a nossa atenção deve se dirigir.

---

64 Cf. A. Rosetti em *Introdução à fonética*, Publicações Europa-América, Lisboa, 3ª edição, 1974, p. 152.

A dualidade das palavras, que se compõem de uma forma sonora (ou escrita) e de um conteúdo (seu significado), não é normalmente percebida enquanto estamos falando. Nossa atenção permanece focada no discurso presente, que se resume a um fluxo descritivo, dinâmico, aparentemente desconectado de limites temporais. No momento em que falamos, não há ponto de partida nem ponto de chegada, mas apenas um movimento sem limites de idéias, que tende ao infinito e ao eterno.[65] Esse é o cenário em que o *sphota* existe de fato – um puro "devir" que não se concretiza, mas apenas indica uma direção para onde se encaminha nossa atenção. O *sphota* cria um foco, que será destruído no instante em que o pensamento se fixar no significado do discurso. Se percebermos a dualidade das palavras, escapamos do discurso para cair no dicionário.

A natureza atemporal do discurso é uma propriedade capturada por nossa atenção quando ela não se fixa nem na forma nem no conteúdo do que se diz. Essa atenção, que captura o fluxo do discurso e se liberta das armadilhas da forma, é chamada *dhi*, em sânscrito, e poderia ser traduzida por pensamento místico ou sagrado. É daí que surge o termo *samádhi*, tão caro aos yoginas, e que expressa o estado em que nossa atenção captura apenas esse fluxo do *sphota*.

Para que o assunto fique mais claro, basta lembrar que o termo mantra é formado a partir da raiz verbal *man*, que significa pensar. O sufixo *tra*, que expressa o meio ou o instrumento pelo qual a ação configurada pela raiz se concretiza,[66] completa o significado da palavra mantra, que pode ser então traduzida como instrumento que viabiliza o pensar. O mantra, portanto, é um recorte que fazemos com nossa atenção na força que mantém nossa mente funcionando, e que ativa a nossa inteligência – o *sphota*.

Entendido dessa maneira, o mantra perde um pouco do perfil religioso enunciado nas primeiras citações deste capítulo para assumir o papel de ferramenta que possibilita o pensamento yoguico, emblematicamente representado pelo *samádhi*. Esse é um pensamento espontâneo e natural, que se faz com o corpo inteiro, e não apenas com a razão. A atividade mental que o mantra induz no praticante tem um caráter vivencial, dotado da capacidade de dar a ele um entendimento absolutamente pessoal, único, do momento que ele está experimentando.

Essa experiência vivencial, no entanto, não é inovadora. Com isso queremos dizer que tudo o que ele experimenta com a vivência propiciada pelo mantra é aquilo que ele já tem dentro de si. O mantra apenas revela a ele a herança vivencial de seus antepas-

---

65 Uma ilustrativa reflexão sobre esse tema do sentido e da significação das palavras, embora não focada na questão do mantra, pode ser encontrada em *Lógica do sentido*, por Gilles Deleuze, Ed. Perspectiva/Edusp, São Paulo, 1974.

66 Cf. Carlos Alberto da Fonseca e Mario Ferreira em *Introdução ao sânscrito clássico*, Universidade de São Paulo, São Paulo, 1978, p. 178.

sados, que constitui a base natural de sua identidade como pessoa. Nesse sentido, se compreende a razão de se alegar que o mantra tem uma função reveladora. Ele é o eco das vozes distantes de nossos antepassados.

Então o mantra tem um perfil ao mesmo tempo pessoal – que surge espontaneamente – e coletivo, por se valer do poder de uma herança cultural (seja na forma da linguagem que lhe dá sustentação, seja na força dos antepassados, revelada por meio de sua utilização). Mas mesmo dentro da perspectiva de uma herança coletiva, "os mantras buscam restaurar a palavra a um estado no qual o nome não mais evoca a imagem de um objeto, mas sua força (*shaktí*)",[67] e essa força se manifesta por meio da própria estrutura corporal e mental do praticante, transformando-se, dessa maneira, ela também em uma expressão pessoal daquele indivíduo.

O yogi que se dedica à prática de mantras precisa estar atento ao fato de que seu corpo e o meio no qual ele está imerso obedecem aos comandos de sua mente, segundo a teoria dos mantras, e que, por essa razão, ele deve se valer de alguns cuidados em sua prática. "As pessoas por toda parte parecem sentir, consciente ou inconscientemente, que pronunciar um nome pode evocar a coisa nomeada. Por extensão, nós sentimos que falar sobre alguma coisa pode fazê-la acontecer, ou pelo menos torná-la mais provável de acontecer."[68] Uma disciplina mental é, portanto, imprescindível para quem deseja se utilizar dos mantras.

O pensamento está freqüentemente numa condição indócil e agitada, produzindo idéias que habitualmente fogem ao nosso controle. Mas existe um procedimento secundário da prática dos mantras que tem a capacidade de lançar essa parte irrequieta de nossa mente em uma armadilha "circular". Esse procedimento se chama *japa* e consiste na repetição cíclica de uma recitação cujo significado seja de pouca importância para nós, ou que já tenha sido assimilado e não apresente interesse, exceto por seu aspecto rítmico e repetitivo. É o mesmo fenômeno que nos faz cantar repetidamente um *jingle* publicitário, que chega a irritar, por surgir em nossa mente a cada momento de distração, sem ter sido solicitado. A diferença é que o *japa* é induzido intencionalmente pelo praticante, com a intenção de capturar a parcela mais superficial da mente e aprisioná-la nessa obrigação de ficar repetindo uma seqüência sonora.

Uma vez aprisionado pelo *japa*, o aspecto mais superficial da mente sai de cena e permite que nossa atenção seja operada por camadas mais profundas de nossa mente, o que torna possível a meditação. O despertar dessa mente mais profunda (*cittam* ou *va*-

---

67 Cf. Julius Evola em *The Yoga of Power*, Inner Traditionas International, Rochester (Vermont, EUA), 1992, p. 110.

68 Cf. Eknath Easwaran, op. cit., p. 21.

jracittam) pode tornar muito mais fácil a realização do Yoga, cujo foco é fazer a "forma autêntica" (*svarupam*) do eu se manifestar – de acordo com a definição de Yoga oferecida pelos *sútras* do sábio Patañjali.

Há também um aspecto importante do mantra que é particularmente explorado dentro do tantrismo. A substância original da qual deriva o som, que é chamada de *akáshá* (espaço), é a mesma substância, de acordo com a visão hindu, da qual deriva a luz. Talvez isso tenha surgido da associação da luz do relâmpago ao som do trovão. Por essa razão acredita-se que um mantra pode existir em forma de som e também em forma de luz.

Para entender essa possibilidade, vamos partir da crença universalmente difundida no hinduísmo, segundo a qual a fonte original de que provém o universo pode ser resumida numa palavra monossilábica – o OM. Para os autores das *upanishads*, Brahma é o OM, e Brahma é a palavra que resume os Vedas, e também é o conjunto dos versos dos Vedas. Para os pensadores tântricos, Shiva assume esse papel, recebendo às vezes a designação *Padam* (palavra). Tanto Shiva quanto Brahma são descritos com o tamanho de um polegar, e residindo na região do coração – onde a tradição também coloca a sílaba OM.

Cada vez que uma pessoa deseja dizer alguma coisa, ela mobiliza a energia vital de seu organismo para dar corpo aos sons correspondentes. Movida junto com o ar, pela respiração, essa energia vital é concentrada na coluna vertebral e desce por ali até sua base, onde ganha forma o som "visível" (*pashyanti náda*), feito de luz. É como luz que ele dá o primeiro passo para se converter de fenômeno mental, subjetivo, em fenômeno material. Essa luz se diz que só pode ser observada pelos olhos internos de um yogi. Essa luz expressa a idéia à qual o som estará ligado pelo poder do mantra. Da base da coluna, esse som em formação avança para o alto e penetra na região do coração. Ali ele se converte em som "intermediário" (*adhama náda*), onde ganha dinamismo e acesso à diversidade. É no coração que o mantra ganha o *sphota* – a força que dará significação a ele. Nesse estágio, todas as sílabas se abrem como possibilidade para o mantra, que ainda é apenas uma sílaba genérica e universal – o OM.

No terceiro estágio de sua formação, o mantra em formação, empurrado para o alto pelo vigor (*ojas*) da corrente vital, alcança a região da garganta, onde se reúne à coluna do ar da respiração e pela modulação do aparelho fonador constrói o som audível (*vaikhari náda*). E assim nasce o mantra, lançado à existência com o corpo inteiro, e não apenas com a garganta do praticante.

A revelação que o mantra evoca restaura o *dharma* dos ancestrais, ou seja, o conjunto de condições naturais que dá força para a família do praticante. O caráter revelador do mantra equivale ao das *mudrás*, entre as práticas associadas ao Yoga. De acordo com Julius Evola, "essas posturas [as *mudrás*] têm uma 'forma (*gestalt*) do gesto' que, uma vez que tenha sido entendida, se acredita que tenha um poder iluminador e revelatório".[69] Essa proposição nos permite reler as citações iniciais deste capítulo, que fazem referência a um poder "purificador" do mantra. Ao trazer à consciência o *dharma* dos ancestrais, o mantra remove do foco da atenção as interferências que sejam divergentes dessa fonte, fazendo a mente refletir com mais transparência as características peculiares à família do recitador. Este é o significado principal da purificação alegada: uma mente com menos interferências externas se torna uma expressão mais pura (autêntica) da vocação da família. A mesma lógica se aplica, com mais propriedade ainda, se imaginarmos a possibilidade de o mantra evocar a memória ancestral adaptada às condições peculiares ao indivíduo que o utiliza. Nesse caso não é o *kuladharma* (*dharma* da família) que será fortalecido, mas o *svádharma* (o *dharma* pessoal) do praticante que leva o benefício. A mente do praticante se torna, então, uma expressão cristalina da natureza verdadeira do yogi, e a realização do Yoga acontece com naturalidade.

O verdadeiro mantra, portanto, é um *insight*. É como uma imagem poética muito significativa para o grupo familiar ou para o indivíduo, isoladamente (mantra pessoal). Ainda que tradicionalmente o mantra seja ensinado (ou revelado) por um membro mais velho da família ou por um guru agregado a ela, sua aquisição também pode ocorrer durante uma meditação, quando ele é ouvido internamente (mentalmente) pelo yogi. Essa origem intuitiva, se ocorrida de maneira adequada, não diminui a potência indutora da experiência mística, de que os mantras são dotados. Esse mantra verdadeiro é uma poderosa ferramenta que pode ser utilizada para a realização do Yoga.

Um pouco de História

Os mantras mais antigos, sem sombra de dúvida, são os versos que compõem os hinos do Rig Veda. Os mais antigos remontam a mais de quatro mil anos antes da Era comum. Foram compostos por indivíduos que ficaram conhecidos como "poetas" (usualmente chamados de "videntes"). O objetivo desses mantras védicos era evocar as forças naturais, representadas pelos deuses, para que estivessem ativas durante a realização dos rituais de sacrifício. O conjunto desses mantras constitui a revelação védica.

De todos os versos que constituem o Veda original, um foi escolhido como aquele que resume todo o sentido da coleção completa. Esse mantra é conhecido como *Gayatri* mantra – seu nome designa a métrica com a qual foi composto. É recitado diariamente por todos os brahmanes, em especial no momento do nascer do sol e também no poente.

O conceito de mantra, no período védico, sugere que sejam apenas fórmulas sagradas para recitação durante o sacrifício, mas o termo também se aplica a qualquer consulta ou planejamento que demande o uso da inteligência. Todo rei tinha ministros que

69 Op. cit. p. 102.

lhe ofereciam os mantras nos momentos em que fossem solicitados. Isso significa que desde aqueles tempos remotos a palavra mantra já estava associada ao conceito do *insight*, do qual jamais se separou ao longo de sua trajetória histórica.

Posteriormente, surgem questionamentos ao foco sacrificial da cultura védica, e surge como resultado a literatura das *upanishads*,[70] composições de caráter místico, nas quais o poder da palavra se torna um importante ponto de reflexão – que resulta no amadurecimento do conceito de Brahma, idêntico ao eu pessoal de cada um de nós. O mantra aqui se torna sinônimo tanto dos versos védicos quanto daquele que encarna o espírito dos Vedas. As *upanishads* marcam um momento cultural em que ocorre a internalização do ritual, convertido gradualmente no Yoga que será delineado nos *Sútras* de Patañjali. Nesse processo, os mantras também se internalizam, evocando agora as forças que se alojam na mente do praticante (as atividades mentais). O quarto capítulo dos *Sútras* se inicia com a afirmação: "Os *siddhis* (poderes especiais) são produzidos por nascimento, pelas plantas, pelo mantra, pela ascese (*tapas*) ou pelo *samádhi*" (IV, 1).

Um terceiro conceito de mantra vai se desenvolver intensamente a partir do budismo, com o nascimento da literatura tântrica. Aqui ele vai se agregar a práticas de magia ritual com as mais variadas finalidades, tornando-se tão importante dentro da concepção tântrica do universo que a própria literatura tântrica foi chamada por alguns autores de *mantra shástra*. Uma das conseqüências do desenvolvimento do mantra dentro do cenário tântrico foi o aperfeiçoamento do alfabeto para grafar o sânscrito, a partir do século VI de nossa Era, culminando com o alfabeto devanágari, que nasceu envolvido em especulações mágicas envolvendo a relação entre os mantras e o corpo humano.

Talvez a mais conhecida aplicação dessa relação do alfabeto devanágari com o corpo humano seja a teoria dos chakras, com a representação das letras em cada uma das pétalas dos seis chakras mais importantes. Nessa teoria, as forças são representadas em nosso corpo organizadas de modo vegetativo, com bulbos, caules e flores de lótus que brotam em pontos especiais do corpo. Cada um desses lugares é também marcado por uma sílaba-semente (*bíja* mantra). As pétalas que nascem em cada uma das cinqüenta pétalas do sistema dos seis chakras são identificadas pelas 49 sílabas do alfabeto devanágari, acrescidas de uma letra adicional que representa o encontro consonantal *ksha*, que aparece na palavra *akshara* (indestrutível), que serve para designar a sílaba, na gramática do sânscrito. Cada sílaba está acompanhada de um par de símbolos especiais de nasalização, conhecidos como *náda* e *bindu* (uma linha curva e um ponto que se coloca sobre ela), e que representam o som cósmico fundamental (*náda*), Brahma ou Shiva, e a força cósmica fundamental (*bindu*), a *Shakti*. Esses dois sinais são as marcas caracterís-

70 Veja, sobre isso, o capítulo "Como o Yoga evoluiu".

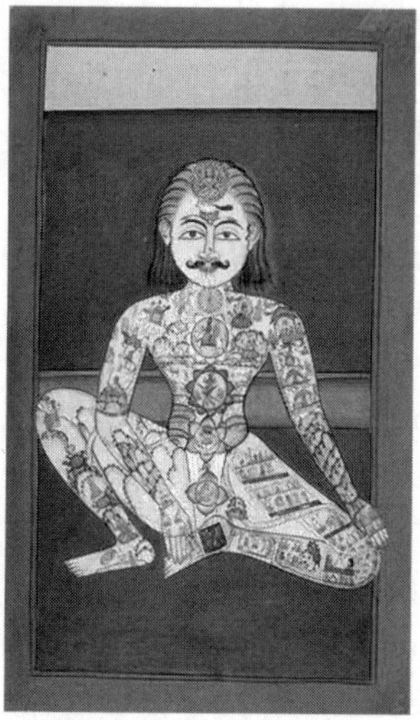

MINIATURA INDIANA DO SÉCULO XVIII, MOSTRANDO UM YOGI COBERTO DE TATUAGEM DOS PÉS À CABEÇA, INCLUINDO A INDICAÇÃO DOS CHAKRAS NA LINHA DA COLUNA VERTEBRAL. ORIENTAL AND INDIA OFFICE COLLECTIONS.

ticas dos *bíja* mantras conhecidos como *mátrikas* (mãezinhas) na tradição tântrica. Sem esses sinais, são sílabas comuns, com eles se tornam mantras de verdade.

Os mantras elaborados com finalidade mágica (proteção, desenvolvimento de qualidades ou poderes especiais, obtenção de favores e benefícios materiais, etc.) se tornaram muito populares, e disputam com os mantras de caráter devocional (religioso) a preferência da população hindu, de uma maneira geral. Nenhum desses mantras, no entanto, tem qualquer interesse para o Yoga. Os yoginas que se interessam pelo assunto dão preferência aos mantras de caráter místico, ou seja, aqueles que têm a capacidade de evocar as forças internas que dão ao praticante uma convicção acerca de sua própria identidade familiar ou pessoal. Esses mantras são eficazes para preparar a mente para a meditação e levam o yogi a um estado superior de entendimento de sua relação com o conjunto da natureza – sem outra finalidade além da descoberta e realização do si-mesmo (*átma*).

Classificações ou características

1- Quanto ao tipo

Os especialistas dividem os mantras basicamente em dois grandes grupos, os *kirtans* e os *japas*, mas existem outras formas como *bhajana, bíja* e *ajapa* mantra.

• *Kirtan* – celebração, cântico. São os mantras de formato curto que possuem melodia, ritmo e letra com tradução. Têm natureza geralmente alegre e extrovertida, com atuação e efeitos notadamente mais psicológicos do que fisiológicos e desenvolvem musicalidade, alegria, criatividade, desinibição. Geralmente acompanhados de dança. Em suas letras são comuns a referência a mestres (Sivananda, Satyananda, Ramakrishna), guerreiros (Virabhadra, Ramachandra, Árjuna), locais de contemplação (Ganges, Himalaias, Yamuná), personagens mitológicos e deidades (Shiva, Ganesha, Parvatí). Cada escola tem preferências quanto à escolha de suas referências, que pode ir desde a total aversão até a incondicional flexibilidade no uso dos ícones. Quando são usadas as *vádyás* (instrumentos musicais), costumam ser mais barulhentos, como os *karatálas* (címbalos de mão) e as *mridangas* (espécie de tambor com pele nas duas extremidades).

Nos *kirtans* com freqüência os praticantes cantam, dançam e batem palmas acompanhando o mantrim, que vocaliza na forma de responsório o verso sozinho para que todos, em seguida, o repitam. Essa, aliás, é uma prática muito comum na Índia, tanto nos *kirtans* quanto nos *bhajans*.

• *Bhajana* – o ato de compartilhar, reverência, adoração. Usado nas escolas devocionais, os *bhajanas* geralmente são lentos, e seus participantes costumam estar sentados e concentrados. Os instrumentos utilizados são comumente o harmônio, flautas, tampura (um tipo de instrumento de corda), etc. Costumam anteceder a meditação ou o *kirtan*, elaborados com formato mais comprido como hinos de louvor, ao passo que os *kirtans* são, em geral, mantras mais curtos. Outra forma de *bhajana* é *Samkírtana*, que significa glorificação ou prece. São reuniões musicais, usadas para produzir absorção no âmago do pensamento e do som.

• *Japa* – repetição, recitação. Podem ser trechos de *kirtans* ou sons monossilábicos, monotônicos e repetitivos. Quanto mais repetido, maior impulso e potência esse tipo de mantra acumula. São mais abstratos e por isso mesmo requerem mais foco por parte do mantrim, pois induzem a consciência ao seu pólo mais introspectivo. São sempre executados com o auxílio de um contador (*mala*).

• *Bíja* – semente. Por serem repetitivos e monossilábicos, são também considerados uma subdivisão dos *japas*. Na sua versão *nirguna* (sem atributo) é usado para desenvolver os chakras, já em *saguna* (com atributo) é usado em estado de identificação.

• *Ajapa* – não-repetição. É também uma forma de *japa* e sua execução está diretamente relacionada com a respiração ou pelo menos no som produzido pelo ato de respirar. É conhecido também como *Srí* para *prashada mantra, soham, hamsa, aham*. É considerado um *nirguna* mantra.

2- Quanto à forma de executar

• *Vaikharí* ou *váchika*: pronunciado, voz alta. É a forma mais simples de fazer e ensinar mantras. Refere-se ao ato de vocalizar o mantra em tom de voz audível. Provém da raiz verbal *vak*, que significa fala, palavra, recitação. Ele tem sua sede no *anáhata chakra*. É muito usada em *sat sanga*. *Vak* é a palavra falada e *para-vak* é o verbo, o som ainda não articulado.

• *UpáMshu:* sussurrado. O murmúrio das vocalizações solitárias é a forma da prática individual. Usada para concentração de forças.

• *Manasika* ou *mánas: a* mental. É a demonstração cabal de que a mente produz freqüências e estas criam um grande horizonte de eventos, colapsando a realidade ao nosso redor. Segundo Shivananda, *upaMshu* mantra tem mil vezes mais força que *vaikharí* e *manasika*, um milhão. Essa é a forma mais difícil, mas uma vez domada é também a que tem mais potência. É quando atuamos diretamente na raiz da consciência quando ela ainda não se materializou em palavras.

• *Likhita:* escrito. Essa é uma forma bastante peculiar de fazer mantra. Ela tem por objetivo ocupar a mente por meio da motricidade e da arte. A capacidade humana para desenhar símbolos que posteriormente podem ser decodificados em palavras nada mais é do que um aperfeiçoamento dos pictogramas. E escrever em caracteres devanágari seguindo a direção da escrita é uma forma de se fazer formas que podem muito bem se assemelharem aos yantras.

3- Quanto ao significado

• *Saguna* – com atributo. Quando dizemos que determinado mantra possui forma (*guna*), significa que ele faz alusão a algo que possui nome e forma (*namah rúpa*), como um lugar, uma coisa, uma personalidade.

• *Nirguna* – sem atributo. É o oposto de *saguna*. Essa categoria de mantra é completamente abstrata, funcionando exclusivamente através de sua vibração fonética.

• *Pránava* – pré-nascimento. É a *mátriká* mantra, todos os sons nascem a partir dele, conhecido também como *akshara* ou *ekashara*. Ao ser desenhado em papel recebe o nome de *omkára*. É um tipo de mantra que não é possível definir se possui ou não atributos, pois, paradoxalmente, ele faz referência direta ao absoluto. Contudo, este é inominável e está além das formas (*anamah arupa*). Foi sabiamente adotado como símbolo do Yoga.

Cinco características essenciais para ser um mantra

1. *Rishi* – vidente. Um mantra jamais é criado, ele é percebido nas esferas em estado de intensa meditação; esses homens (videntes) de sensibilidade apurada revelam a verdadeira força por trás da palavra.

2. *Rága* – cor "da harmonia". É um conjunto harmônico, isto é, o mais próximo daquilo que chamamos seqüência melódica. Costuma-se dizer que o *rága* é mais importante que a pronúncia, já que é a vibração o ponto-chave de muitos dos mantras.

3. *Devata* – entidade governante. É uma aparência pessoal da consciência, com a qual o praticante se identifica profundamente. Temos a necessidade de embutir qualidades humanas nas forças que transcendem a compreensão humana, e isso é uma forma de lidar com o que não nos é compreensível. Assim, tendemos a humanizar e personalizar essas forças da natureza muitas vezes sacrificando grandes porções de sua real aparência, simplesmente por não termos capacidade para lidar com o volume de informações provenientes da fonte. Somente personificando o mantra é que o ser humano comum consegue se relacionar e compreender. E esse aspecto é o mais interessante,

pois caso você encontre o seu *Ishta devata* (deidade eleita), sua prática de mantras será acrescida de *bháva*, conferindo sentido, propósito e intenções corretas, brotando uma facilidade na entoação como nunca antes poderia imaginar.

4. *Bíja* – semente. É aquilo que possui a capacidade de gerar a si próprio, é o coração do mantra.

5. *Shaktí* – força, poder. Energia primordial que é a base da consciência que reside no âmago dos mantras.

Mantras tradicionais

Gayatri[71]
OM – Bhur Bhuvah Svaha –
Tat Savitur Varenyam
Bhargo Devasya Dhimahi
Dhiyo-yo Nah Prachodayat

A tradução de *Srí* Swami Sivananda para esse mantra é:

Nós meditamos na glória do Criador; Quem criou o universo; Que é digno de adoração; Que é a corporificação do Conhecimento e da Luz; Que é o removedor de todos os pecados e da ignorância; Que Ele ilumine nosso intelecto. O Sol Supremo e Todo-Poderoso nos impulsiona com seu divino brilho para que então nós possamos atingir uma nobre compreensão da realidade.

Associado à boa sorte, proteção, poder pessoal, paz, intuição, iluminação espiritual, saúde, beleza, força, vigor, vitalidade e magnetismo.

Mahá Mrityunjaya
OM triyambakam yajaamahe
Sugandhim pushtivardhanam
Urvaarukamiva bandhanaam
Mrityormuksheeya maamritaat

---

71 Originalmente a personificação do mantra, a deusa Gayatri é considerada *veda mata*, a mãe de todos os Vedas e a cônjugue do deus Brahma, e também a personificação do onipenetrante Parabrahman, a realidade imutável que está por trás de todos os fenômenos.

Tradução:[72]

Nós adoramos Senhor Shiva, o de três olhos.

Aquele que é mestre de todos os sentidos e qualidades e que é o sustentáculo de todo crescimento.

Que ele nos liberte da servidão da morte, como um pepino maduro é liberado de seu caule e que ele nos garanta a imortalidade.

Tradução alternativa:[73]

Para Tryambaka (Shiva, o de três olhos) nós fazemos essa oferenda. Ao perfumado que aumenta a prosperidade.

Como um pepino de seu caule, da morte sejamos libertos, não da imortalidade.

Mahá Mantra

Hare Krishna Hare Krishna
Krishna Krishna Hare Hare
Hare Ráma Hare Ráma
Ráma Ráma Hare Hare

Esses são nomes ou aspectos de Vishnu, o sustentador do universo.

Hare, relacionado com Hara e Hari, aspectos do criador, sustentador e destruidor do universo.

Krishna, o negro, valoroso rei do épico *Mahábhárata.*

Ráma, o de cor escura, agradável, encantador. Mitológico rei guerreiro do épico Ramayana.

Shanti Mantra[74]

OM sahanaavavatu
Sahanau bhunaktu
Saha viiryan karavaavahai
Tejasvi naavadhiitamastu
Maa vidvishhaavahai
OM shaantih shaantih shaantih
Que unidos sejamos protegidos
Que unidos sejamos nutridos

---

72 Tradução de Ravi Shankar no CD *Chants of Indhia.*
73 Tradução de Arthur Berriedale Keith, 1914.
74 Yajurveda Taittiriya Upanishad 2.2.2.

Que unidos trabalhemos com grande vigor
Que nosso estudo seja iluminador
Que nenhum obstáculo de erga entre nós
OM paz, paz, paz

Guru Omkára[75]
Jaya Guru Omkaaraa
Jaya Jaya Sat Guru Omkaaraa OM
Brahma Vishnu Sadashiva
Hara Hara Hara Hara Mahadeva

Glória ao guru que é o OM
Vitória, Vitória ao guru que é a encarnação do OM
Ele é o Criador, o Sustentador, a Consciência que tudo absorve
Ele é Shiva, a luz da consciência, o grande deus

Ayodhya Vasi Ram
Ayodhya Vasi Ram, Ram Ram Dasharatha Nandana Ram
Pateetha Pavana Janaki Jeevana Seeta Mohana Ram
Ayodhya Vasi Ram, Ram Ram Dasharatha Nandana Ram
Pateetha Pavana Janaki Jeevana Seeta Mohana Ram

Senhor Rama, residente de Ayodhya e filho amado
do Rei Dasharatha, é o salvador dos infortunados
e senhor de Janaki (Sita).

Jai Jagadeesa Hare[76] **(*Aarati*[77])**
OM Jaya Jagadeesha Hare, Swaami jaya Jagadeesha hare
Bhakta janana ke sankata, deena janana ke sankata
Kshaana mein dura kare
OM jaya Jagadeesha hare

---

75 Tradução da Divine Life Society.

76 Tradução de Ana Borella.

77 *Árati, ārti, arathi* ou *ārati* é um ritual hindu no qual a luz de lamparinas de *ghee* (manteiga clarificada) ou cânfora é oferecida a uma ou mais divindades. Aparentemente esse ritual é derivado dos antigos rituais do fogo na tradição védica.

Salve o criador do universo, O Mestre... O que em instantes remove os obstáculos dos devotos e das pessoas humildes.

Jo Dhyaawe phala paawai, dukha vinashey mana kaa
Sukha sampati ghara aawai, kashta mitai tana kaa...

Meditar no Si Mesmo Transcendente traz como frutos: a destruição das tristezas do coração, felicidade e riqueza para o lar; e a doença física é curada.

Maata Pitaa tuma mere, sharana gahoon kisa kee
Tuma bina aura na dooja, aasha karoon jisa kee

Você (O Si Mesmo Transcendente) é minha Mãe e meu Pai, com quem mais eu poderia buscar refúgio...
Sem você não há outro. Você é a única esperança.

Tuma poorana paramaatmaa, tuma antarayaamee
Paara Brahma parameshwara, tuma suba ke swami...

Você é Completo, o Ser Supremo, que reside em meu interior. Acima de Brahma, você é o Senhor Supremo, o Mestre de Tudo.

Tuma karunaa ke saagara tuma paalana kartaa
Mein sewaka tuma swami, kripaa karo bharataa...

Você é um oceano de compaixão, o que nutre. Eu sou o servo, você é o Mestre, conceda sua graça, Preservador!

Tuma ho ek agochara, suba ke praana patee
Kisa vidhi miloon dayaamaya, tumako mein kumati...

Você é um, invisível, senhor de toda vida. Misericordioso, como posso encontrá-lo com uma mente tão maculada.

Deena bandhu dukha hartaa, tuma rakshaka merey
Apney haata utaao, dwaara paraa terey...

Irmão dos desesperados, O que reduz o sofrimento, Você é meu protetor. Erga sua mão com a bênção, estou à sua porta.

Vishaaya vikaara mitaao, paapa haro devaa
Shraddhaa bhakti barhaao, Santana kee sewaa

Senhor, remova minhas impurezas, carregue meus erros. Aumente minha reverência, devoção e serviço aos santos.

OM

OM é uma sílaba sagrada, é o símbolo de *Brahman*, o Ser Absoluto, e por isso ligado ao Yoga e ao objetivo de realização pessoal, exatamente por ser um veículo direto do Ser Universal, da criação do universo e da consciência pura.

Pránava, Udgita, Omkára, Pranu são muitas formas de se referir ao mesmo mantra, ao seu som e à sua forma, conforme ele seja proferido (*pránava*), grafado (*omkára*), visto ou imaginado, tamanha é a importância desse *bíja* mantra.

O OM também é o símbolo universal do Yoga, sendo citado nos *shástras* do hinduísmo como o "absoluto sonoro",[78] um som ou uma vibração que representa o universo como uma totalidade, não distinguido em partes individuais como nossa percepção usual indica, estando associado à percepção do yogi de novos estados de consciência.

Essa simples sílaba, que mais parece um murmurar, carrega em si todo o conhecimento dos *Vedas*, o poder sobre a matéria, a consciência do espaço e do tempo, do presente, do passado e do futuro. "É usado no começo da meditação, no começo e no final de uma oração, durante a prática do Yoga, de fato em todos os momentos em que o pensamento de *Brahman* impregna um ser."[79]

O OM é celebrado em diversas filosofias e religiões, mas principalmente na filosofia hindu, da qual se originou. É considerado o corpo de *Brahman*, a partir do qual todo o universo se forma. Por essa origem divina e essencial, esse mantra sagrado figura como o começo, o meio e o fim, como o som que deu origem à criação do universo manifestado (*prakriti*), que é responsável por seu desenvolvimento e que causa sua dissolução. Por isso temos tantos conceitos a respeito dessa sílaba fundamental, todo o pensamento que estiver voltado ao *Brahman* pode ser associado também ao *Pránava*.

---

78 *Shabda-brahman* ou absoluto sonoro; na *chándogya-upanishad* é apresentado como *idam-sarvam*, ou tudo isso ou este todo (na tradução de Georg Feuerstein).
79 Shakuntala Jagannathan, *Hinduism An Introduction*, cap. III, Mumbai: Vakils, Feffer and Simons Ltd.

São inumeráveis as escrituras sagradas que reverenciam o OM de alguma forma, desde a tradição védica. A *Chandogya Upanishad* exalta as qualidades do mantra OM, aqui denominado *udgita*, e de como a meditação no OM traz a realização de *Brahman* e com isso todas as glórias.

Praticamente todas as *Upanishads* colocam ênfase na importância deste mantra, seja por meio de sua utilização constante ou de explicações detalhadas encontradas em escrituras como *Mundaka Upanishad, Taittirya Upanishad e Katha Upanishad*, entre muitas.

Swami Vivekananda em seu livro *Bhakti Yoga* define o OM como sendo a síntese de Brahman e de toda a criação. "... o OM apenas; porque essas três letras (A U M), pronunciadas em combinação como OM, podem muito bem ser o símbolo generalizado de todos os sons possíveis. A letra A é o mais conhecido dos sons, por isso Krishna diz no *Gítá*: 'Eu sou o A entre as letras'. Todos os sons articulados são produzidos no espaço dentro da boca, começando na raiz da língua e terminando nos lábios – o som da garganta é A, e M é um som produzido nos lábios, o U representa o rolar do impulso que começa na garganta e termina nos lábios. Se pronunciado corretamente, o OM representa todo o fenômeno da produção do som, e nenhuma outra palavra pode fazer isso; este é, então, o melhor símbolo para *Sphota*,[80] que é o real significado do OM. E como o símbolo nunca pode ser separado de seu significado, o OM e *Sphota* são um. E por *Sphota* ser o lado mais puro do universo manifestado, está mais próximo de Deus, e sendo, na verdade, a primeira manifestação do conhecimento sagrado, esse OM é verdadeiramente um símbolo divino."[81]

Outra forma de entender a combinação de letras coloca a letra A, o começo, como sendo a representação de *Brahma* e da criação do universo. A letra U é a representação de *Vishnu*, a divindade do equilíbrio e da manutenção do universo. A letra M representa Shiva, ou a parte final do ciclo da existência, seja como representação do fim da vida natural ou como fim da existência sensorial por meio do controle conquistado pelo yogi por meio da meditação.

Uma vez liberto dos pares de opostos que são impostos ao ser por intermédio dos sentidos, o yogi conhece a verdade. Os sentidos são limitados e imprecisos, o Ser é eterno e ilimitado.

Na tradição do Yoga, a meditação no som do OM leva à realização do sutil, ao encontro da realidade absoluta. A realização da meditação pode ser por meio de sua menta-

---

80 De acordo com o Monier-Williams Sankrit Dictionary: *Sphota* é som (concebido como eterno, indivisível e criativo).

81 Swami Vivekananda, *Bhakti Yoga, The Complete Works of Swami Vivekananda*, v. 3, cap. VII. Calcutá: Advaita Ashrama (tradução livre).

lização, chamada também de *manasika* mantra ou mantra mental; acontece também mediante a visualização de sua forma, como yantra ou objeto de concentração; ou ainda por meio da simples repetição ou japa do mantra OM.

Sobre a grafia em devanágari

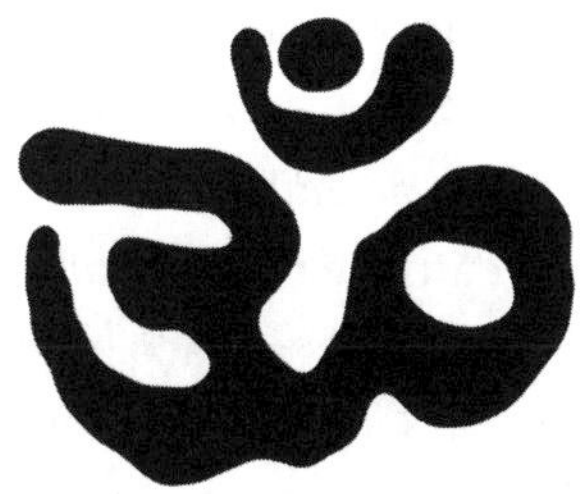

Há uma variedade enorme de traçados distintos, de acordo com a fonte gráfica do computador, traçado manual do professor ou Yoga, ilustração gráfica ou simbologias associadas a escolas de Yoga. O símbolo utilizado como ilustração neste exemplo, ॐ, é a ampliação fotográfica da página 69 do livro *Kundaliní Yoga*, de Sivananda, editado em Buenos Aires pela Editoral Kier, primeira edição de 1953, quarta edição de 1971 e quinta edição de 1974.

Caso queira reproduzir o símbolo diretamente do livro original, atente para utilizar exatamente o livro indicado.[82] O mesmo símbolo tipográfico em outros livros da editora, ou mesmo quando ocorre em outras páginas no mesmo livro, no processo de fotoampliação, produz uma quebra e traçados finais ligeiramente distintos, quase como uma assinatura, que identifica o local exato de onde foi retirado.

Essa documentação exata das referências originais desse traçado, ainda que excessivamente acadêmica, foi necessária para evitar que fosse concedido o registro desse símbolo como uma logomarca comercial de uma rede de franquias, desvirtuando seu significado original; assim como eliminar a falsa informação de que essa grafia em particular teria sido fotografada em livros raros nos Himalaias na Índia, quando, na verdade, é apenas a tipografia utilizada pela editora dos livros de Sivananda na Argentina nas décadas de 1960 e 1970.

De qualquer forma, a caraterística fundamental do OM não é sua representação gráfica, mas sua vocalização, assim com o conteúdo filosófico associado a ele.

Sobre a vocalização

Existem muitas formas de vocalizar o mantra OM ou *pranu*, como é chamada sua pronúncia, que ajudam o praticante a transformar a energia mais grosseira em energia sutil. Por exemplo:

---

82 Nas edições posteriores a 1974, com a capa violeta, a página apresentada não é mais encontrada, pois o livro foi editorado noutro formato e também foi modificado o texto, retirando essa ocorrência em particular do OM, pois ele ilustrava incorretamente a grafia de HAM.

1. OM, OM, OM, OM, OM, OM, OM – repetido inúmeras vezes quase sem espaço entre uma emissão sonora e outra. Considerado mais grosseiro por não ser completo, não possui espaço para o silêncio, antítese do som e seu complemento perfeito.

2. OOOM, OOOM, OOOM, OOOM, OOOM – repetido com uma pequena pausa, alongando a sílaba – eliminando a pressa, acalmando a mente. Essa forma de execução do mantra permite uma concentração maior.

3. OM __ OM __ OM __ OM __ OM __ OM – repetido com um silêncio de mesma duração da emissão do som entre os mantras – equilibra o som e o silêncio, a mente já está calma e não tem ansiedade ou pressa. Dessa forma, a concentração passa a ser uma vivência do espaço interior.

4. OOOOOOOOOOMMMMMMMM – contínuo, como uma onda, que deve ser sentida e vivida, o som ocorre como decorrência de uma utilização mais sutil da energia e o conseqüente mergulho em níveis mais profundos, sem oscilações, da consciência.

O *Pránava* é também o *Bíja* mantra, ou som semente, do *Ájña Chakra*, o centro de energia que é responsável pela meditação, pelo intelecto, pela vida espiritual, pela evolução do ser humano e canal de conexão com o *Brahman*. Ao proferir o OM você estimula todos os processos que levam ao estado de meditação (*dhyána*).

22. *Pratyáhára* – interiorize-se!

Aquele que for capaz de retirar os sentidos
de todos os seus objetos sensoriais, tal qual
a tartaruga recolhe os membros dentro do
casco, está firmemente estabelecido na sabedoria.
BHAGAVAD-GÍTÁ: CANTO II:58[83]

Pratyáhára significa abstração ou desprendimento dos sentidos. O termo *pratyáhára* está formado por duas palavras sânscritas: *prati* e *ahára*. *Ahára* significa comida ou algo que você coloca para dentro. *Prati* é uma preposição que significa contra ou fora. *Pratyáhára* então significa controle do *ahára* ou ter controle sobre as influências externas. Ocorre quando retiramos automaticamente toda a atenção dos objetos externos. Esse é um dos resultados mais comuns alcançados com a prática regular da *yoganidrá* e *kaya sthairyam*. O sono regular também pode ser considerado um estado de *pratyáhára*.

O *pratyáhára* é uma etapa prévia e necessária para a prática de meditação, para permitir a concentração efetiva. Continuamos recebendo o tempo todo, mesmo quando estamos dormindo, milhões de informações, mas nosso sistema nervoso permite que apenas uma pequena parte das informações seja registrada. Esse mecanismo é uma proteção, visto que se todas essas impressões fossem percebidas de uma só vez, seríamos "soterrados" por uma avalanche de informações; o que certamente sobrecarregaria nosso sistema nervoso e nos desnortearia.

Enquanto você está lendo este texto, vários eventos estão ocorrendo ao seu redor ao mesmo tempo: um som distante, um perfume suave no ar, os músculos que o mantêm

---

83 *Yada samharate chayam, kurmo'nganiva sarvasah, indriyanindriyarthebhyas, tasya prájña pratisthita.*

nessa posição, o toque da roupa sobre sua pele, a posição do corpo no espaço, a pressão de cada dedo para segurar o livro, sem contar ainda com o que está vendo. E isso já é muita informação para processar. Agora que chamamos sua atenção para esses eventos, você passou a notá-los, embora nós registremos apenas uma pequena quantidade deles. Dos milhares de estímulos percebidos, só nos chegam à consciência de quatro a nove de cada vez. O monitoramento do que é captado pelos sentidos ocorre de forma pré-consciente. Por exemplo, se você está no meio de uma multidão em uma festa, conversando com um grupo de amigos, e alguém no outro grupo de repente diz seu nome, você ouve. Significa que, apesar de não estar prestando atenção e as outras vozes não estarem presentes em sua consciência, você as estava monitorando o tempo todo em algum nível.

Possuímos a capacidade de selecionar as sensações mais importantes, desligando-nos completamente das demais; também podemos desligar todas voluntariamente. Isso é *pratyáhára*.

Quanto mais descontraímos, mais percebemos o mundo à nossa volta, a receptividade é maior, evidenciando os cinco sentidos, por isso é tão difícil abstrair nas primeiras tentativas; quando a consciência está conectada aos sentidos, a receptividade é menor. Por exemplo, quando estamos prestando muita atenção aos sons à nossa volta, os outros sentidos tendem a diminuir. Ou, quando estamos lendo um livro com muito interesse, não percebemos boa parte dos eventos ao nosso redor.

Não identificamos o mundo exterior como ele é na realidade, e sim como nossos órgãos dos sentidos nos permitem reconhecê-lo. O tato nos informa, entre outras sensações, a respeito da temperatura do ambiente pelas sensações de quente e frio. Mesmo uma sensação tão evidente de frio e calor pode ser falsa: basta colocar sobre o dorso da sua mão um pouco de álcool e terá a sensação de calor; aplique um pouco de solução mentolada e terá a sensação de frio. Em ambos os casos a temperatura do ambiente não terá mudado, será a mesma o tempo todo.

Observamos o universo como quem olha para as estrelas por meio do reflexo numa poça d'água. Assim, transformamos fótons em imagens, vibrações em sons e ruídos, e experimentamos substâncias químicas dissolvidas em ar ou água, não como químicos, mas como cheiros e gostos particulares. Cores, sons, cheiros e gostos são formações mentais a partir da combinação das experiências sensoriais e não existem, como tais, fora de nosso cérebro. O universo é incolor, inodoro, insípido e silencioso. Cada pessoa percebe o mundo de uma forma distinta e, apesar disso, conseguimos interagir com outros da nossa própria espécie de forma mais ou menos harmoniosa.

A partir do momento em que entramos em *pratyáhára*, produzimos um isolamento sensorial voluntário, o universo deixa de se apresentar da forma que estávamos acostumados para tomar uma nova e fascinante dimensão que vai muito além dos cinco sentidos.

Para alcançarmos o estado ideal de isolamento sensorial, basta manter o corpo numa posição firme e imóvel durante muito tempo, enquanto mentalizamos cada pequena parte do corpo separadamente, cada vez agregando áreas maiores em rodízio sistemático.

Sempre que a ansiedade ou as dúvidas sobre o processo de abstração se intrometem, inibimos o estado necessário, quebramos sua fluidez e o processo todo é interrompido. Algumas pessoas comentam que, quando começaram a praticar *yoganidrá*, era freqüente isso acontecer, porque se tornavam autoconscientes e de certa forma preocupadas se estavam fazendo corretamente. Essa ansiedade punha tudo a perder. Podemos notar claramente a semelhança desse estado ansioso e a insônia. Muitas pessoas não conseguem dormir porque ficam ruminando seus próprios pensamentos, num processo de retroalimentação constante que não permite o que chamamos de *vairágya*, ou desapego, que é necessário para provocar o *pratyáhára*.

Ao atingir o *pratyáhára*, outras medidas devem ser tomadas imediatamente. Quando a mente fica confinada num espaço limitado, o consciente se dissolve no inconsciente e você adormece. Para que isso não aconteça, deve-se escolher um roteiro ou um símbolo psíquico como objeto de focalização.

Exercícios de preparação

Audição 1

Coloque um relógio analógico a um braço de distância de seu ouvido, ligue a aparelhagem de som usando uma música homogênea e com o volume no mínimo. Concentre-se no tique-taque do relógio. Vá, aos poucos, aumentando o volume ou peça para alguém fazê-lo, mas mantenha o tempo todo a mente concentrada no som do relógio.

Audição 2

No meio da multidão, ou numa festa com muitas pessoas, concentre-se na voz de uma só pessoa. Comece pelo movimento dos lábios, depois o tom da voz, o ritmo das palavras e, só depois, no que ela está dizendo. A partir daí não olhe mais para ela. Mais tarde, faça tudo de novo com outra pessoa, sem estabelecer contato visual. Avise a pessoa que você está realizando o exercício.

Audição 3

Escolha uma música progressiva, como o *Bolero*, de Ravel ou outro similar, e escute cada instrumento novo que é acrescentado à medida que a música vai-se desenvolvendo, até atingir seu ápice. Nesse momento, escolha um único instrumento musical e concentre sua atenção somente nele.

Visão 1

Concentre-se num livro e leia atentamente, deixando-se envolver pela leitura num lugar que esteja tranqüilo, mas que aos poucos tenha grande circulação de pessoas.

Visão 2

Fixe atentamente o olhar, fazendo *Drishti*[84] no pôr-do-sol, até os sons do ambiente desaparecerem.

Visão 3

Fixe o olhar num ponto qualquer. Em seguida, comece a pensar numa imagem mental detalhada e ininterruptamente até as imagens desaparecerem do campo visual e só restar a imagem mental.

Tato

Ponha as mãos em duas vasilhas, uma com água quente (numa temperatura suportável) e a outra com água gelada. Aos poucos concentre-se na mão que está na água quente até não sentir mais a outra mão. Inverta o processo algumas vezes.

O mesmo tipo de exercício poderá ser executado com o olfato, o paladar e a sensibilidade da pele, sempre utilizando grande quantidade de estímulos e depois concentrando a atenção em um só.

Esses exercícios preparatórios são úteis para desenvolver uma melhor percepção e utilização dos sentidos, auxiliando o desenvolvimento da capacidade de *prátyáhára.*

O estado de *pratyáhára* pode ser alcançado de forma completa por meio de técnicas para preparação à concentração e meditação, que podem incluir *ásana,* mantra, visualização e *pránáyámas,* entre outros recursos. Contudo, há duas técnicas de Yoga que são as mais eficientes para alcançar esse estado: a primeira é com a execução de *yoganidrá;* a outra forma é por intermédio do *kaya sthairyam.*

Apesar da *yoganidrá* ser também uma forma fácil de alcançar *pratyáhára,* para a meditação precisamos de outra forma, pois a meditação exige uma posição sentada e total imobilidade corporal; logo, ao fazer *yoganidrá* deitado, sentar-se e começar a me-

---

84 *Drishti* é um exercício com os olhos que pode ser usado como recurso de concentração ou meditação. Consiste na fixação em um único ponto escolhido durante um determinado tempo ininterruptamente.

ditação, essa transição e movimentação faz com que seja terminado o estado de *pratyáhára* e tenha de se começar um novo processo do início.

Assim, quando o objetivo for a prática posterior de meditação, o estado de *pratyáhára* deve ser alcançado usando as técnicas de *Kaya Sthairyam* (imobilidade e estabilidade corporal), nas quais o treinamento já parte de uma posição meditação (posição sentada) e a partir daí é desenvolvida ampla estabilidade corporal e meios para que a mente desligue-se da atenção do corpo, interiorizando as percepções, capacitando para a execução das técnicas de concentração (*dháraná*) e meditação (*dhyána*).

23. *Mudrá* e *Kriyá* – sintonize-se!

Mudrá é uma palavra sânscrita, feminina (logo, utiliza-se a *mudrá*), que significa atitude, selo, gesto ou matriz. Deriva das raízes *mud*, encanto, magia, satisfação, e *rati*, dar, doar, assumindo o sentido de uma "atitude que outorga satisfação ou encanto".

No âmbito do Yoga, *mudrá* representa a expressão externa que acompanha uma atitude interna. Algumas posições especiais do corpo e mãos induzem estados fisiológicos e mentais, visando principalmente aprofundar estados de concentração e percepção. A execução das *mudrás* normalmente é acompanhada da execução de outras técnicas de Yoga, como *bandhas*, *pránáyáma* ou visualizações, induzindo estados mentais e influenciando a circulação de energia no organismo.

As *mudrás* são executadas em combinação ou após as técnicas de *ásana* e *pránáyáma*.

Há cinco grupos tradicionais de *mudrás* executadas na prática de Yoga:[85]

a) ***Hasta mudrá***: gestos feitos com braços, mãos e dedos.

b) ***Mana mudrá***: utilizados em práticas de *kundaliní* Yoga, envolvem a ação da mente e até certo ponto fundem-se com técnicas de meditação.

c) ***Kaya mudrá***: posições e posturas (*kaya* = corpo), ou seja, *ásanas*, combinados com técnicas de respiração e concentração de forma específica e determinada. Muitas vezes esse grupo, que é bastante utilizado no *Hatha Yoga*, assim como *Hasta mudrá*, são chamados genericamente de *mudrás*, sem a qualificação de tipo.

d) ***Bandha mudrá***: técnicas que combinam *mudrás* com *bandhas*, contrações de plexos e glândulas.

e) ***Adhara mudrá***: técnica para direcionar o *prána*, energia vital dos centros de energia inferiores do corpo em direção à cabeça.

Kriyá é um termo sânscrito e de gênero feminino que provém da raiz "*kr*" (agir), que numa tradução literal significa atividade. Escreva sempre com "i" e "y", a pronúncia do

---

85 Esse exemplo específico de classificação de *mudrás* é da tradição de *Sivananda* e *Satyananda*.

"i" é estanque e a do "y" é fluido – ambos devem ser pronunciados ao falar *Kriyá*. Fora isso, como é uma palavra feminina, o "a" é longo: *kriyáa*. *Kriyá* é o nome utilizado para certas combinações de *mudrás*, *bandhas*, *pránáyámas* e mentalizações que compõem as *kriyás*, utilizadas na metodologia do *Kriyá Yoga*, conforme mencionado no capítulo "Caminhos do Yoga".

O termo *kriyá* também pode ser encontrado em algumas referências para designar algumas das técnicas do *shatkarma* (purificações), mas evitamos seu uso nesse outro contexto, para evitar o conflito de nomes das técnicas de limpeza com as *kriyás* do *Kriyá Yoga*, mantendo apenas o termo *shartkarma* para designar as técnicas de limpeza e purificação corporal.

As *mudrás* com as mãos, *hasta mudrá*, estão presentes em conjunção com todas as outras técnicas de Yoga, visto que alguma postura para as mãos sempre necessita ser escolhida. Dessa forma, é o grupo mais utilizado pela maioria das escolas de Yoga, motivo pelo qual vamos apresentar seu mecanismo de funcionamento e os exemplos de gestos. Os demais grupos de *mudrás*, assim como as *kriyás*, não são apresentados nesse texto, por tratar-se de exercícios de complexidade maior envolvendo a combinação de várias técnicas, devendo ser praticados sob a orientação de um professor.

Hasta mudrá, os gestos e o inconsciente humano

A *hasta mudrá* atua por meio de diversos mecanismos. De uma forma bem direta, a disposição dos dedos está profunda e inexoravelmente ligada ao sistema nervoso; o ser humano se comunicou e se expressou durante milênios por meio de gestos, antes mesmo da palavra; até hoje as mãos naturalmente expressam nossos pensamentos e emoções, atuando como terminais nervosos do organismo. É uma cena comum para mostrar se estamos calmos, ou se ficamos agitados após um susto ou situação de tensão, mostrarmos as mãos para verificar se estão paradas ou trêmulas, conforme nosso estado interno.

Cada gesto produz uma reação diferente em nosso comportamento, pois desencadeiam no cérebro reações que mudam intensamente nossas emoções e atitudes. De forma reflexa, se um estado mental ou emocional desencadeia disposições corporais, ao executar essas disposições corporais, provocam-se os mesmos estados inversamente. Explicando melhor, quando numa situação de conflito ficamos com raiva, instintivamente produzimos uma série de contrações corporais, condizentes com esse estado. Por exemplo, a contração das mandíbulas, trincando os dentes, a contração da testa, dos músculos ao redor dos olhos, dos ombros e principalmente das mãos cerrando os punhos. Inversamente, contrair os punhos, mesmo sem estar com raiva, provoca leve alteração na pressão arterial, a dilatação das pupilas, o aumento no nível de alerta e a liberação de adrenalina, entre outras reações típicas de uma preparação para o combate.

Essa atuação física e direta da *mudrá* também envolve a circulação de energia vital, *prána* e efeitos mais sutis. Apenas o tempo de prática permitirá desenvolvê-los em sua plenitude.

Reflexologia, o comportamento e o conhecimento em suas mãos

Outra forma de atuação da *mudrá* é por meio da criação de uma programação positiva ou a criação de um ato reflexo, na qual, ao fazermos repetidamente as mesmas *mudrás* – durante os mesmos exercícios respiratórios ou durante as técnicas de meditação –, induzimos a criação de um condicionamento positivo. Ao executar o gesto com as mãos, todo o sistema orgânico e mental já assume mais rapidamente a condição adequada para o exercício que será executado.

A utilização de *mudrás* busca a realização de determinados estados de consciência por meio da simbologia e das mensagens contidas nesses gestos arquetípicos. A *mudrá* atua por ressonância, tocando os estratos mais profundos do ser humano, permitindo-nos redescobrir o conhecimento oculto em cada gesto.

A riqueza dessas linguagens reside no fato de que esses gestos revelam significações distintas, de acordo com o contexto. Eles aludem às verdades eternas, aos valores, idéias, conceitos ou estados emocionais que são diferentes para cada um de nós, pois falam diretamente ao eu profundo, a partir de suas múltiplas interpretações.

Símbolos e o reflexo da mitologia no imaginário

O poder do mito é inegável. Algo no ser humano cria a necessidade desses ícones, para que possamos acreditar. Por intermédio do mito podemos passar por experiências que superam os limites humanos. Algumas das pessoas mais influentes do mundo moderno nunca existiram de fato, como é o caso do modelo de inspiração para os detetives, *Sir* Sherlock Holmes.

Foi demonstrado, recentemente, que quando vemos alguém correndo passamos pela mesma experiência por causa dos neurônios-espelho. Eles explicam, por exemplo, por que ficamos com vontade de bocejar quando vemos ou até pensamos em alguém bocejando, ou perdemos o fôlego quando alguma pessoa engasga, ou quando no cinema um tosse e logo depois vários tossem em seqüência, ou quando retemos o ar quando vemos num filme de ação o herói mergulhando. Nosso sistema de aprendizagem está relacionado com a cópia, então nada melhor do que um arquétipo, símbolo, modelo de perfeição que inspire e guie esse aprendizado.

As *mudrás* simbólicas reforçam essa identificação com os arquétipos. Assim, no caso do Yoga, cada gesto tem maior ou menor significado relacionado diretamente com o maior ou menor grau de envolvimento com a cultura indiana. Isso significa que quanto maior o número de informações que possuímos no acervo de nosso banco de dados acerca de determinado assunto, mais rápido e eficiente é o resultado. Essa é uma das principais razões pela qual o estudo do Yoga passa também pelo estudo da mitologia e da cultura hindu, como uma necessidade para poder contextualizar o ambiente no qual as técnicas foram desenvolvidas e são aplicadas.

O Yoga e as danças hindus nos revelam a simbologia do gesto, uma linguagem gestual e corporal, na qual idéias e sentimentos são manifestados por meio desses símbolos. Eles formam parte do legado da humanidade e de nossas vidas, impregnando-nos até o mais íntimo do ser, muitas vezes sem que o percebamos. Mostram-nos a unidade essencial das coisas, as correspondências entre o mundo sensível e o mundo das idéias.

Hasta Mudrá, descrição de técnicas

Na prática de Yoga utiliza-se um conjunto bem pequeno de *hasta mudrás* que são consideradas realmente efetivas. Contudo, várias outras, por influência da dança indiana de outras tradições, acabaram por também incorporar-se e são utilizadas em algumas tendências.

Na primeira categoria, os gestos que são mais utilizados durante a prática de Yoga e normalmente desencadeiam estados introversores, destacamos *añjali, kálí, bhairava, jñána* e *chin mudrá.* Algumas outras *hasta mudrás*, mais associadas à tradição simbólica hindu ou à dança clássica indiana, também estão apresentadas, visto que também foram assimiladas no ambiente cultural do Yoga.

Um mesmo gesto pode ter mais de um nome, dependendo da tradição à qual pertence e do uso das mãos combinadas ou não. Assim, é esperado que os nomes utilizados nessa relação possam ser distintos de outras fontes consultadas.

Anjali Mudrá

Descrição: As duas palmas das mãos unidas uma com a outra à frente do peito, ou à frente do rosto, ou acima da cabeça, com a ponta dos dedos para cima e os antebraços em uma linha paralela ao solo.

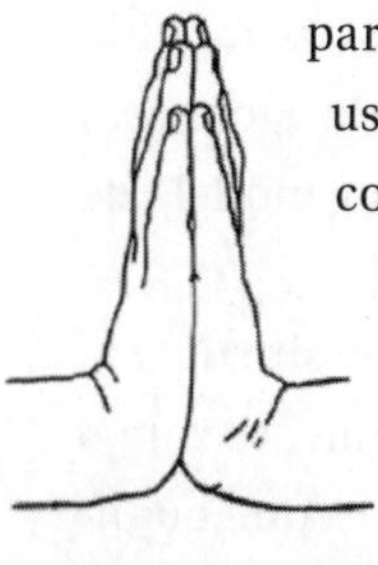

Simbologia: É um gesto de saudação que, quando colocado acima da cabeça, é para saudar divindades; diante da face simboliza o terceiro olho de Shiva e é usado para saudar gurus, preceptores e reis; e no peito simbolizam a luz do coração é usado para saudar iguais.

Efeito: Transmite sentimentos positivos, cordialidade e boas intenções. É utilizado em práticas devocionais, pois ao unir as palmas das mãos, se põem em contato seus respectivos chakras, ativando a circulação de energia e ativação do chakra do coração. O gesto também produz o aumento de foco e de concentração, muito propício para exercícios de visualização e *ásanas* que requerem equilíbrio corporal.

Aplicação: Execução de mantras, *ásanas* que requerem equilíbrio corporal, mentalização, reforçando o poder de concentração.

Observação: é importante isolar os fatores culturais, lembrando que o gesto, nesse contexto, não embute nenhum significado religioso.

Jñána Mudrá

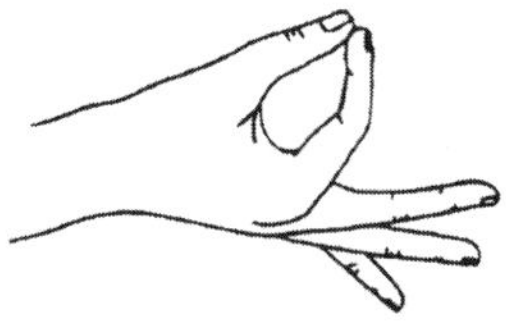

Descrição: Com a palma da mão voltada para cima, os dedos indicador e polegar se unem e os outros permanecem descontraídos ou intensamente estendidos, dependendo da técnica utilizada. Por exemplo: durante os *pránáyámas* pode ser mantido tenso para ativar os centros motores mantendo a mente mais alerta já; durante a meditação os dedos relaxam para proporcionar calma mental. O contato entre os dedos pode ser pela ponta ou pelas gemas, e eles ficam formando um círculo ou um ovalóide. Quando o gesto é executado com as palmas das mãos voltadas para baixo, recebe o nome de *chin mudrá*.

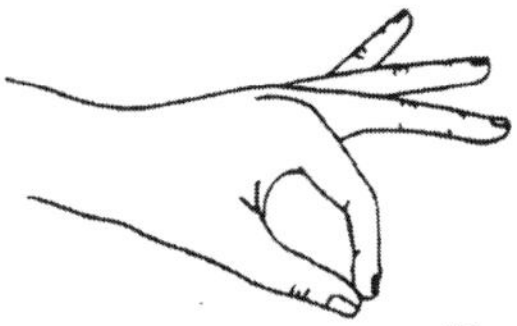

Chin Mudrá

Simbologia: Simboliza sinais favoráveis, auspiciosos, esperançosos, determinação, resolução, decisão, ensinamentos, guirlandas de flores, meditação, o yantra OM (pela forma dos dedos). Nesse gesto, os três dedos estendidos recebem simbolicamente as características dos *gunatrayas*: o mínimo é *tamas* (escuridão, sonolência), o anular é *rajas* (atividade, paixão) e o médio *sattva* (pureza, equilíbrio). Já os demais dedos que estão unidos (Yoga) simbolizam a consciência humana (*jivátma*), o dedo indicador e a consciência universal (*paramátma*), o dedo polegar.

Aplicação: Essas *mudrás* (*chin* e *jñána mudrá*) são amplamente utilizadas para a prática de *pránáyáma* e meditação. O círculo pode ficar mais fechado, aumentando a área de contato entre as falanges; essa variação pode propiciar maior relaxamento dos dedos de acordo com o praticante, oferecendo o necessário conforto para as técnicas de meditação.

Kapota Mudrá

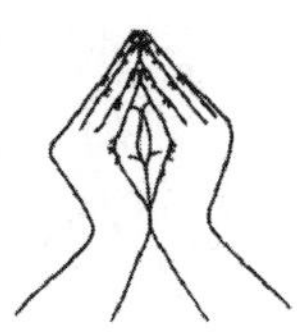

Descrição: Partindo de *añjali*, as duas palmas das mãos unidas uma com a outra, unidas apenas em sua base, lados e topo, com as palmas curvadas sem que o centro das mãos se toquem deixando um espaço vazio no centro. As mãos podem voltar-se para cima ou para baixo, dependendo da posição do corpo.

Simbologia: *Kapota* traduz-se por pomba. A pomba é o emblema da paz, a liberdade alada, harmonia, fidelidade e pureza. O vôo do pombo relacionado com o elemento ar (*váyu*). Simboliza homenagem, saudação, dirigir-se a um guru, obediência respeitosa, submissão, falar com os mais velhos. Simboliza um embrião ou algo que está prestes a nascer, algo auspicioso que está por acontecer, um segredo, algo escondido, força concentrada.

Aplicação: Saudação, cumprimento, dirigindo-se a pessoas veneráveis, tomando o juramento, aceitação, consentimento, aquiescência. O gesto produz o aumento de foco e de concentração, muito propício para exercícios de visualização.

Bhairava Mudrá

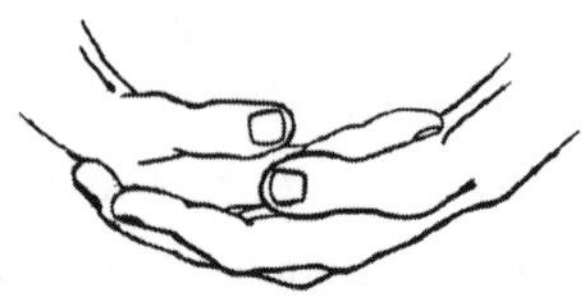

Descrição: O dorso da mão direita repousa sobre a palma da mão esquerda, ambas em forma de concha, apoiando-se sobre as pernas ou os pés, de acordo com a posição adotada pelo praticante.

Simbologia: *Bhairava* remete a uma das formas violentas ou terríficas de Shiva, criador mitológico do Yoga, referindo a seu aspecto responsável pela dissolução do universo. As duas mãos representam *ida* e *pingalá nádís* e a união do indivíduo com a forma suprema da consciência.

Efeito: Induz a um estado de receptividade, introspecção e conexão da consciência individual com a consciência suprema.

Aplicação: Técnicas de concentração, meditação, posição de descanso de mãos, alguns *pránáyámas* e para a execução de *prána mudrá.*

Padma Mudrá

Descrição: Os punhos se tocam juntamente com as extremidades dos dedos mínimos, a base da palma e os polegares. Os outros dedos ficam bem estendidos para trás e separados uns dos outros, abrindo-se em forma de coroa.

Simbologia: *Padma mudrá* é o gesto da flor de lótus. Simboliza flores, frutos, beleza, elogio, saudade, círculos, sublimação e transmutação de energia densa em energia sutil. O desabrochar do lótus é uma visualização que acompanha o gesto, simbolizando as múltiplas camadas da personalidade humana.

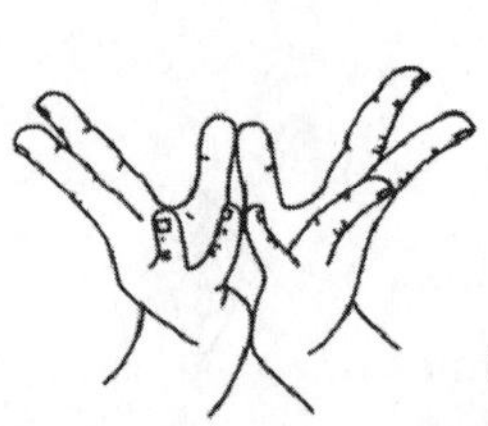

Aplicação: Também se usa o termo *padma* para designar os pontos vitais ou chakras. Esse gesto é empregado como exercício para reforçar a visualização dos centros de energia.

Iconografia: Ao sonhar, Vishnu expande, muda a realidade do universo e, como resultado, observa tudo sendo criado. De seu umbigo (*nabhi*) sai uma flor de lótus brilhante; ele é o símbolo da pureza e representa a verdade por trás da ilusão, onde está sentado Brahma, o primogênito do universo; para sua vida de cem anos celestiais ele é o princípio da expansão criativa (ver *khatva hasta*). Após esse período, Vishnu termina seu sonho, a flor fecha-se novamente e desaparece para ser recriada no próximo sonho, e assim sucessivamente até completar seu ciclo de 155.520 milhões de anos. Por vezes, Brahma é chamado *padmaja*, que significa nascido de um lótus.

Ardha Súrya Hasta (sol nascente)

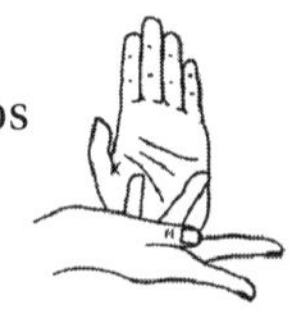

Descrição: A mão que está por trás se coloca em *pataka hasta*, com os dedos juntos e estendidos verticalmente, e a que está por diante em ala *padma hasta*, com os dedos bem distanciados uns dos outros.
Simbologia: *Ardha súrya* representa o sol nascente. O sol que nasce no horizonte atrás das águas do mar ou do rio, alude ao princípio de todas as coisas, nascimento, surgimento, boa sorte, fortuna, evolução, crescimento, revelação. *Súrya* é o Deus Solar, venerado nos Vedas. Filho de Aditi, a Mãe de todos os deuses. Habita a esfera solar (*súryaloka*) e seu reino se desdobra até *súryamandala*, a distância do espaço até onde os raios do sol alcançam.
De acordo com o mito *súrya*, banha-se todo pôr-do-sol nos sagrados rios Gangá e Yamuná para completar seu ciclo em que a carruagem solar cruza os céus todos os dias. É parte de uma tradição de culto solar que remonta aos primórdios do *Rig Veda*. Seja na forma de *Gayatri* ou *Savitri*, lá está ele sempre presente citado em escrituras sagradas que vão do *súrya upanishad* ao *brihadaranyaka upanishad*.
O gesto também faz referência ao órgão gerador feminino (*yoní*). Símbolo de beatitude e graça, representa flores, frutos, perfeição, beleza, galanteio, elogio, saudade, círculos, sublimação da energia densa em energia sutil. Induz a paz divina e desapego dos atributos mundanos como raiva, paixão luxuriosa, cobiça e egoísmo.
Aplicação: Repetidamente é usado antes de rituais que envolvem o sol ou mesmo antes da prática de *súrya namaskára*.

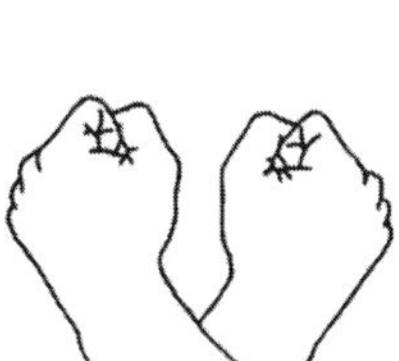

Vaikhara Mudrá

Descrição: Ambas as mãos se fecham em mushti *mudrá*. Os antebraços se cruzam na altura do tórax.
Simbologia: *Vaikhara mudrá* sugere proteção, força, segurança, coragem, energia e desafio.

Chakra Mudrá

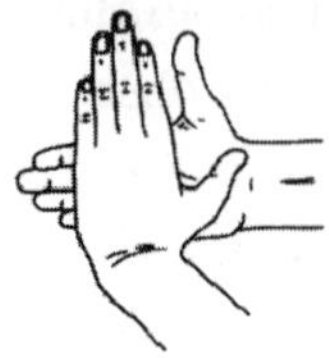

Descrição: As palmas das mãos se tocam em forma de cruz, com os dedos juntos e estendidos.

Simbologia: *Chakra mudrá* simboliza um círculo, uma roda, um disco e uma arma de guerra utilizada por Rama para combater o demônio Rávana no épico *Rámáyana*.

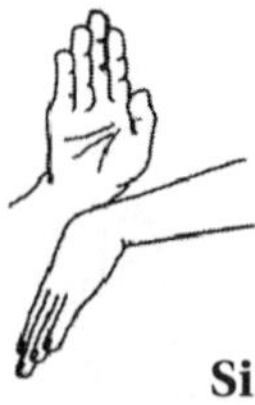

Abhaya Mudrá

Descrição: A mão direita está erguida, com a palma para a frente e os dedos juntos. À esquerda, logo debaixo dela, mostra o dorso, também com os dedos juntos.

Simbologia: Proteção.

Nandi Mudrá

Descrição: A mão direita se fecha com o polegar para cima, apoiada no dorso da esquerda. O indicador e o mínimo desta última formam os chifres do animal.

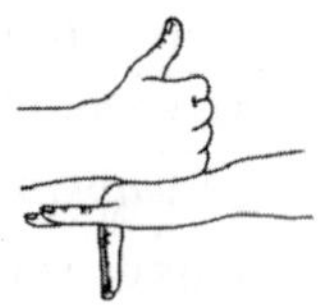

Simbologia: Temos aqui representados dois símbolos fundamentais dentro do shivaísmo: o touro e o falo. O touro é a personificação das virtudes, da retidão e da justiça.

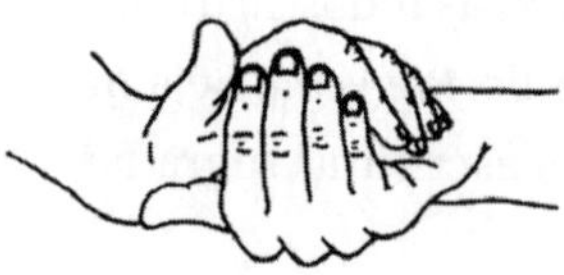

Samputa Mudrá

Descrição: As palmas das mãos unidas, os dedos curvados para dentro e os mínimos esticados.

Simbologia: Um baú, um cofre, uma caixa, um jogo de dados, algo escondido, secreto e oculto.

Yoni Lingan Mudrá

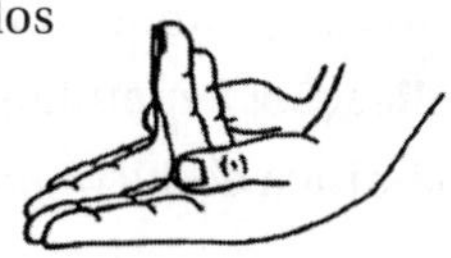

Descrição: As mãos ficam juntas, com as palmas para cima. Os dedos anulares e mínimos formam o *lingam*, esticados verticalmente. Os demais dedos formam a *yoni*, órgão sexual feminino.

Simbologia: *Yoni Lingan mudrá* é a união do princípio masculino com o feminino.

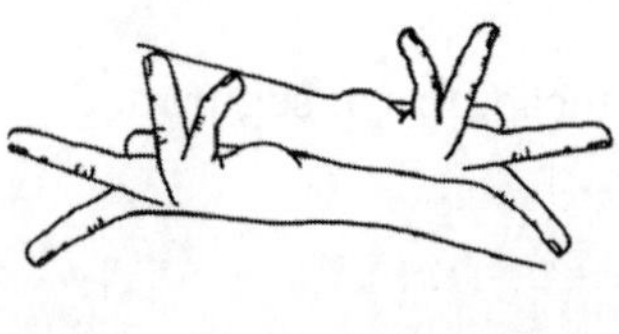

Avahittha Mudrá

Descrição: As mãos se entrecruzam à frente do tórax, em *alapadma mudrá*, com os dedos bem distanciados entre si, mostrando as palmas das mãos.

Simbologia: Uma oferenda de flores ou de frutos, a lua cheia, o pôr-do-sol, harmonia, beleza, abundância e presentes.

Shanka Mudrá

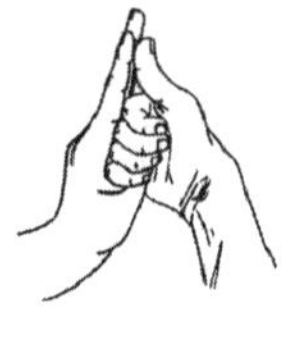

Descrição: O polegar da mão esquerda é envolto pelos dedos da mão direita. Os dedos estendidos da esquerda tocam o polegar da direita.
Simbologia: O caracol é um gesto vinculado à guerra. Lembra exércitos em movimento, guerreiros, heróis, titãs, demônios e o anúncio de uma batalha.

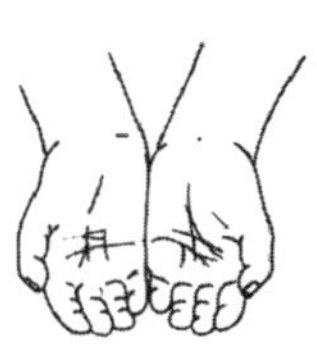

Pushpaputa Mudrá

Descrição: As mãos para cima, com as palmas em forma de pote. O nome se traduz como mãos cheias de flores.
Simbologia: Magia, oferenda, rituais, purificação, água, presentear com flores, curar, levantar, elevar e auxiliar.

Shiva Lingam Mudrá

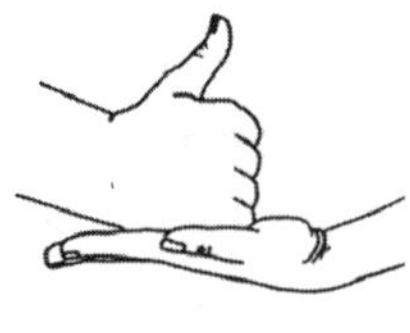

Descrição: A mão direita se coloca sobre a esquerda, com o polegar para cima e os outros dedos flexionados para dentro. Esse gesto faz alusão ao símbolo mais importante da iconografia tântrica.
Simbologia: A palavra deriva das raízes: *lin*, absorver, dissolver; e *gam*, produzir, penetrar profundamente, compreender. A representação plástica do *lingam* inclui não apenas o falo, senão também a união deste com o órgão gerador feminino, que o rodeia na base.

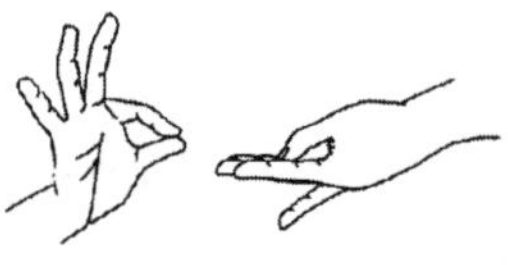

Brahma Mudrá

Descrição: A mão direita está em *jñána mudrá*, com os dedos indicador e polegar cerrados em círculo na altura do peito. A esquerda faz *chatura mudrá*, frente ao *svaddhisthana chakra*, com a palma para cima, o dedo mínimo para baixo e os outros três dedos juntos e estendidos.
Simbologia: Essa *mudrá* está associada a Brahma, e significa perfeição, meditação, bem-aventurança, satisfação interior, alegria, juventude, pureza, graça, sabedoria, inteligência, iluminação. Em outro plano, designa metais: ouro, bronze, cobre e ferro.

Matsya Mudrá

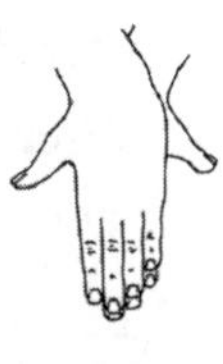

Descrição: *Matsya* significa peixe. O gesto se faz juntando o dorso de uma das mãos com a palma da outra, deixando os polegares separados para os lados.

Simbologia: Uma lenda referente à origem do Yoga conta que, quando Shiva ensinava as técnicas à sua esposa Parvatí, foi visto por um peixe. Aplicando essas técnicas, o peixe evoluiu até alcançar a forma humana. Esse gesto sugere transformação, evolução e crescimento.

Trimurti Mudrá

Descrição: *Trimurti* significa três faces, mas também pode ser traduzido como trindade. As mãos estão para a frente, com os dedos esticados, os polegares e os indicadores de ambas as mãos se tocam, formando um triângulo.

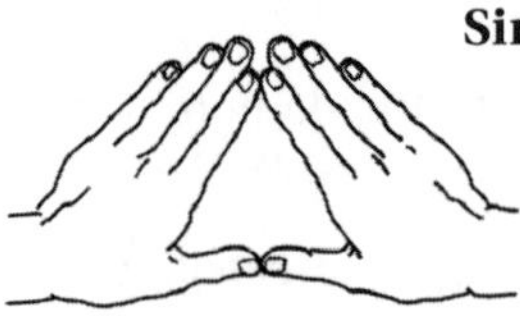

Simbologia: O *trimurti* representa os três *gunas*, elementos sutis que, a partir de sua interação, configuram todo o universo existente. Eles são: *sattva*, equilíbrio, perfeição e harmonia; *rajas*, força, paixão e movimento; e *tamas*, inércia, imobilidade e algo estático. Juntos, esses três elementos recebem o nome de *gunatraya*.

Garuda Mudrá

Descrição: O gesto da águia. Com as palmas das mãos para dentro, tocamos os polegares, que formam o bico da ave, enquanto os outros dedos formam suas asas.

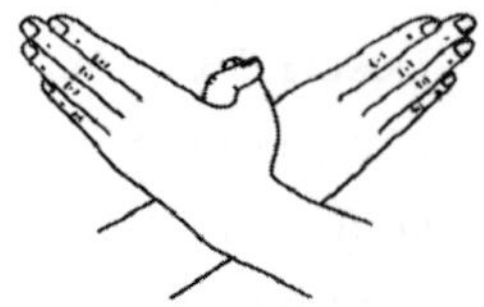

Simbologia: Garuda é o pássaro mitológico que serve como veículo a Vishnu. É o rei das aves, inimigo das serpentes. Encontramos na tradição hindu, assim como em muitas outras, a eterna luta entre dois mundos: as aves, que simbolizam o consciente, e as serpentes, associadas ao mundo subterrâneo, ao inconsciente.

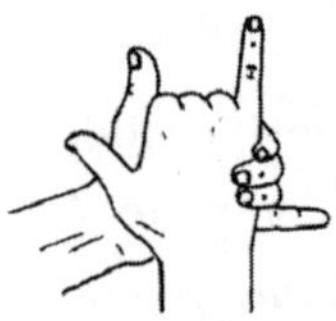

Kúrma Mudrá

Definição: O gesto da tartaruga. A partir do *chakra mudrá*, flexionamos os dedos para dentro, à exceção dos dedos mínimos e os polegares. Existe outra versão desse gesto, que se faz a partir da *matsya mudrá*, separando os dedos mínimos e os polegares para os lados, formando assim os membros da tartaruga.

Simbologia: Segundo a cosmogonia primitiva hindu, o mundo era sustentado por quatro elefantes, que se apoiavam sobre a carapaça de uma tartaruga gigantesca. A tartaruga é uma das manifestações de Vishnu, o conservador da criação.

Kilaka Mudrá

Descrição: *Kilaka* significa ligação. Os mínimos estão unidos e flexionados para trás, com as mãos separadas. Há outra variação na qual

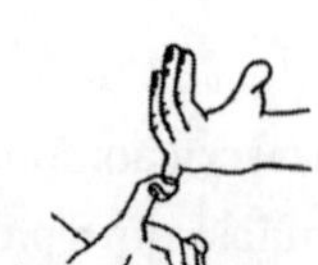

os polegares seguram os indicadores, maiores e anulares formando círculos como em *átman mudrá*.

Simbologia: Amizade, conversação animada, afeto, união, vínculo, relação, obrigação, compromisso, casamento, som e grito de alegria. Assim também como verdade, fato, laço, corda, pilar, poste, chama e cunha.

Himalaya Mudrá

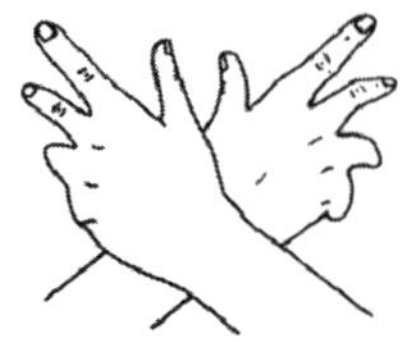

Descrição: *Himalaya mudrá* se faz cruzando os pulsos acima da cabeça e colocando ambas as mãos em *ala padma mudrá*, com os dedos totalmente estendidos e separados, apontados para trás.

Simbologia: O *Himalaya*, o monte Meru, o *axis mundi*, eixo ou centro mitológico do mundo e morada de Shiva. Sugere elevação, iluminação, isolamento e solidão.

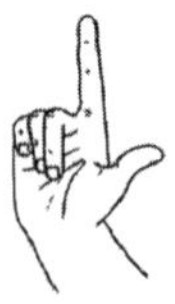

Chandra Kála Mudrá

Descrição: O indicador está esticado, o polegar separado ao máximo, e os demais dedos fechados na palma da mão. *Chandra Kála* significa, em sânscrito, lua crescente.

Simbologia: A lua em sua fase crescente, o rio Ganges, um bastão, uma arma de guerra e um território. É também atributo de Shiva, presente em seus cabelos como uma coroa.

Ardha Chandra Mudrá

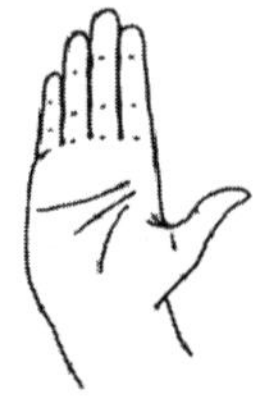

Descrição: *Ardha Chandra* significa meia-lua. Os dedos das mãos estão juntos e esticados, com o polegar separado.

Simbologia: *Ardha chandra* é a lua no oitavo dia depois da lua nova. O simbolismo é claro: crescimento, expansão, algo que medra e que cresce. Também pode significar lança, rio, elevação das águas, saudação, contato físico e pensamento.

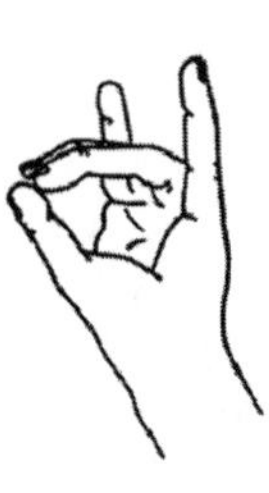

Mrigasirsha Mudrá

Descrição: *Mrigasirsha* é, literalmente, cabeça de cervo. Os dedos mínimo e indicador formam os cornos do animal, estendidos para cima. O polegar, o maior e o anular se tocam, esticados adiante.

Simbologia: O cervo é outro símbolo de Shiva, representado como seu *vahana* – veículo. Está associado também à força erótica e à sensualidade.

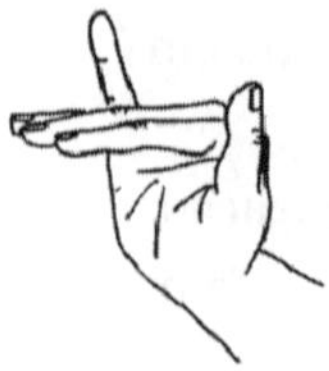

Simha Mukha Mudrá

Descrição: O indicador, o maior e o anular se estendem para a frente. Os demais apontam para cima. *Simha mukha* é a cara de leão.

Simbologia: Um leão, rituais védicos, *pújá*, oferenda, sacrifício, botões de lótus e a cura de alguma doença. Transmite força, segurança e firmeza.

Mushti Mudrá

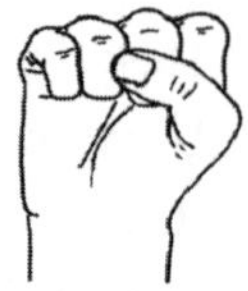

Descrição: O polegar cobre os outros quatro dedos, que estão flexionados. *Mushti* é punho cerrado.

Simbologia: Força, limite, agressividade, constância, garra, coragem, perseverança, energia, convite à luta e guerra.

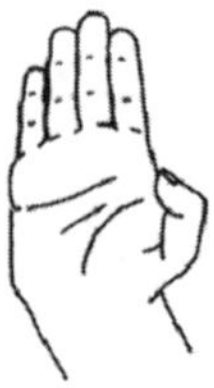

Pataka Mudrá

Descrição: A bandeira. A mão vertical, os dedos estendidos e juntos, a gema do polegar tocando a base do indicador.

Simbologia: Um estandarte, uma selva, um rio, o peito, um refúgio, isolamento, solidão, as forças da natureza, lua, vento, oceano e chuva. Também negação, poder, promessa, palavra e destino.

Bharámára Mudrá

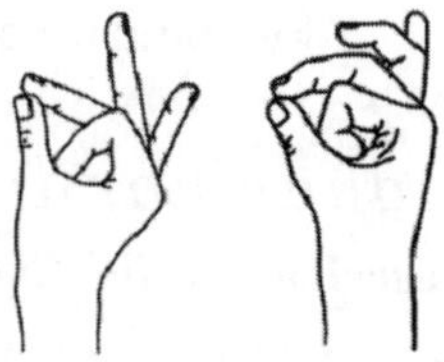

Descrição: *Bhrámára,* em sânscrito, significa abelha. O dedo indicador se curva para dentro. O polegar une-se com o maior, e o anular e o mínimo se estendem para cima.

Simbologia: Uma abelha, a asa de um pássaro aquático, um papagaio ou outra ave com penacho. Também significa velocidade e ritmo.

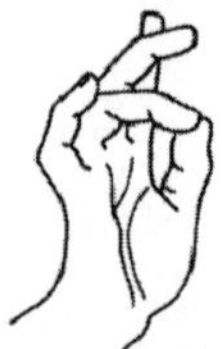

Mayura Mudrá

Descrição: O gesto do pavão. O anular toca o polegar, enquanto os outros se esticam para cima.

Simbologia: A cabeça ou o pescoço de um pavão, um augúrio, bom ou mau, a água de um rio, especulação filosófica, estudo das escrituras.

Hamsasya Mudrá

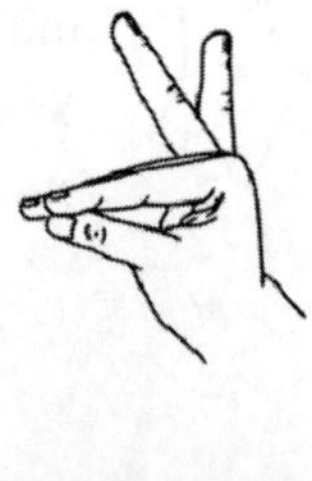

Descrição: O polegar, o indicador e o médio se tocam, ficando os outros dois voltados para cima.

Simbologia: *Hamsasya* significa cara de cisne. Designa um bracelete, um colar, um exército; tensionar a corda de um arco, segurar uma flecha; oferecer perfume e falar.

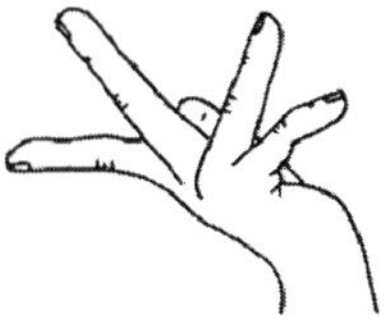

Alapadma Mudrá

Descrição: A flor de lótus completamente aberta. Abrem-se totalmente os dedos, afastando-se uns dos outros e mantendo-os totalmente estendidos.

Simbologia: Representa uma flor de lótus, abundância, elogio, beleza, prazer estético, saudade, movimento e interrogação.

Mukula Mudrá

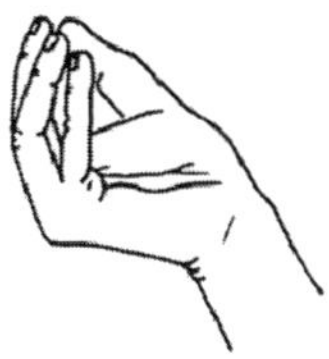

Descrição: O botão. Esse gesto se faz juntando as pontas dos dedos voltadas para cima.

Simbologia: Um pimpolho, uma flor desabrochando, um botão, um broto, uma planta aquática, fazer uma refeição, prazer dos sentidos, erotismo, sensualidade e o número cinco.

24. *Kaya Sthairyam* – ESTABILIZE-SE!

Existem pessoas que não conseguem ficar quietas um só instante e, mesmo quando estão sem fazer nada, ficam tamborilando os dedos ou balançando as pernas freneticamente. Estão totalmente ligadas à utilização dos sentidos externos. Elas sentem dificuldade em ficar sentadas sossegadamente, em quaisquer circunstâncias. Mesmo querendo, fica difícil permanecer imóvel e o praticante é assolado por todo tipo de sensações desagradáveis, como coceira, alergia, desconforto corporal (não encontra a posição certa), entre outros. Se você sentir uma grande vontade de se movimentar, saiba que geralmente é uma necessidade psicológica e não fisiológica. Isso acontece porque reagimos a situações hipotéticas.

Como passo anterior ao treinamento de concentração, é necessário obter completa estabilidade corporal, imoblidade e a capacidade de abstração e isolamento sensorial (estado de *pratyáhára*). O tempo considerado mínimo de capacidade de imobilidade e estabilidade para a prática de concentração é de trinta minutos.

A estabilidade do corpo pode ser alcançada por meio da prática regular de *ásanas*. Durante o treino de posições diversificadas, desenvolvemos uma resistência fora do comum e gradualmente adquirimos estabilidade.

Para vencer essa instabilidade, basta criar um ato reflexo que lhe impeça de permanecer na posição mais tempo que o necessário, ficando na posição enquanto estiver sentindo-se bem. Em seguida, gradualmente, aumente a permanência no exercício alguns segundos por dia até conseguir ficar o suficiente para cumprir todas as fases da técnica. Comece fazendo três minutos de imobilidade, determinando que só se moverá quando acabar o tempo. Depois acrescente um minuto por semana até completar sete semanas – assim, quando terminar, terá chegado a dez minutos de permanência.

O conceito pode ser aplicado com qualquer *ásana*, contudo, há um treinamento mais específico que, além da estabilidade corporal, tem o objetivo de alcançar o isolamento sensorial, *pratyáhára*, já sentado em posição de meditação (*dhyánásana*).

Nossa mente muitas vezes funciona como a de uma criança, tentando atuar por meio de confrontação, em geral o resultado é o oposto. Logo, para evitar que a mente tenha a atenção capturada pelo corpo e pelos sentidos, inicialmente utilizamos uma técnica de saturação, examinando cada detalhe e até estimulando as percepções, para, a seguir, permitir que a mente alcance um estado mais sutil sem identificação com os estímulos externos.

Nesse exercício, a mente é levada a percorrer uma série de percepções e visualizações para saturar e, então, restringir as sensações corporais, levando a alcançar *pratyáhára* e possibilitar a execução de *dháraná* (concentração) e *dhyána* (meditação). A técnica consiste na aplicação de 12 estágios que, resumidamente, consistem em:

1. **Preparação:** escolha seu *ásana* de meditação e faça pequenos movimentos para ajustar o corpo e alinhar a coluna.

2. **Balanceamento do corpo:** rotação da consciência por todo o corpo, a partir dos apoios com o solo. A ênfase é no balanceamento, na estabilidade e na simetria do *ásana* escolhido.

3. **Visualização do corpo:** visualização mental, como um observador externo, observando seu corpo no *ásana* dos mais diversos ângulos.

4. **Identificação do corpo com uma árvore:** visualização do corpo e identificação (*nyása*) com uma árvore, enfatizando seus atributos de estabilidade e firmeza com o solo.

5. **Sensações do corpo:** rotação da consciência por quaisquer sensações corporais geradas.

6. **Partes do corpo:** localização sistemática da consciência nas diversas partes do corpo.

7. **Resolução de imobilidade corporal:** resolução de manter o corpo totalmente imóvel até o fim da prática.

8. **Estabilidade e imobilidade:** conscientização do corpo e de seu estado de estabilidade e imobilidade.

9. **Rigidez mental:** concentração no estado de imobilidade do corpo, gerando um estado mental de rigidez, como se o corpo estivesse tão imóvel e rígido que não poderia ser mexido, mesmo se o quisesse.

10. **Atenção à respiração:** localização da atenção na consciência da respiração, que é a única parte ainda móvel do corpo. A respiração se torna gradativamente mais sutil durante essa etapa, até tornar-se praticamente imperceptível.

11. **Concentração:** aplicação da técnica escolhida para o treinamento de concentração (*dháraná*) ou meditação.

12. **Exteriorização:** retorno gradual da atenção e da consciência ao corpo físico, à respiração e ao ambiente ao redor, e encerramento do exercício.

No treinamento dessa técnica devem ser executados inicialmente apenas os estágios 1 e 12, a seguir 1, 2 e 12, e sucessivamente, acrescendo novos estágios apenas depois de alcançar maior domínio das outras etapas.

25. *Samyama* – concentre-se!

A técnica de concentração, em Yoga, recebe o nome de *dháraná*; a prática regular e eficaz de *dháraná* conduz a um novo estágio denominado *dhyána* ou meditação; finalmente, a prática de *dhyána* conduz ao estágio meditativo final, chamado no Yoga de *samádhi*.

Observe que *Vivekananda* descreve que essas técnicas correspondem a três *estágios* e não a três *tipos* de meditação. Isso porque a técnica utilizada para alcançar a concentração, a meditação e o *samádhi* é a mesma; esses três estágios decorrem naturalmente, um após o outro, de acordo com a conquista dos estágios anteriores.

Samyama e a meditação segundo Patañjali

Esses três estágios de meditação encontram-se unidos por meio de uma definição no texto *Yoga Sútra*, de Patañjali, no qual são referenciados como *samyama*. Ou seja, *samyama* é a prática combinada, ou em seqüência, de *dháraná* (concentração), *dhyána* (meditação) e *samádhi* (estado unitivo da mente com o ser universal).

As quatro partes (*angas*) superiores das oito integrantes do *Rája Yoga* de Patañjali, descritas no texto *Yoga Sútra*, são compostas pelo *pratyáhára*, o isolamento sensorial já descrito em capítulo anterior, e os três componentes de *samyama*:

Dháraná:[86] sexto *anga*, estado de concentração em um único objeto ou em um só lugar.

Dhyána:[87] sétimo *anga*, estado de meditação.

---

86 Concentração da mente é a sua localização em um só lugar. (Em sânscrito: *desa-bandhas cittasya dharana - Yoga Sútra de Srí Patañjali – III – Vibhuti Padha – Sútra 1.*)

87 A unidirecionalidade de intenção é meditação. *Tatra pratyaya-eka-tanata dhyanam. Yoga Sútra de Srí Patañjali – III – Vibhuti Padha – Sútra 2.*

Samádhi:[88] oitavo *anga*, estado de união com o objeto de meditação, no qual as ilusões da matéria se desfazem completamente e o ser absoluto brilha como realidade.

Como as três técnicas envolvem a mesma prática, em estágios distintos, o termo meditação é usado para designar também, de forma geral, o treinamento para obter esses estados, assim como também representa o estado de *dhyána* propriamento dito.

Antes de abordar as técnicas utilizadas, é necessário aprofundar um pouco o entendimento do conceito de meditação.

O que é meditação?

A meditação é a base para todo o conhecimento verdadeiro. Geralmente está associada a filosofias de vida que visam à ampliação da consciência. A meditação não é exclusividade do Yoga, ainda que tenha se desenvolvido nele. Por meio da meditação atinge-se o mais elevado objetivo do Yoga e do ser-humano – *Moksha*, a libertação.

Em seu livro *Lições práticas do Yoga Srí*, Swami Sivananda define no capítulo IX a meditação como sendo uma conseqüência da concentração.

> Meditação é o fluxo regular de pensamento no que diz respeito ao objeto de concentração. Meditação abre todas as portas da mente ao conhecimento intuitivo e a muitos poderes. Você pode conseguir o que quiser por meio da meditação. Durante a meditação, todos os pensamentos mundanos são afastados da mente. Meditação é chamada de Dhyána em sânscrito...[89]

Em uma palestra realizada em 3 de abril de 1900 por Swami Vivekananda, no Washington Hall, em São Francisco, o venerável Swami definiu a meditação da seguinte maneira:

> O estado mental de meditação é tido pelos *yogis* como o mais elevado que existe.(...) É a meditação que nos leva mais perto da verdade que qualquer outra coisa. (...) Existem três estágios na meditação. O primeiro é chamado [dhárana], concentração da mente em um objeto. Eu tento concentrar minha mente neste copo, excluindo todos os outros objetos de minha mente, exceto o copo. Mas a mente é oscilante... Quando ela se fortalece e não oscila tanto, esse estado é chamado de [dhyána], meditação. E quando alcança um estado

---

88 Quando esvaziado de sua própria forma, este então é o samádhi.*Tad eva-artha-matra-nirbhasam svarupa-sunyam iva samadhih. Yoga Sútra de Srí Patañjali – III - Vibhuti Padha – Sútra 3.*

89 *Srí* Swami Sivananda, *Practical Lessons in Yoga*, cap. IX. Uttaranchal: The Divine Life Society (tradução livre).

ainda mais elevado a diferença entre mim e o copo se perde – [samádhi ou absorção]. (...) Assim, a prática da meditação é o grande método científico para o conhecimento.

Efeitos benéficos da meditação

Sabemos que as técnicas de meditação, ou os exercícios de concentração que levam ao estado de meditação; produzem muitos benefícios para a saúde, entre eles, são comprovados por inúmeros estudos científicos os seguintes:

- reduz o estresse e doenças relacionadas com ele;
- equilibra a pressão sanguínea;
- proporciona bem-estar e confiança;
- produz uma energia relaxante;
- traz uma sensação genuína de paz interior;
- diminui o efeito de susto em situações inusitadas;
- sensação de bem-estar e controle contínuo do estresse, enquanto a prática for diária.

Esses efeitos da meditação despertam, cada vez mais, o interesse da área de saúde, em que a técnica é utilizada como coadjuvante no tratamento de doenças geradas por estresse (ansiedade e depressão) ou relacionadas com o sistema nervoso, com as emoções e as pressões do cotidiano. Com tanto interesse, desde a década de 1970 temos acesso a dados científicos que comprovam sua eficiência, sendo essa a técnica do Yoga mais estudada atualmente pela ciência.

A meditação mais comum é uma técnica simples que pode ser praticada em qualquer lugar razoavelmente tranqüilo, tipicamente com o praticante sentado com as pernas cruzadas. Em virtude dessa facilidade, sua prática vem sendo difundida e se tornou popular entre pessoas muito ocupadas e que têm posições de prestígio ou liderança em nossa sociedade.

O cidadão comum também sofre pressões diárias e precisa lidar com suas emoções, com a atribulação das necessidades básicas para a sobrevivência e, como se isso não bastasse, ainda sofre com a ilusão de que o sucesso está relacionado com bens materiais.

A incrível sensação de bem-estar e tranqüilidade que a meditação oferece ao praticante disciplinado pode ser um trunfo para aqueles que querem ser felizes e não provar todos os dias, a vida inteira, que pode acumular mais riquezas que os outros seres humanos.

Facilmente, confundimos felicidade com propriedade. Passamos muito tempo acumulando bens e mais bens, que trazem normalmente mais gastos que satisfação, e quando finalmente percebemos o oco que sentimos internamente, a insatisfação do ser com coisas ou dinheiro, é nesse momento que precisamos nos voltar para a evolução do ser, quando nos voltamos para as relações com os seres, com a vida.

É impossível saber o que é meditação apenas em teoria. Mesmo que você já tenha lido muito a respeito e saiba as técnicas teoricamente, você nunca saberá sobre o que estamos falando até que experimente a técnica por algumas semanas, sempre diariamente.

De acordo com a psicóloga e pesquisadora Patrícia Carrington, autora do livro *The Book of Meditation*, os novos praticantes de meditação, por uma semana ou duas, podem sentir uma desaceleração, como se estivessem mais lentos, sendo isso uma forma de o corpo eliminar o estresse. Após essa fase inicial, o praticante se sentirá ao mesmo tempo relaxado e alerta.

Não existem contra-indicações à prática da meditação: qualquer pessoa, em qualquer condição física ou psíquica, pode se beneficiar. Porém, é importante que você busque a orientação de um professor de Yoga para aperfeiçoar sua execução. E, se estiver buscando a meditação por motivos de saúde, consulte e informe seu médico a respeito.

Para pessoas que sofrem de grande ansiedade, depressão, estados mentais alterados ou vivem momentos de profundo estresse, recomenda-se não criar na meditação mais um motivo de aflição ou mais um compromisso na agenda, mas praticar de forma suave e ir se aprofundando gradualmente.

Segundo a tradição do Yoga, ao adentrar o caminho da meditação, o indivíduo conhece sua essência mais profunda, passando por diversas camadas da consciência do ser, desde o corpo físico denso e palpável até o *Brahman*, fonte de toda a criação e Ser Universal.

A consciência não vem de um caminho passivo, mas da disciplina e da realização da técnica que exige fisicamente a construção de força, alongamento, flexibilidade, saúde, conhecimento interno e, psiquicamente, de uma vontade indestrutível que não teme enfrentar a si mesmo, a seus temores, imperfeições ou carências e que não se apega a seus acertos ou se vangloria de suas perfeições. Essa consciência só é possível no ser que constrói a humildade, que vence a vaidade, que sobrepuja a busca pelo prazer e vence o medo da dor. Conquista-se então *Ánanda*, o bem-estar superior, que é a felicidade suprema além dos contrastes de bem e mal, dor e prazer, quente ou frio, e todos os pares de opostos.

Preparação para a meditação

Lugar

Você pode praticar meditação em qualquer lugar, em qualquer condição, contanto que não utilize essa técnica para fugir da realidade. Por exemplo, você pode praticar meditação enquanto está em trânsito de um lugar para outro, desde que não seja o motorista, não esteja cuidando de alguém que precisa de sua atenção ou esteja caminhando pela rua. A meditação pode ser praticada em casa, no ônibus, no avião, no carro, no escritório, na praça, na rua, com ou sem ruído, em qualquer lugar em que você esteja seguro e possa se concentrar. Mas é claro que existem situações ideais e recomendações para essa prática.

O ideal é que você tenha um lugar específico para meditar, um espaço limpo, sem bugigangas, no qual a mente possa encontrar um campo fértil para se identificar com a estabilidade.

Recomenda-se que você crie esse espaço em sua casa, que não precisa ser o único lugar usado para a meditação, mas que será seu local de referência a ser utilizado sempre que possível.

Nesse espaço, que pode ser um cantinho do seu quarto ou de outro cômodo qualquer, coloque um assento pequeno sobre o qual você possa se sentar – não precisa ser nada caro, não é um espaço para decoração, mas para interiorização, o importante é que seja organizado. Pode ser um tapete, uma almofada, uma toalha, uma placa de borracha, o que for mais conveniente e que não ocupe espaço desnecessário; você só precisa se sentar com as pernas cruzadas.

Se quiser, coloque uma pequena mesa com objetos que são importantes para você ou que lhe tragam bem-estar: incenso, velas, o OM, flores; se você é religioso, uma imagem que lhe inspire, ou use imagens de grandes yogi*s* ou de seu mestre. Coloque sobre a mesa livros de estudo como o *Bhavagad Gítá*, o *Yoga de Vasistha*, *Upanishads*, *Ramayana*, a *Bíblia*, ou qualquer outro livro de conhecimento elevado que lhe seja querido ou sagrado e que você siga com o coração e a consciência.

Regularidade

É importante que você estabeleça uma rotina de meditação e que o exercício seja diário. Essa advertência é antiga no Yoga e foi comprovada em estudos clínicos acerca da meditação. A evolução e a sensação de bem-estar e serenidade promovidas pela meditação são garantidas enquanto treinada diariamente, e aumenta com o tempo de prática.

Horário

Como sugestão de horário, o Yoga é bastante amplo, indo desde indicações de prática às quatro horas da manhã (*Brahmamuhúrta*), que é considerado um horário propício para a concentração em *Brahman*, quando a mente está livre de preocupações cotidianas e entra em um estado de receptividade para ser educada, até os mais variados horários.

Antes de se preocupar com um horário ideal, pense no que é possível. Uma boa base para começar é escolher horários que você tem certeza de que irá cumprir.

Escolha meditar pela manhã, ao acordar, e à noite, antes de dormir. No geral, acordamos e dormimos todos os dias, assim fica mais fácil de lembrar, você só precisará priorizar suas noites de sono, o que fará um bem considerável a sua saúde, mas mesmo nos dias em que, por força maior, você não puder dormir, a meditação deve ser realizada e seguramente será um alívio para a falta de sono.

Ao meditar pela manhã, você estabelece um ritmo mental de equilíbrio e estabilidade; ao meditar à noite, você consegue romper com as atribulações do dia e dormir um sono tranqüilo e reparador. Esses não são os objetivos da meditação, mas sem equilíbrio, estabilidade e saúde fica mais difícil evoluir em qualquer área de sua vida.

Vestuário

Para se preparar para a meditação, vista uma roupa confortável, de fibras naturais e que permitam movimento. Lave as mãos e o rosto antes de se dirigir ao espaço escolhido para a prática.

Posição (*ásana*) e gesto (*hasta mudrá*)

Sente-se confortavelmente, se possível com as pernas cruzadas, com a coluna ereta, o peito aberto, a cabeça na extensão da coluna, e acenda um incenso ou uma vela, ou diminua a luz, como um ritual pessoal para criar uma atmosfera favorável, acalmando a mente. Consulte o capítulo sobre *ásanas* para escolher o *dhyánásana* de sua preferência.

Imobilidade e estabilidade corporal (*kaya sthairyam*)

O primeiro passo para alcançar a concentração é o *pratyáhára*, isolamento sensorial. Com o corpo em movimento, a mente está em movimento, e essas sensações corporais também desviam a mente da técnica de concentração. Para alcançar essa estabilidade (*sthairyam*) do corpo (*Kaya*), veja as técnicas descritas no capítulo sobre *pratyáhára* e *Kaya Sthairyam*.

Gesto (*hasta mudrá*)

Coloque as mãos em uma posição específica, uma *mudrá*.[90] As mais comuns incluem *jñána* e *chin mudrá*. Feche os olhos, descontraia o rosto, mantenha a coluna naturalmente ereta enquanto o corpo permanece descontraído e inicie o exercício.

---

90 Ver capítulo sobre *Mudrá*.

Duração

O tempo de meditação também deve ser adaptado a seu estágio. Se for confortável meditar por duas horas, parabéns, com certeza você trabalhou muito para chegar a esse ponto, mas se você está começando agora, seja realista, um minuto em cada sessão de meditação diariamente na primeira semana, desde que continuamente, pode ser uma grande conquista e já traz resultados perceptíveis.

Aumente o tempo conforme o conforto do corpo – procure chegar a dez ou vinte minutos e fique nessa marca por alguns meses. Pressa e ansiedade não combinam com o objetivo de concentração. O mais importante é que o tempo que você mantiver o exercício seja para se concentrar e não para lutar contra o corpo.

Atitude mental e emocional

Não se preocupe com os pensamentos que surgirem além do seu objeto de concentração, não se irrite consigo mesmo, não combata sua mente e não crie ansiedade. O exercício trará à superfície muitas emoções, lembranças e a mente pode se inquietar ou resistir ao exercício. Essa reação inicial é esperada e não impede o avanço, não deve preocupá-lo, basta que você ignore a instabilidade, mantendo uma posição de testemunha passiva, e se concentre no objeto escolhido. Por falta de estímulo, a inconstância cessa e a estabilidade se instala. Pode levar um tempo, mas os resultados positivos valem o esforço.

Definido o local,[91] o ritual pessoal e o horário (ritmo), agora só resta escolher a técnica que você usará. Assim como o local não deve ser mudado, também a técnica escolhida deve ser constante.

técnicas de meditação

Meditação dinâmica

Você pode optar, como complemento, ou de início, por uma técnica mais dinâmica até que se sinta preparado para uma prática tradicional. Em algumas tradições a meditação dinâmica é chamada de meditação passiva, pois a referência é a mente que está

---

91 "É claro, mesmo que você procure de pólo a pólo, não conseguirá encontrar um local ideal que o satisfaça sob todos os pontos de vista. Todos os lugares têm vantagens e desvantagens. Você deve escolher um lugar que é mais vantajoso que outros. Tendo escolhido o lugar, você deve mantê-lo sempre. Não deve pensar em mudar de local quando a dificuldade surgir. Você deve superar a dificuldade de qualquer forma." *Srí* Swami Sivananda, *Practical Lessons in Yoga*, p. 79, cap. IX. Uttaranchal: The Divine Life Society (tradução livre).

passiva concentrando-se nas ações externas, em vez de estar ativa gerando uma visualização ou fazendo mantras, como no *yantra dhyána* ou *mantra dhyána*.

Pode ser utilizada qualquer atividade cotidiana como caminhar, escrever ou atividades específicas como jardinagem, culinária, seu trabalho, leitura, etc. A seguir, algumas descrições de meditações dinâmicas.

• Meditação caminhando: mantenha o ritmo respiratório constante contando até dez para inspirar e até 12 para expirar; ao mesmo tempo, repare no caminho, percebendo as flores, pessoas, animais, em uma atitude de boa vontade com o mundo à sua volta.

• Meditação escrevendo (*likhita mantra*): escrever mantras em sânscrito transliterado, em português ou em devanágari (a escrita do sânscrito) pode ser uma excelente forma de se concentrar e encontrar sentido em sua vida. Busque uma palavra que signifique algo que você quer desenvolver, como equilíbrio, estabilidade, desapego, compaixão, e escreva pausadamente, identificando-se com a forma e o significado da palavra.

• Meditação em uma atividade: da próxima vez que for para o jardim ou resolver cozinhar, aumente seu nível de concentração estando presente em cada segundo da ação. Evite movimentos automáticos e viva plenamente a atividade escolhida. O desapego ao fruto da ação transforma o momento em um exercício de *Karma Yoga* (yoga da ação desinteressada).

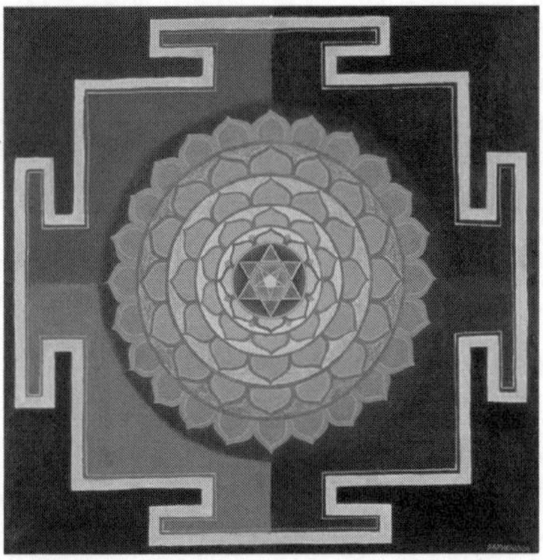

Gayatri Yantra. Desenho (Pigmento sobre painel).

Yantra ou visualização interna

Yantra traduz-se por mecanismo. Na tradição do hinduísmo e do budismo, refere-se a representações geométricas que fazem associações a aspectos de divindades, da natureza ou do universo e do cosmos (como as mandalas, que normalmente têm formatos circulares).

Como técnica de meditação, qualquer símbolo ou objeto pode ser utilizado, escolha uma imagem que seja simples para você. Construa a imagem mental do objeto de meditação ou, ainda melhor, observe atentamente o objeto, a seguir, com os olhos fechados, mantenha a mente pousada sobre a imagem mental do objeto selecionado. No início, caso tenha dificuldade em manter a visualização, pode voltar a abrir os olhos, fixar no objeto e tornar a fechar os olhos. É fundamental não criar associações, apenas deixar os pensamentos que surgirem seguirem adiante como as águas de um rio e manter uma postura de observação contemplativa.

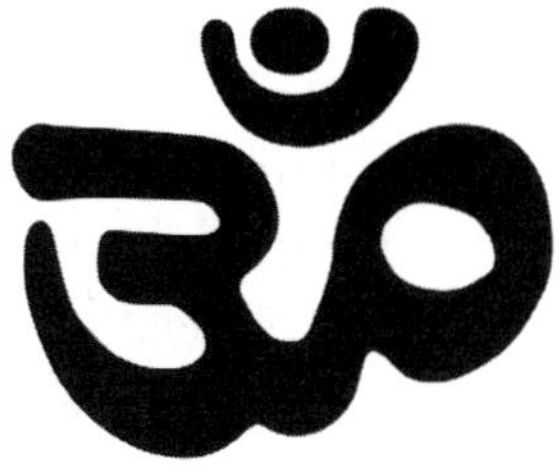

Qualquer tipo de imagem pode ser utilizada, desde que seja mantido sempre o mesmo. As mais comuns que têm um significado para o Yoga são: as representações gráfica e mnemônica dos chakras principais, a simples figura de um triângulo vermelho, a imagem simbólica da *kundaliní*, dos canais sutis de energia como *idá*, *pingalá* e *sushumná*, o *Srí Yantra*, um ponto de luz entre as sobrancelhas, entre outras.

Um símbolo muito utilizado para meditação é o *yantra* associado ao OM (*omkára*), que representa a própria consciência absoluta com a qual o Yoga leva à unificação.

Existem dois tipos de meditação: *saguna* (com *gunas*,[92] com qualidades) e *nirguna* (sem qualidades).

Saguna: é a meditação com forma e atributos. Meditar em uma divindade, ou personalidade idealizada, como Shiva, Krishna ou, nas linhas devocionais como *Bhakti Yoga*, a sua divindade de identificação (*íshta-devata*).

Nirguna: é a meditação na essência do absoluto (*brahman*). Meditar no OM, *Shivoham*, *Aham Brahma Asmi* ou *Tat Tvam Asi* são exemplos de meditação *nirguna*.

Em escolas indianas de tradição *Bhakti*, devocional, também costumam utilizar as representações visuais das divindades, ou seus atributos abstratos, como foco meditativo.

Chidákásha Dháraná

Um tipo particular de meditação de visualização, que possui características únicas e próprias, é a concentração em *chidákásha*. A tradução *chidákásha* é: "espaço da consciência". Pode ser descrito como uma sala com paredes, teto e solo pretos, na qual um pequeno espaço no solo leva para baixo (representando *sushunmá nádí*) e na parede da frente uma tela, na qual padrões visuais e de cores aparecem, quando você consegue relaxar o suficiente as tensões mentais e complexos que as inibem. Esse espaço da consciência não é visualizado em nenhum ponto particular do corpo, ele inclui e permeia todo o corpo, mas não está associado a nenhum ponto em particular.

Japa Yoga (mantra *dhyána*)

Escolha seu mantra favorito para repetir e meditar. Lembre-se de que o importante não é o significado do mantra em si, mas a repetição concentrada. Qualquer som ou palavra pode ser usado, mas, normalmente, a preferência é para mantras do sânscrito

---

92 Nesse caso, *guna* significa um ingrediente ou constituinte da matéria, uma qualidade – as principais qualidades da matéria nos seres são *sattva* (perfeição, bondade, equilíbrio, virtude), *rajas* (movimento, paixão, tolice) e *tamas* (inércia, escuridão, ignorância).

e da tradição do Yoga. O mantra por excelência para meditação é o OM , que é mentalmente repetido durante o exercício. Uma variação de mantra *dhyána* é combinar a concentração com uma imagem. Por exemplo, visualizar o *Omkára* enquanto mentalmente vocaliza o OM.

Você pode usar um *Japamala*[93] (contador de repetições) para contar o número de respirações – os malas tradicionais possuem 108 contas.

Ajapa japa

Ajapa é mantra espontâneo da respiração; sua prática é tão antiga quanto as escrituras do Yoga e consiste na meditação na respiração, sem alterar o ritmo respiratório, concentrando-se na entrada e na saída do ar, conectando-se ao presente momento.

Para auxiliar a concentração, ao inspirar procure identificar e ouvir a entrada de ar, associando ao fonema "So", e ao expirar, associando ao fonema "Ham". Nesse caso, não é para a mente vocalizar mentalmente So-Ham, o que consistiria em mantra *dhyána*, mas é para concentrar-se em absorver esses sons como se gerados pelo processo da respiração.

Antar Mauna

Mauna significa silêncio e *antar*, interno. Essa meditação consiste em fazer o praticante tomar ciência de seu silêncio interno, assim como dos sons internos que impedem a experiência do silêncio completo.

No primeiro estágio, observe todos os sons e ocorrências externas. No segundo estágio, direcione a atenção à sua própria mente, desligando-se dos estímulos externos e observando o trabalho da mente, seus pensamentos, reações e imagens que vêm do subconsciente. O terceiro e quarto estágios correspondem a conscientemente criar pensamentos e observar sua dissolução. O quinto e mais difícil estágio é remover os pensamentos e manter a consciência ligada ao vazio. O sexto e último estágio decorre naturalmente – é o estado de meditação espontânea.

Náda Yoga (Tantra *dhyána*)

Náda, em sânscrito, significa som, som interior ou, ainda, figurativamente, fluxo da consciência. Consiste na concentração nos sons sutis internos do organismo que

---

93 *Japamala*: tradicionalmente com 108 contas, um *mala* pode ser também confeccionado para ser usado no pulso, com 27 contas (108 dividido por 4). Segure seu mala preferencialmente com a mão direita, quando chegar ao *meru* – conta maior ou final/começo do *japamala* –, que representa sabedoria, comece novamente.

tornam-se audíveis quando as *nádís* estão suficientemente purificadas. Roteiro para a prática:

a. Execute alguns minutos de *ujjayí pránáyáma*, mantendo toda a atenção na respiração.

b. Execute *bhramári pránáyáma*, combinado com a repetição mental do OM.

c. Cesse os *pránáyámas* e mantenha sua atenção para ouvir qualquer som que espontaneamente surja de seu próprio corpo (nas primeiras práticas procure um local silencioso para facilitar essa etapa e, até, se for o caso, obstrua os ouvidos para poder identificar melhor seus sons internos). Mantenha toda a sua atenção e concentração nesse primeiro som captado.

d. Depois de algum tempo, é possível que um segundo som seja identificado no fundo do primeiro. Qualquer que seja esse segundo som, transfira toda a sua atenção para ele, procure descartar o primeiro som e manter a concentração no segundo.

e. Prossiga concentrando-se na percepção desse som interno, transferindo e mantendo sua atenção em apenas um tipo de som, sempre que um novo aparecer.

26. Organização da prática e combinação de técnicas

As várias técnicas que compõem o Yoga são analogamente relacionadas com as peças do jogo de xadrez: não adianta saber como se movimentam os elementos, é preciso ser um enxadrista. Não é possível ser apenas um técnico de Yoga! Se você sabe movimentar perfeitamente cada peça, mas não sabe o que fazer com seu conjunto e como combinar os movimentos, visando ao desenvolvimento de um objetivo mais sutil, as técnicas não o levarão a lugar algum.

Além de aprender a execução das técnicas, é necessário entender o porquê de sua utilização e forma de combinação. Infelizmente, em redes e franquias comerciais de práticas de Yoga no Ocidente, muitas vezes é o oposto que ocorre: incorretamente alegando estarem seguindo a tradição oriental, induzem os alunos a jamais perguntar "Por quê?" e aprender apenas a reproduzir o "como", sem entender os motivos pelos quais as técnicas são aplicadas de determinada forma. Na verdade, a didática oriental, a tradição do Yoga, é o oposto, já que é inquisitiva e dinâmica por natureza. Essa limitação de não permitir o questionamento por parte dos praticantes atende apenas ao objetivo comercial de limitar o desenvolvimento dos alunos, tornando-os dependentes da rede de escolas, do professor ou do método. Sem questionar o porquê, não há evolução no Yoga.

Treinar um praticante ou um professor de Yoga para decorar respostas padronizadas de um conjunto específico de perguntas, além da evidente superficialidade do processo, pode ensinar exercícios que ajudem a modelar o corpo físico, mas pouco ou nenhum resultado produz na evolução interna ou no conhecimento efetivo. A eliminação do senso crítico produz seguidores dependentes, sem capacidade de análise e bases para seu desenvolvimento, que executam e ministram práticas como se aplicassem uma receita de bolo, que pode ser até palatável, mas não desenvolve sua própria arte culinária, nem apura o próprio paladar.

Cada prática de Yoga deve ser definida de acordo com o objetivo, a meta e o que você pretende alcançar. Caso essa estratégia prévia não tenha sido definida, a montagem de uma prática resulta numa escolha aleatória de técnicas, que podem até ser bem executadas e positivas para a saúde, mas não terão a capacidade de conduzir o praticante a uma evolução efetiva.

Assim, certamente não é possível definir um modelo de prática universal, o modelo de prática depende da abordagem do estilo de Yoga da escola, da didática do professor e, fundamentalmente, das necessidades e do estágio dos praticantes.

É possível, ao menos, definir alguns parâmetros gerais de uma estratégia de evolução por etapas, sugerindo conceitos para serem aplicados num trabalho de longo prazo. Fique claro, contudo, que as sugestões aqui apresentadas podem ser aplicadas de forma totalmente diferente, de acordo com a didática e os mecanismos utilizados pelas várias escolas e tendências de Yoga.

Em linhas gerais, podemos definir cinco conjuntos de atividades aplicadas como estratégia de evolução do praticante:

1. Conscientização e preparo inicial;
2. Desenvolvimento de infra-estrutura;
3. Balanceamento físico e energético;
4. Ativação da fisiologia sutil;
5. Estados meditativos.

Apesar de serem apresentadas de forma seqüencial, essas etapas, na verdade, se sobrepõem; todas estão continuamente presentes, ainda que a ênfase em cada uma delas seja distinta de acordo com o estágio do praticante e suas características pessoais. Em cada uma dessas atividades, como será detalhado a seguir, há um conjunto de técnicas do Yoga que é aplicado com maior ênfase.

1. Conscientização e preparo inicial

a. Desenvolvimento de uma atitude contínua de observador consciente;
b. Conscientização dos mecanismos básicos da respiração e dos movimentos do corpo;
c. Desenvolvimento de melhor capacidade de relaxamento e atenção;
d. Introdução aos princípios da filosofia e dos exercícios;
e. Melhor gerenciamento e recuperação da saúde.

Atividades e técnicas utilizadas nessa etapa:

Ásana – preparo e conscientização, fortalecimento da saúde, com especial atenção aos ligamentos, ao sistema endócrino, gástrico e energético.[94] O tempo de permanência na posição é pequeno, normalmente determinado pela respiração, e a repetição das técnicas é utilizada como forma de treinamento.

Shatkarma – introdução das técnicas de limpeza mais básicas e orientações gerais sobre conscientização alimentar.

Pránáyáma – conscientização do processo respiratório, das fases da respiração, do ritmo e da respiração completa.

Mantra – utilização simbólica ou ritual, ou para identificação cultural.

Meditação – introdução do conceito e início de treinamento da estabilidade e imobilidade corporal.

Estudo – introdução dos conceitos históricos e éticos.

2. Desenvolvimento de infra-estrutura básica

a. Aumento da capacidade pulmonar;

b. Desenvolvimento de alongamento, flexibilidade e força muscular;

c. Incremento da consciência corporal, com atenção ao equilíbrio e capacidade de descontração;

d. Continuidade no desenvolvimento de atenção;

e. Fortalecimento emocional;

f. Incorporação da auto-observação e melhoria de hábitos.

Atividades e técnicas utilizadas nessa etapa:

Ásana – utilização de posições de equilíbrio e posições de desenvolvimento geral do corpo (neste livro, apresentadas com o nome *kriyáásanas*), com especial atenção para o fortalecimento da coluna vertebral e dos membros auxiliares. O tempo de permanência na posição é determinado por seu conforto, bom senso e sua disponibilidade de tempo para a prática.

Shatkarma – Prática regular de algumas purificações;

Pránáyáma – Treinamento de controle das fases e ritmos respiratórios;

Mantra – Introdução ao OM e *kirtans*;

Meditação – Treinamento regular da estabilidade e imobilidade corporal;

Yoganidrá – Utilização para recuperação e assimilação das técnicas e das vivências;

---

94 Como sugestão, consulte a série de *ásanas* preparatórios, descrita como *Pawanmuktásana*, no livro *Ásana, Pránáyáma, Mudrá, Bandha*, de Swami Satyananda Saraswati, Bihar Yoga Bharati.

Estudo – Introdução aos conceitos de fisiologia sutil, *nádís*, *prána* e dos caminhos tradicionais do Yoga.

3. Balanceamento físico e energético

a. Balanceamento das atividades de *idá* e *pingalá*;
b. Introdução de mentalizações e visualizações que acompanham as técnicas;
c. Reforço da estrutura da coluna vertebral e *ásanas* de atuação fisiológica;
d. Utilização de técnicas de concentração e abstração sensorial;
e. Treinamentos específicos para aumento de conforto em posições sentadas;
f. Maior atenção à alimentação e à limpeza corporal, emocional e mental;
g. Continuidade de auto-observação e transformação de hábitos.

Atividades e técnicas utilizadas nessa etapa:

Ásana – Posições de flexibilização da coluna vertebral e inversão tornam-se sempre presentes na prática. O tempo de permanência em cada posição torna-se maior e a repetição é muito pouco utilizada;

Shatkarma – Prática diária de algumas purificações;

Mantra – Utilização regular de OM e *kirtans;*

Pránáyáma – Utilização de outras técnicas respiratórias, incluindo as de respiração alternada, treinamento de controle das fases e ritmos respiratórios;

Meditação – Treinamento regular de estabilidade e imobilidade corporal, *Kaya Sthairyam*, e aplicação de técnicas de concentração;

Yoganidrá – Utilização para auto-estudo e autotransformação;[95]

Estudo – Aplicação prática dos conceitos de *yamas, niyamas, Karma Yoga* e *Bhakti Yoga*, entre outros, e introdução no estudo dos textos clássicos e da fisiologia sutil.

4. Ativação da fisiologia sutil

a. Ativação dos centros de força, iniciando pelo centro de comando (*ájña chakra*) e, a seguir, sucessivamente, percorrendo a coluna vertebral de baixo para cima;

b. Ênfase maior nas mentalizações e visualizações que acompanham as técnicas;

---

95 Note que falamos em autotransformação. Programas de reprogramação mental e emocional guiados por terceiros, ou incentivo de bruscas mudanças comportamentais, sociais ou sexuais, não fazem parte do Yoga, que respeita a individualidade e estimula o autoconhecimento. O excesso de vinculação do praticante a um grupo específico, ou o empréstimo de conceitos da magia como egrégora e círculos de energia, não são prática de Yoga e usualmente estão associados a cultos. Yoga é libertação, Yoga é a valorização do indivíduo, não a massificação ou condicionamento. O equilíbrio e a harmonia que os praticantes de Yoga necessitam decorrem naturalmente da colocação em prática do código de ética do Yoga.

c. Técnicas de atuação sobre *nádís* e centros de energia;

d. Prática regular de concentração e meditação;

e. Conforto em posições sentadas é pré-requisito;

f. Processos de limpeza e atenção à alimentação já incorporada;

g. Auto-observação e aplicação de conceitos de Yoga nos vários aspectos da vida.

h. Atividades e técnicas utilizadas nessa etapa:

Ásana – Posições de inversão, flexões e torções sentadas, combinadas com *pránáyáma, bandhas* e mentalizações. A permanência na posição é necessária para a produção dos efeitos;

Shatkarma – Prática diária de algumas purificações diariamente e outras em períodos maiores;

Mantra – Utilização regular de *bíja* mantras;

Pránáyáma – Utilização de retenção, *bandhas*, mantra e mentalização;

Yoganidrá – Ênfase no *sankalpa* (resolução) e estudo do inconsciente;

Meditação – Prática diária;

Estudo – Aprofundamento do estudo dos textos clássicos.

5. Estados meditativos

a. Ativação de *sushumná nádí* (principal canal de condução de energia vital);

b. Prática diária de meditação;

c. Estabilidade e imobilidade corporal completa.

d. Atividades de limpeza, auto-observação, hábitos diários sempre continuam como manutenção regular.

Atividades e técnicas utilizadas nessa etapa:

Técnicas combinadas – Posições sentadas e algumas posições invertidas ou flexões à frente específicas (*ásanas*) combinados com *pránáyámas* com ênfase em retenção de ar e utilização de visualizações e execução de mantra mental;

Estudo – Textos clássicos e de grandes mestres realizados.

Colocando em prática

A prática das técnicas de Yoga, denominada *sádhana*, deve ser feita de forma regular e pessoal, sendo combinada com atitudes conscientes durante todo o dia do praticante e aulas e sessões orientadas por professores.

Como pré-requisito fundamental para os exercícios mencionados, deve aplicar-se o código de ética do Yoga, que é a estrutura que viabiliza a correta aplicação das técnicas. Veja mais sobre o tema no capítulo "*Yama* e *Niyama*".

O formato e a ordem de execução das técnicas são muito variáveis, de acordo com o estágio do praticante e a metodologia adotada. Como princípios gerais, podem se adotar os seguintes critérios para a organização de uma prática formal.

• Os *shatkarmas* são feitos normalmente pela manhã, como parte da higiene pessoal, e não é necessário refazê-los na hora da sessão prática;

• A prática formal inicia-se com alguns momentos de interiorização. De acordo com a orientação, nessa etapa inicial podem ser utilizadas técnicas de concentração, *mudrá*, mantra ou *yoganidrá*;

• Os *ásanas*, como o mecanismo de atuação mais densa, são executados sempre no início da prática, antes dos *pránáyámas*, que são mais sutis e conduzem à meditação;

• De acordo a necessidade do praticante ou a proposta da prática, podem ser executados antes dos *ásanas* algumas técnicas de *vinyása* (como a seqüência do *súrya namaskára*, que será vista adiante) ou exercícios respiratórios dinâmicos, como um preparo prévio para os *ásanas* ou breve aquecimento, quando necessário;

• Para concluir a seqüência de *ásanas*, pode ser utilizada uma pausa em relaxamento ou uma versão reduzida de *yoganidrá* (dois a dez minutos), utilizando apenas três ou quatro, dos oito estágios que compõem a prática completa de *yoganidrá*;

• Os *pránáyámas* são executados sempre após os *ásanas*. Normalmente podem ser acoplados com *bandhas* ou mantra. O tempo de execução dessa parte costuma ser no mínimo metade do tempo dos *ásanas*, até o dobro de tempo da etapa anterior;

• As técnicas de meditação (*dháraná* e *dhyána*) seguem ao *pránáyáma*. Um treinamento inicial de meditação pode ser de apenas cinco a 15 minutos. Em práticas mais avançadas, deve ser de no mínimo trinta minutos;

• A técnica de *yoganidrá*, quando utilizada com todas as oito partes (ver capítulo sobre *yoganidrá*) e duração de vinte a quarenta minutos, pode substituir as técnicas meditativas baseadas em concentração em algumas de suas práticas. As técnicas mais tradicionais de concentração e meditação descritas em capítulos subseqüentes;

• Boa parte das escolas e dos praticantes recomenda a execução da meditação todas as manhãs (ou também à noite) e a distribuição das demais técnicas durante o restante do dia.

• Evite a dispersão querendo misturar muitos tipos diferentes de técnicas numa única prática. Fazer uns poucos minutos de meditação, *kirtan* e outras técnicas, para fazer uma aula mais "completa" mas sem profudindade e vivência, pode servir para impressionar um praticante iniciante com a diversidade de recursos que o Yoga dispõe, mas não produrizá evolução a longo prazo;

• Caso tenha uma hora apenas para a prática, pode dividir o tempo entre *ásana*, *pránáyáma* e técnicas meditativas (*dháraná* ou *yoganidrá* completa), na proporção 2-1-1 para iniciantes, 1-1-1 em turmas intermediárias e/ou 1-2-1 ou 1-1-2 em turmas avançadas;

• *Kirtan* (mantra) para produzir efeitos precisam ser executados por um tempo mínimo. É inócuo executar apenas uns poucos minutos dessas técnicas na prática regular – preferível fazer encontros semanais para *kirtan*, ou outros horários durante o dia para *kirtan* ou *japa*.

O respeito ao próprio corpo é fundamental. Portanto, tenha especial atenção ao tempo de permanência na posição sentada, evitando o adormecimento das pernas e qualquer sensação de desconforto. Ainda que o ideal seja a continuidade dos *pránáyámas* até a meditação na mesma posição, isso deve ser gradualmente alcançado por meio da prática regular. Sempre que necessário, inclua troca das posições sentadas ou faça *ásanas* de recuperação ou relaxamentos, quando necessário para restabelecer o conforto corporal na posição, permitindo melhor concentração nos elementos mais sutis da técnica que está sendo executada.

AS ESCRITURAS E
O DESENVOLVIMENTO HISTÓRICO

27. Visão geral, conceitos e definições

Para o entendimento do Yoga é importante, e para o seu estudo mais aprofundado torna-se imprescindível, conhecer seu desenvolvimento histórico e suas literaturas tradicionais. O primeiro passo para alcançar esse objetivo é conhecer as tradições culturais das sociedades e civilizações que serviram de berço e ambiente social para o desenvolvimento da filosofia e das técnicas do Yoga. Contudo, essa é uma tarefa complexa, pois estamos lidando com milhares de anos de produção literária, vários aspectos culturais que se transformaram durante esse período e são bem distintos dos ocidentais, e ainda algumas informações históricas estimadas, nas quais não há uma datação precisa. Dessa forma, antes de iniciar a apresentação mais sistemática e detalhada das escrituras e descrever o desenvolvimento histórico associado, vamos apresentar uma visão geral e termos, definições e conceitos que serão empregados, facilitando a leitura dos capítulos posteriores nos quais tais temas são desenvolvidos de maneira mais específica e com maior profundidade.

A cultura que foi o berço do desenvolvimento do Yoga atualmente se situa mais concentrada na região da Índia e está associada, sobretudo, ao hinduísmo; ainda que tradições próximas como a budista e a jainista tenham se originado da mesma raiz cultural. Ela se desenvolveu ao longo dos mais de cinqüenta mil anos de ocupação daquela região, sendo que nos últimos cinco mil as pesquisas arqueológicas indicam uma grande consistência e continuidade cultural com as tradições atuais da Índia, ainda que as várias mudanças geopolíticas, econômicas e sociais durante esses milênios tenha produzido civilizações que historicamente são conhecidas por meio de nomes distintos, continuem uma única linha cultural. Imerso nesse ambiente, o Yoga tomou forma, se desenvolveu e fornece as bases para nosso estudo.

Nos textos deste livro, essa linha cultural, berço do Yoga, será chamada de povos védicos, ou civilização ou cultura védica, ainda que academicamente possa ter havido várias fases econômicas e geopolíticas distintas, que são associadas à civilização de Mergath (8000 a.C.), a era védica ou civilização harappiana (3500 a.C.), à época das *Upanishads* (1000 a.C.) ou ainda às bases do hinduísmo contemporâneo (1000 d.C. aos dias atuais) ou a cidades e civilizações mais antigas que venham a ser descobertas; cada fase recebendo seu nome como uma civilização distinta. Vamos preferir usar o nome geral de povos védicos como sinônimo dessa linha cultural que se desenvolveu e utilizava o idioma sânscrito e forneceu as bases para a estruturação filosófica e o desenvolvimento técnico do Yoga.

Essa cultura, ou os vários períodos que compuseram seu desenvolvimento, deixou alguns legados, construções ou artefatos, mas não grandes monumentos ou relíquias enterradas para permitir seu estudo. O grande legado filosófico, arqueológico e cultural dessa tradição e das fases de civilização que a formaram, que conta toda a sua história, é expresso por meio da literatura, da poesia e da palavra.

Preservados pela tradição de geração a geração, chegou a nosso tempo o registro poético de milhares de anos de desenvolvimento cultural, social e filosófico. Não há uma data certa para a datação dos versos ou hinos mais antigos, que compõem o *Rig Veda*, um dos quatro Vedas clássicos, mas há certo consenso de que sua composição seja de mais de quatro mil anos atrás,[96] conseqüentemente a organização social que produziu essa cultura é ainda mais antiga.

Esse desenvolvimento literário e cultural ocorreu e se transformou ao longo desses milênios, por intermédio de linhas literárias que refletem os diversos aspectos culturais na mesma civilização:

• Uma linha literária, que é mais antiga, composta pelos Vedas, está associada aos aspectos coletivos, sociais, da tradição pública (como religião e rituais sociais) e aos aspectos mais formais e uniformes da cultura védica. Veda significa conhecimento. Os Vedas representam a expressão da verdade transcendental, absoluta, eterna, e são a base da cultura hindu.

• De forma mais tardia na produção literária, como será explicado a seguir, mas certamente já inerente à civilização védica, há a outra linha: os *tantras*, associada aos aspectos mais individuais, familiares, tradição privada (como artesão e escolas de mistérios), aos aspectos mais informais e diversificados da cultura védica.

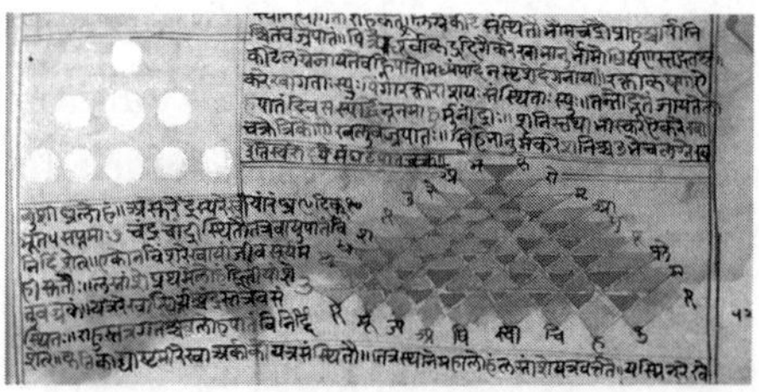

Astrograma ilustrando as 12 divisões do zodíaco utilizadas para calcular a correta ocorrência dos rituais védicos. Rajastão. Século XVIII.

96 Entre as várias formas de datação, o rio Sarasvatí, que era uma das bases de sustentação dessa cultura, secou por volta de 1900 a.C. Conseqüentemente, e a composição do hinos deve ser anterior a essa data.

Dessa forma os Vedas e os tantras, pelo próprio conceito, são aspectos da mesma tradição cultural e da mesma civilização. [97]

Esse primeiro conceito precisa ficar absolutamente claro, até porque há na literatura ocidental uma grande quantidade de textos, provavelmente fruto de traduções imprecisas, ou de cunho político ou religioso, que tendem a considerar esses dois estilos literários culturas distintas, em alguns casos mais extremados, ou até filosofias "inimigas" ou de bases culturais distintas, o que não faz sentido algum. Vedas e tantras só podem ser analisados em conjunto, da mesma maneira que a formação de um indivíduo é influenciada tanto pelas tradições familiares específicas, como pelos conceitos sociais dominantes na cultura em que foi criado. Esse conceito também explica por que os Vedas compõem uma literatura uniforme e os tantras englobam uma enorme coletânea de textos, de diversas tradições familiares e geográficas ou até pontos de vista individuais. Conseqüentemente, é possível apresentar e falar sobre os textos dos Vedas de forma geral, enquanto cada texto tântrico precisa ser analisado de forma individual, dentro do próprio contexto de criação e utilização.

Também é necessário esclarecer que o motivo pelo qual a tradição literária expressa nos rituais e hinos dos Vedas é mais antiga que a produção literária tântrica porque os aspectos sociais, uniformes ou religiosos da cultura em geral são mais cedo formalmente registrados e difundidos de forma mais ampla; também há o fato de que muitas tradições familiares (ou de escolas de mistérios ou de artesãos) muitas vezes não são difundidas verbalmente, nem registradas em papel, pois constituem conhecimentos que permanecem reservados, como uma fonte de segurança e poder para aquela família. Como um exemplo simples podemos citar o conhecimento de artesãos e ferreiros que dava o poder econômico para as famílias que dominavam tais processos.

Logo, também há diferença de abordagem literária e cronológica histórica; simplesmente o fruto da própria essência do que representam os Vedas e os tantras, e os aspectos sempre presentes da organização humana, juntos propiciando o desenvolvimento cultural dos povos védicos, se entrelaçando e mutuamente se influenciando.

Identificação dos tipos de literatura

Os textos dessa ampla literatura estão divididos em vários grupos principais, entre eles:

---

97 Esclarecido o conceito de tantras, também fica claro que é totalmente inconsistente associar tantra à sexualidade sobre questões comportamentais. Mais incorreto ainda, seria associar os tantras a outra civilização ou etnia.

- Vedas: composto de quatro grupos de versos, o *Rig Veda* (o mais antigo), *Sáma Veda, Yajur Veda* e *Atharva Veda.*
- *Upanishads*: nome da produção literária de caráter de discussão filosófica, questionamento ou ensino, no período posterior aos Vedas.
- *Puránas*: crônicas e textos de mitologia.
- *Ramayana* e *Mahá Bhárata*: textos épicos.
- *Sútras*: textos compactos oriundos de anos de debates filosóficos sobre temas específicos, que, ao alcançar amadurecimento, eram resumidos em aforismos para memorização.
- *Tantras, Ágamas* e *samhitás*: textos de diversas tradições tântricas.

A cultura védica, expressa nos Vedas e tantras, deu origem a vários sistemas filosóficos. Alguns desses sistemas tiveram várias interpretações distintas ao longo da História, logo, é necessário saber que o mesmo nome pode englobar diferentes conceitos de acordo com a época, como é o caso do termo *vedánta*, que pode estar associado a conceito.

Termo *vedánta*

O termo *vedánta* pode ser utilizado em dois contextos distintos; ainda que a palavra utilizada seja a mesma, pode ter os seguintes significados:

- ***Vedánta* (conjunto das *upanishads*):** nome atribuído ao conjunto geral de idéias e conceitos expressos nas *upanishads* ou "fim dos Vedas", que é tradução do termo *védanta.* A principal inovação filosófica desse período está associada à mudança da perspectiva que nos hinos védicos é *adhidaivika* (direcionada para os deuses) para a interpretação *adhiatmika* (direcionada para o eu). As *upanishads* e o *vedánta* desse período foram a base para o amadurecimento do Yoga como um sistema filosófico completo.
- ***Vedánta* (período de Shankara):** uma vez que os textos das *upanishads* eram muito concisos, davam margem a diversas interpretações. Uma delas, realizada por Shankara cerca de 800 d.C., tomando por base para sua formulação um texto do período das *upanishads* intitulado *vedánta-Sútra*, deu ênfase ao aspecto do não-dualismo absoluto, mais do que ao aspecto do eu, também expresso nas *upanishads* e gerou uma interpretação de *vedánta* que também é chamada de *uttara mimansa*. Em virtude da popularização que se seguiu dessa interpretação, o termo *vedánta* atualmente é mais empregado para referir-se à filosofia sistematizada por Shankara do que ao conjunto das *upanishads.*

Darshanas

Darshan significa ponto de vista. Uma característica importante da cultura védica e hindu é a diversidade filosófica, em que convivem vários pontos de vista distintos. É necessário ressaltar, contudo, que distinto não significa necessariamente oposto – é apenas um outro ponto de vista da mesma realidade universal.

Assim como não teria sentido algum afirmar que biologia e matemática são ciências opostas, não teria sentido algum afirmar que dois *dárshanas* do hinduísmo, como *Samhkya* e *Vedánta*, seriam opostos: são apenas duas abordagens distintas, mas não opostas. Como exemplos, *Vedánta* deu ênfase ao aspecto do não-dualismo absoluto, à visão que tudo no universo faz parte da mesma essência, nesse aspecto é totalmente ligada ao Yoga, que leva a união com a consciência universal; o *Sámkhya*, por sua vez, apresenta uma descrição funcional do ser humano e do universo a partir dessa visão do ser humano, e também por isso é totalmente ligado ao Yoga. Ou seja, *Sámkhya* e *vedánta*, assim como os demais pontos de vista do hinduísmo, não são excludentes entre si, possuindo abordagens distintas em sua metafísica, numa comparação simplista, de maneira equivalente à forma que a química, a biologia, a economia e a sociologia podem tratar todos os aspectos do ser humano, por caminhos distintos.

Outros termos utilizados

Yoga védico: visão de Yoga como disciplina indivudual expressa principalmente nas *upanishads* e em conceitos dos Vedas.

Yoga épico: aspectos do Yoga que envolvem mais a relação do adepto de Yoga com a sociedade, principalmente expresso no *Bhavagad Gítá*, um texto que faz parte do épico *Mahá Bhárata*.

Shiva védico: representação do absoluto do universo que é residente no ser humano, ou ainda como o aspecto benigno e interiorizado do homem, da verdade absoluta cósmica (*brahmam*).

Shiva puránico: Shiva, como personagem das crônicas (*puránas*) nas quais o conceito do Shiva védico foi individualizado e tomou a forma de um personagem com aparência, família e histórias e crônicas associadas.

28. COMO O YOGA EVOLUIU

É estranho falar em evolução quando nos referimos a uma disciplina que costuma ser tratada como "tradicional". Como é possível que uma tradição, em relação à qual toda uma comunidade de praticantes se esforça para preservar intacta, possa ser objeto de transformações evolutivas? Em certa medida há uma contradição nessa abordagem, mas que se desfaz quando compreendemos exatamente o que estaria mudando, no correr do tempo, dentro da cultura do Yoga.

Primeiro precisamos lembrar sempre que a filosofia do Yoga não pode se confundir com os métodos e as técnicas desenvolvidos para lhe dar suporte. O Yoga é maior do que qualquer procedimento que tenha sido criado para torná-lo viável. Para que isso fique claro, seria bom que fizéssemos uma pequena reflexão sobre os conceitos que acompanharam o Yoga ao longo de sua história e que dão o tom para identificá-lo em relação a outras doutrinas desenvolvidas pela humanidade.

Praticar Yoga é *descobrir e fortalecer sua identidade pessoal*, que para os *hatha yoginas* é o próprio Shiva dentro de cada um de nós. Numa visão menos religiosa, trata-se de buscar o *svarupam* (sua própria natureza) e identificar-se consigo mesmo. Pensar com sua própria cabeça e observar o mundo por sua própria, e única, perspectiva pessoal. Essa descoberta dará ao yogi uma característica peculiar pela qual ele vai perceber o mundo que viabiliza sua própria realização do Yoga.

Praticar Yoga é também *ser livre para agir*. As barreiras sociais desaparecem para quem pratica o Yoga corretamente, e isso dá ao yogi uma forte pulsão para o simples "fazer". O Yoga não é teoria, mas pura realização. Um yogi teórico é uma contradição conceitual, pois só se realiza o Yoga em ações concretas, na prática. Ser yogi é, em certa medida, ser útil – se não para os outros, certamente para si mesmo.

Praticar Yoga também envolve *ser livre para se expressar*. O yogi não tem nada a ocultar, e por essa razão se expressa sem constrangimento e se apresenta com a mais completa transparência. Ele é aquilo que é, e isso torna alguns yoginas um tanto excêntricos aos olhos dos demais, pois esse é um dos efeitos de expor e afirmar sua individualidade. Há quem considere o yogina até mesmo rebelde, mas o fato é que o verdadeiro yogi é, acima de tudo, autêntico.

Por fim, o Yoga implica *revelar uma perfeição que já existe.* A doutrina do Yoga se baseia na crença de que a perfeição é uma característica inata ao ser humano, e que já está presente dentro de nós. Nossa tarefa essencial é reconhecer essa perfeição e realizar a *sádhana*, que é justamente a revelação da perfeição. O aspirante a yogi que avalia uma pessoa por comparação a outra está equivocado. O equívoco é ainda maior se ele avalia a si mesmo por comparação a outra pessoa, ainda que essa outra pessoa seja considerada um mestre ou um modelo para os demais. Para o Yoga, não há superior nem inferior, melhor ou pior, mas apenas pessoas diferentes que carregam, cada uma, sua própria perfeição dentro de si mesmas. O conceito de uma evolução do simples para o complexo, do inferior para o superior, ou do pior para o melhor não combina com a mentalidade sânscrita relacionada com o Yoga. Para o yogi é possível alcançar a perfeição numa fração de segundo, bastando apenas abrir os olhos para si mesmo e ter a percepção imediata da verdadeira pessoa que ele é. Esse é o processo de Yoga que no tantra se chama *anupaya* (sem método), pois consiste na simples percepção direta da verdade, que só é possível por meio da ação.

Portanto, ainda que as práticas relacionadas com o Yoga possam sofrer mudanças ao longo do tempo, não existe uma evolução para o Yoga em si. Se compreendido em sua essência, é fácil perceber que o Yoga só oferece essas duas opções: a de ser realizado e a de não ser realizado.

Se estiver claro que o Yoga como princípio não evolui, mas apenas os métodos propostos para sua realização sofrem mudanças, podemos tratar de construir um quadro sucinto sobre as mais importantes dessas transformações que ocorreram na trajetória histórica da metodologia do Yoga.

Vamos agora delinear a trajetória histórica do Yoga como metodologia. Para que esse passeio no tempo tenha alguma utilidade, no entanto, devemos ter em mente o fato de que, mesmo com todas as transformações que ocorreram ao longo dos milênios, o Yoga continuou a ser sempre apenas um. Então, quando um texto sânscrito faz alusão ao yogi, ele não está especificando que se trata de um yogi "da escola tal" ou "da linhagem do mestre fulano" ou, ainda, "praticante da modalidade A ou B de Yoga". Para a tradição sânscrita e para o hinduísmo, em geral, existe apenas um único Yoga, e quem pratica esse Yoga (que descrevemos resumidamente nos parágrafos anteriores) é um verdadeiro yogi.

Como começou o Yoga? Ao contrário do que muitos acreditam, qualquer prática baseada em *ásanas* ou *mudrás* não é o tipo mais antigo de Yoga. Na verdade, essa nem é uma forma muito antiga de prática de Yoga, mas sim bastante recente, com menos de mil anos. O *Rája Yoga*, por exemplo, que tem seu foco na meditação, é pelo menos 1.300

anos mais antigo do que o *Hatha Yoga*, o primeiro a, de fato, dar ênfase ao *ásana*. Mesmo assim, não foi aí que teve início o Yoga.

Quando observado sob uma perspectiva de evolução e mudanças, o Yoga oferece um quadro de relativa estabilidade ao longo dos séculos. Pode-se perceber uma clara linha de coerência sustentando as diversas fases de seu desenvolvimento histórico, mesmo nos momentos em que parece ter havido rupturas e dissenções. Mas para encontrar elementos que sustentem essa afirmação, precisamos de uma documentação confiável que nos forneça o referencial necessário.

A única ferramenta de que dispomos para traçar uma história de evolução do Yoga é a produção literária relacionada com o tema. Textos que trataram do assunto ou que fizeram referência direta ou indireta a ele são a matéria-prima de que dispomos para tentar compreender que transformações levaram o conceito original de Yoga a se converter nessas práticas que conhecemos hoje por esse nome.

A literatura mais antiga do Yoga foi composta em sânscrito ou na língua que o antecedeu, língua védica. Em tempos mais recentes se construiu literatura sobre o Yoga em outras línguas da Índia (hindi, tâmil, bengali, etc.) até o ponto em que o Yoga ganhou o mundo e passou a ser objeto de teses em quase todas as línguas mais conhecidas, no mundo todo. Nosso foco inicial terá de ser, portanto, a literatura védica e sânscrita.[98]

O pensador védico elabora sua vida e a vida da sociedade em torno do ritual. Nada é mais característico da civilização védica do que seus elaborados rituais de sacrifício, por meio dos quais os deuses são nutridos e o equilíbrio do universo é conservado intacto. O sacrifício é praticado na presença indispensável do fogo, que é chamado de "boca dos deuses", pois é lançando o alimento ao fogo que se oferece a refeição aos deuses. E para que o sacrifício alcance os resultados esperados, a oferenda é encaminhada com precisão por meio de hinos que indicam quais os deuses que se deseja beneficiar com o ritual. Esses hinos são compostos por versos de métrica muito precisa, que são chamados individualmente de mantras. Esses hinos com mantras constituem a primeira manifestação literária da cultura védica. Em seu conjunto, são chamados de Veda (conhecimento) das louvações (*Rig Veda*), pois constituem pouco mais de mil hinos dedicados quase que exclusivamente a louvar os deuses aos quais destinavam seus sacrifícios.

A primeira fase dessa literatura védica – que é entendida como uma revelação obtida dos antepassados[99] pelas linhagens familiares – não tem outro foco senão o ritual e os

---

98 Como a literatura do Yoga se confunde às vezes com a literatura do hinduísmo em geral, remetemos o leitor ao capítulo "Yoga e hinduísmo", no qual se estabelecem as distinções e similaridades entre ambos.
99 Conforme atesta a Kena Upanishad ao afirmar इति शुश्रुम पूर्वेषां ये नस्तद्व्याचचक्षिरे ("assim ouvimos dos antepassados, que nos fizeram ver isso").

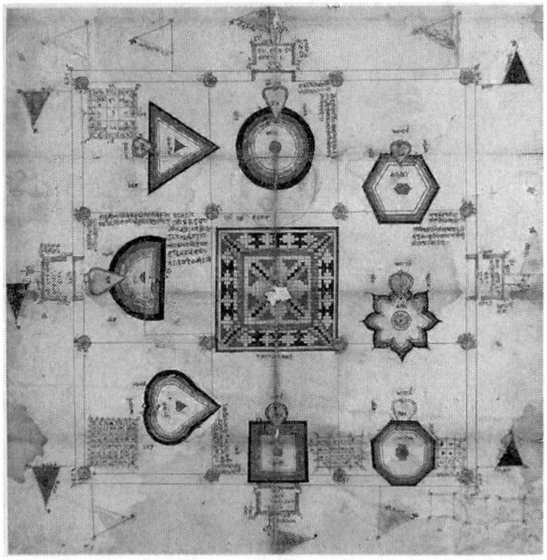

Diagrama para a yajna, ou sacrifício do fogo. O sacrifício é simples na *performance* mas complexo no significado. O gráfico para o ritual indica a tradicional disposição de assentos, local para o sacrifício, assim como detalhes de posições, gestos, respostas. Os rituais de sacrifício eram uma parte integral da vida védica, sendo provavelmente uma das principais fontes das primeiras manifestações humanas como hinos, poesia, drama e dança. Rajastão. Século XVIII

mantras a serem recitados durante sua realização. Os deuses védicos, no entanto, são abstratos, sem fisionomia ou atributos descritivos, e bem diferentes daqueles que vão aparecer mais tarde nos *Puránas* (crônicas). Por essa razão, a literatura védica acaba enveredando por uma vertente filosófica, na qual o ritual gradualmente vai sendo equiparado aos fenômenos que ocorrem na mente e no coração do indivíduo. Os deuses se convertem em forças internas que podem ser controladas pela mente, nutridas por um sacrifício pessoal que é a ascese (*tapas*) e orientadas pela recitação de mantras (ainda que só em pensamento). É assim que nasce o Yoga, dentro de um formato literário conhecido como *upanishad*.

A divindade agora não está mais do lado de fora, como ficava Indra no ritual antigo, mas se aloja dentro do coração do praticante. As *upanishads* a chamam pelo nome de Brahma e a identificam à própria consciência que observa o mundo a partir de dentro de cada um de nós. Essa mudança de perspectiva foi o primeiro passo efetivo para a formulação do Yoga como uma disciplina formal dentro do corpo do hinduísmo.

Inicialmente, é apenas o conceito de Yoga que vai se delineando. A palavra representa o compromisso de utilizar o "eu" que reside no coração como referência para reorientar a vida do praticante. É essencialmente um Yoga místico esse que se configura no primeiro momento. A *Shvetáshvatara-upanishad*, de autoria atribuída a um sábio de nome Shvetashvatara, descreve pela primeira vez de forma mais detalhada a prática que será conhecida pelo nome de Yoga.

Em 12 versos[100] ele delineia aquilo que poderíamos chamar de Yoga védico:

1. Primeiro subjugando a mente, tendo estendido a inteligência, discernindo a luz do fogo, o Sol Divino (*Savita*) a erguer a partir da terra.

2. Com uma mente yoguicamente controlada, na energia do Sol Divino (*Savita*), possamos nós ter o poder de entrar no mundo da luz.

---

100 Cf. tradução adotada por David Frawley in *Gods, Sages and Kings*, Passage Press, Salt Lake City, 1991, pp. 207 e 208.

3. Pela mente e a inteligência yoguicamente controladas, os deuses que buscam pela luz se movem para o céu e criam a vastidão de luz; possa o Sol Divino (*Savita*) dar impulso a eles.

4. Os videntes do grandioso vidente iluminado controlam suas mentes e suas inteligências yoguicamente. Um apenas ordena a invocação aos deuses. Grande é a glória do Sol Divino (*Savita*).

5. Eu me uno ao teu *Brahma* ancestral por preces de submissão. Possa essa louvação se erguer pelo caminho do Sol. Possam ouvi-la todos os filhos da imortalidade que residem nas regiões celestiais.

6. Ali onde o fogo (*agni*) é acendido, onde o vento (*vayú*) é controlado, onde o Soma flui em excesso, ali é onde nasce a mente.

7. Pelo impulso do Sol Divino (*Savita*) desfrute do *Brahma* ancestral. Faça lá sua fonte, e então sua virtude não declinará.

8. Com os três lugares erigidos, tendo estabilizado o corpo no equilíbrio, tendo sido depositados os sentidos, pela mente, no coração, aquele que sabe deverá cruzar todas as torrentes que aterrorizam.

9. Controlando os *pránas* aqui, equilibrado em movimento, deve-se expirar quando o *prána* repousa na base do nariz. Assim como cavalos difíceis de se controlar numa viagem, aquele que sabe deverá controlar a mente sem distração.

10. Em um lugar nivelado e limpo, desprovido de fogo e de insetos, com o som da água, controlando a mente, fechando os olhos, abrigando-se no segredo, deve-se praticar Yoga.

11. Vapor, fumaça, um raio de luz, fogo e vento, cintilações no espaço, relâmpagos, faíscas e a luz da lua, esses são os sinais preliminares que indicam *Brahma* na prática de Yoga.

12. Terra, água, fogo, ar e *akáshá* (éter) manifestam suas qualidades sucessivamente na ação do Yoga. Nenhuma doença, velhice ou morte vencem aquele que tem um corpo composto pelo fogo do Yoga.

Dos cinco primeiros versos, dois são extraídos diretamente do *Rig Veda* e três do *Yajur Veda*. Isso significa que mesmo a concepção mais prática do Yoga foi extraída da releitura de revelações védicas que podem ser datadas de mais de seis mil anos atrás.[101]

O conceito do Yoga aparece também em outras *upanishads*, associadas, em especial, ao recolhimento da atividade dos órgãos sensoriais,[102] mas na *Shvetashvatara* ele

---

101 David Frawley, em *Gods, Sages and Kings*, à p. 38, propõe, com base em referências astronômicas nos hinos do *Rig Veda*, que a composição dessa obra tenha se iniciado por volta de 6000 a.C., ou seja, há oito mil anos.

102 Cf. *Katha Upanishad*, II, 3, 11.

surge, pela primeira vez, descrito como um conjunto de práticas pessoais específicas e associado a uma visão diferenciada de Brahma, que é chamado pelos nomes Rudrá (rugidor) e Shiva (benfazejo). Acredita-se que é nesse texto que nasce o deus Shiva, como um personagem distinto, encarnando uma nova personificação para Brahma.

Esse período em que essas *upanishads* foram compostas antecede a época do budismo e se estende de cerca de 1000 a.C. até por volta de 500 a.C. Os relatos sobre esse período revelam que ocorria uma crescente divisão entre os praticantes do hinduísmo, que se repartiam entre *brahmanes* e *shramanas* (sacerdotes e ascetas). Algumas *upanishads*, como a *Mundaka Upanishad*, produzida por uma ordem de monges de cabeça raspada, explicitamente se refere aos Vedas como uma classe inferior de conhecimento, que não se equipara à percepção direta da verdade. Nessa mesma linha de pensamento dos *shramanas* se desenvolveram as teses do jainismo, do budismo e do Yoga – com a diferença de que este último não foi rejeitado pelos *brahmanes*.

Paralelamente a isso, um outro conceito menos erudito de Yoga se desenvolveu na composição da poesia épica. O que poderíamos chamar de Yoga "épico" tem sua expressão máxima num trecho do sexto livro do gigantesco épico *Mahábhárata*, e que se torna muito popular como se fosse um livro à parte. Esse canto é conhecido como a *Bhavagad Gítá*.[103] Ali a hesitação de um líder guerreiro em iniciar uma guerra que envolve membros de sua família nos dois lados do conflito é o pretexto para apresentar, de forma magnífica, a idéia de Yoga que amadurecia na mente dos poetas populares.

A composição desse texto ocorre provavelmente por volta do século VII ou VIII antes de nossa era, ainda que baseado em narrativas muito mais antigas. Segundo a *Bhavagad Gítá*, o "Yoga é a equanimidade", mas também é "a excelência nas ações". Com base nessas definições promove-se uma comparação entre três abordagens distintas desse mesmo Yoga – *Bhakti*, *Jñána* e *Karma*. Pela perspectiva épica, o Yoga é uma prática social que ainda não tinha amadurecido plenamente seu perfil como atividade para o desenvolvimento das potencialidades pessoais. De fato, a *bhakti* é a entrega devocional, que jamais conseguirá se integrar à doutrina do Yoga, ainda que se proponha a isso, enquanto o *karma* se refere ao ritual védico, que ainda não se internalizou, senão parcialmente, nesse período da composição do épico.

Esse debate em torno do conceito do Yoga, combinando tanto a abordagem das *upanishads* quanto a do épico, amadurece pela ação dos *parivrajakas* na região Noroeste da Índia. Esses indivíduos eram intelectuais errantes que viajavam por onde houvesse outros intelectuais com quem debater. Não pertenciam a uma escola, seita ou linhagem, mas exercitavam sua habilidade para defender teses no confronto com outras

---

103 Veja, sobre isso, o capítulo *Mahábhárata* e *Bhagavad Gítá*, mais adiante.

teses concorrentes, até que seus oponentes se convencessem da superioridade de suas idéias, ou até que eles próprios admitissem na superioridade dos argumentos destes. Em qualquer hipótese, o intelectual vencido declarava-se discípulo (*shishya*) do vencedor. Esse espírito de liberdade de escolha favoreceu a formulação de uma doutrina consensual para o Yoga.

Os debates promovidos pelos *parivrajakas* acabavam por se consolidar na forma de um *sútra*, que é um texto mnemônico muito utilizado para formular literariamente uma tese em termos universais, abstraídos de qualquer contexto. O *sútra* do Yoga[104] teve a aceitação dos panditas *brahmânicos*, que deram a ele a classificação *astika* (ortodoxo), o que significa que o Yoga nasce como um sistema que não colide com os ensinamentos da tradição védica, mas sim complementa-os com uma visão (*darshana*) inovadora para a época.

Estima-se que os *sútras* do Yoga tenham sido redigidos no início do desenvolvimento do budismo, tendo em vista o conteúdo de seu quarto capítulo – que sugere uma resposta brahmânica à questão da extinção do *átma* pelo Nirvana. Isso colocaria a criação desse texto em torno do século IV a.C. No entanto, há críticos que preferem datá-lo mais perto do início da era gupta, em razão do estilo clássico da linguagem utilizada (sânscrito), que teve grande desenvolvimento durante aquela dinastia – o que levaria sua composição para os séculos IV ou V de nossa era.

Algum tempo depois de surgirem os *sútras* do Yoga, por volta de 200 a.C., aproximadamente, um autor chamado Badarayana oferece uma reflexão de caráter mais ortodoxo, representativa de uma facção mais conservadora do brahmanismo, sintetizada numa composição chamada *brahma sútra* (conhecida também como *vedánta sútra*). Esse texto, comentado no século IX por Adi Shankaracharya, rejeita a autoridade dos *sútras* do Yoga e questiona a validade da doutrina recém-sistematizada por Patañjali. O *sútra* é conciso, mas os comentários a ele vinculados sugerem que a provável intenção era devolver à casta sacerdotal a ascendência sobre os praticantes de Yoga, restringindo-o a uma meditação sobre a identidade do "eu" (*átma*) em relação a Brahma.

Esse Yoga de concepção vedantina fica conhecido pelo nome que lhe deu a *Bhavagad Gítá*, *Buddhi Yoga* ou *Jñána Yoga*. Embora seja apresentado pelos brahmanes como uma restauração do verdadeiro Yoga das *upanishads*, o *Jñána Yoga* não retrata fielmente essa origem, pois está desprovido do espírito de independência (*anadhinata*) e liberdade (*svatantra*) que caracteriza as fontes originais do sistema do Yoga.

A proposta dessa reação vedantina ao Yoga de Patañjali passou também pelo *sámkhya*, que forneceu a sustentação filosófica para o Yoga. A mesma idéia de que se de-

---

104 Veja, sobre isso, o capítulo *Yoga sútras* de *Pátañjali*, mais adiante.

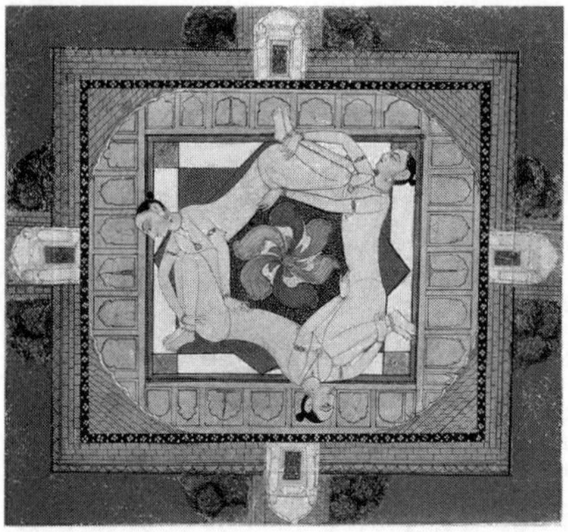

A DIVERSIDADE INERENTE AO TANTRA TAMBÉM OCASIONOU GRANDE PRODUÇÃO E RIQUEZA ARTÍSTICAS, COMO ESSA MINIATURA DO SÉCULO XIX.

veria reposicionar o *sámkhya* para que estivesse coerente com a revelação védica trazia certa contradição em sua formulação, uma vez que o *sámkhya* é reconhecido na *Bhavagad Gítá* como um dos fundamentos nos quais Krishna sustenta a argumentação que apresenta para Árjuna. O próprio formulador do *sámkhya* é descrito como o principal de todos os *siddhas*[105] (homens perfeitos). O *sámkhya*, bem como o Yoga, são doutrinas constituídas por *siddhas* para a formação de *siddhas*.

Pois foram justamente os *siddhas* que tomaram a defesa do *sámkhya* e do Yoga de Patañjali contra a crítica persistente dos brahmanes *mimamsakas* (exegetas dos Vedas). Após um período de mil anos que termina no século IX de nossa era, um esforço de restauração da doutrina de Patañjali tem lugar entre os *Siddha Kaulas* do norte da Índia. Durante esse longo período, fortaleceu-se por toda a Índia a posição dos *shramanas tapasvinas* (ascetas praticantes do *tapas* – a ascese yoguica). Com eles cresceu a presença do hinduísmo não-brahmânico, em especial em meio ao budismo, e se iniciou a produção de uma literatura mística que atribuía a si mesma a categoria de "revelação", recusando-se a aceitar a posição brahmânica de que a revelação (*shruti*) se havia encerrado no período védico. As obras produzidas por esses autores passaram para a História sob a denominação geral de tantra.

O tantra – que não é uma escola ou doutrina, mas um sem-número de escolas e doutrinas diferentes – propunha valores similares àqueles defendidos pelo Yoga, e em algumas vertentes (como o *Yogachara*) assumiu explicitamente um formato condizente com a conduta proposta pelo Yoga. Essa tendência cultural que resgatava publicamente a autoridade das famílias das castas *Kshatriya* e *Vaishya* (guerreiros e artífices/comerciantes), que eram as mais comprometidas com o misticismo *shramana*, ficou ainda mais forte ao fim da dinastia gupta (no auge do período clássico da literatura sânscrita) com o enfraquecimento do poder da casta *brahmânica* – em decorrência da queda do Império Romano, que vinha sendo uma grande fonte de prosperidade comercial para os reis e príncipes da Índia.

No momento em que os *siddhas*, totalmente comprometidos com a cultura tântrica e com um shaivismo (vinculação à cultura relacionada ao deus Shiva) filosófico, decidi-

105 *Bhagavad Gítá* X, 26.

ram tomar a defesa do Yoga de Patañjali e promover sua restauração, os primeiros grupos islâmicos chegavam ao noroeste do subcontinente indiano. Apesar de sua presença modesta no primeiro momento, os povos islâmicos foram chegando, pouco a pouco, e por volta do ano 1000 de nossa era promoveram uma violenta invasão ao território sagrado do Yoga (o norte da Índia).

Antes da chegada arrasadora do islamismo, os *siddhas* da região da Caxemira desenvolveram uma versão muito mais elaborada do sistema *sámkhya*, que ficou conhecida como *Pratyabhijña* (reconhecimento de si-mesmo) – hoje conhecida como shaivismo da Caxemira. Essa produção teve seu auge pelas mãos de um pandita chamado Abhinavagupta, cerca de um século depois da reforma vedantina de Shankaracharya.

Aproximadamente um século depois de Abhinavagupta, um outro *siddha kaula*, da linhagem conhecida como *Natha sampradaya* (escola *Natha*), promoveu uma reforma simultânea no tantrismo *kaula* e no Yoga. Seu nome era Gorakshanatha e ele vivia na região que compreende hoje o Nepal e o território indiano que vai do Estado de Bihar até o golfo de Bengala. Gorakshanatha deu nascimento à versão tântrica do Yoga de Patañjali, que restaurou integralmente os postulados dos *sútras* do Yoga, mas também acrescentou uma série de procedimentos corporais para intensificar os efeitos da prática. Assim, juntamente com a grande invasão dos povos islâmicos, nascia o *Hatha Yoga*.

A chegada dos novos estrangeiros não teria sido muito diferente de outros momentos da história dos povos da Índia, tendo em vista o grande número de povos estrangeiros que chegaram até eles pacífica ou violentamente. Mas havia algo diferente nessa invasão: uma crescente intolerância para com as culturas locais. A partir de então havia o risco de se perder toda essa trajetória que havia levado até o nascimento do *Hatha Yoga*. Esse perigo, que se tornou constante por cerca de quinhentos anos, uniu antigos oponentes intelectuais, e um hinduísmo híbrido se desenvolveu rapidamente, assumindo um perfil popular e devocional.

Os eruditos do *vedánta* e os ascetas do Yoga se tornaram espécies em extinção, enquanto se multiplicavam as seitas *bhaktas* (devocionais) e a produção literária em sânscrito se reduziu a quase nenhuma. Unidos pelo infortúnio, *brahmanes* e *shramanas* passaram a se apoiar mutuamente, tendo em vista a conservação da memória ancestral.

A intolerância começou a diminuir no início do século XVI, ao se iniciar o governo Mogul, com Babur, na mesma época em que chegavam à Índia os primeiros navegadores europeus. A relativa flexibilidade do império mogul deu aos panditas indianos a possibilidade de recompor parcialmente os estragos dos cinco séculos de perseguição, e obras como a *Hatha Yoga Pradípiká*, a *Gheranda Samhitá* e a Shiva *Samhitá*[106] vieram

106 Veja o capítulo sobre essas obras mais adiante.

à luz no período que se estendeu até o fim do século XVIII. O declínio gradual do poder mogul e o crescimento da presença européia que exibia grande interesse pela cultura hindu (em parte como resultado do entusiasmo iluminista com a aquisição de conhecimentos) deram ânimo às famílias brahmânicas para ensaiar uma restauração do poder político de que haviam desfrutado em outras épocas. O sonho de reconstruir uma Índia baseada nos princípios do hinduísmo (agora convertido em memórias fragmentadas de um passado distante mais de oito séculos) entusiasmou setores da sociedade que desejavam retomar posições que acreditavam ser suas por direito ancestral.

Foi nesse momento que o Império Britânico tirou proveito da debilidade cultural da Índia para se apropriar de seu governo (1857), retardando por mais noventa anos o sonho de autonomia e independência baseadas na cultura local. Se a restauração de um Estado hinduísta ficava prejudicada e se tornaria cada vez mais complicada a partir do fato de que populações de culturas diferentes continuavam a existir no mesmo território, a reconstrução da cultura hinduísta, no entanto, era possível, e efetivamente se intensificou na segunda metade do século XIX. Com ela se iniciou a redescoberta e a restauração moderna do Yoga.

Desenvolvimento histórico

Era pré-védica (6500 a.C.-4500 a.C.)	Civilização do vale do Indo ou civilização Saraswati, que coabitava ou já era a própria origem da civilização védica.	Descobertas recentes do sítio arqueológico de Mehrgarh, século VII a.C.	
Era védica (4500 a.C.-2500 a.C.)	Início da composição de hinos do *Rig Veda*, conceitos filosóficos do absoluto e transcendência já presentes. Não ocorria a palavra Yoga, mas havia o conceito de introspecção diciplinada e as bases da filosofia.	Estima-se que em 3500 a.C. o rio Yamuna virou afluente do Ganges, em vez do Saraswatí. Em 1900 a.C., o rio Saraswati secou.	18-fev-3102 a.C. Início Kalí Yuga, era das trevas
Era bramânica (2500-1500 a.C.)	Desenvolvimento dos textos clássicos, as brahmanes (explicam os rituais e cultos) e composição dos demais Vedas.	Deslocamento da região do Saraswatí para a região do Ganges.	Conceito de tapas e ascese que passaria a ser chamado de Yoga.
Era pós-védica (1500-1000 a.C.)	Aparecem as *upanishads*. São as explicações dos Vedas que aparecem para explicar, afirmar e manifestar o que estava contido nesse período.	Surgimento do conceito de ritual interno (*antar-yajna*).	Surgimento dos primórdios do budismo e do jainismo.
Era épica ou pré-clássica (1000-100 a.C.)	*Katha Upanishads* (primeira vez que aparece o termo yoga como disciplina).	Criação do épico Mahabarata (*Bhavagad Gítá*) de 500 a.C., que tem várias referências ao Yoga.	
Período clássico (100 d.C.-500 d.C.)	*Yoga Sútra*, de Patañjali, influencia todas as escolas a seguir e torna-se a principal síntese da filosofia do Yoga.	Cristalização do budismo.	
Período pós-clássico (500 d.C.-1300 d.C.)	Desenvolvimento do tantrismo.	Fortalecimento do *Hatha Yoga*, como um resgate do *Rája Yoga*.	
Período de cisão (1300-1700 d.C.)	Grande desenvolvimento da linha *Bhakti*.	Cristalização dos vários pontos de vista da tradição hindu (os *dárshanas*).	

29. O sânscrito e os povos védicos

Costuma-se dizer que o sânscrito é a língua oficial do Yoga. Essa afirmação está correta, se levarmos em consideração o fato de que a literatura que deu um corpo doutrinário ao Yoga foi toda ela composta em sânscrito. Isso nos leva à conclusão de que deve ter existido uma cultura sânscrita que ofereceu o ambiente no qual foi concebido e organizado o Yoga.

O sânscrito, porém, deriva de uma língua mais antiga, conhecida como língua védica, por se tratar da linguagem utilizada para compor os hinos dos Vedas (as composições mais antigas da tradição hindu). Os povos védicos são os grupos humanos que se serviam dessa língua para sua comunicação ou, pelo menos, para seus rituais. Esses povos criaram as bases da cultura que viabilizou o desenvolvimento do Yoga, e por isso é interessante para nós saber um pouco mais sobre eles.

Primórdios

O noroeste da Índia é povoado continuamente há mais de cinqüenta mil anos. Segundo uma das teses da antropologia acerca de nossas origens, uma onda migratória teria se iniciado há mais de cem mil anos no sul da África e teria avançado em direção ao Oriente Médio e à Índia, num movimento de dezenas de milhares de anos. Essa onda migratória teria encontrado o vale do rio Indo por volta de sessenta a cinqüenta mil anos atrás, aproximadamente. Dali, parte dessa pequena população seguiu até a Austrália, de um lado, e até a Ásia Central, de outro.

A população que permaneceu no subcontinente indiano, com o correr do tempo, acabou por firmar raízes e constituiu uma série de tribos – que constituem um dos componentes formadores da futura população védica. Sobre o que aconteceu com esses povos, ao longo de cerca de quarenta mil anos, quase nada sabemos.

A principal informação que temos diz respeito aos restos arqueológicos de duas civilizações que habitaram a região do vale do Indo em período que vai de cerca de 3000 a 1800

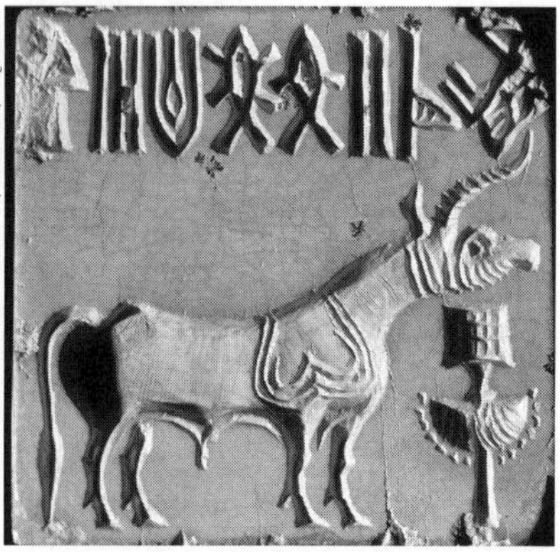

PEÇA ARQUEOLÓGICA COM UM ANIMAL MITOLÓGICO E PICTOGRAMAS ENCONTRADA EM MOHENJO-DARO, NO VALE DO INDO, DATADA DE 3000-1500 A.C.

a.C. Trata-se dos sumerianos e da civilização do vale do Indo. Os sumerianos, que surgiram na Mesopotâmia no início do terceiro milênio antes da era cristã, chegaram àquela área à procura de recursos naturais (em especial, metais) para dar sustentação à sua própria civilização. Estabeleceram uma faixa de domínio que, pelo Irã, alcançava algumas áreas que hoje se localizam no sul do Paquistão.

Quanto à civilização do vale do Indo, cuja existência em tempos antigos só foi atestada a partir das escavações de *Sir* John Marshall em 1921/1922, pouco a pouco vem se delineando um perfil plausível de sua cultura. Os restos arqueológicos são abundantes, mas não há notícia sobre a língua que falavam, tampouco restou qualquer indício literário de suas crenças, seus mitos, suas histórias e seus valores. Em 1922, foram descobertas as ruínas do sítio conhecido como Mohenjo-Daro e alguns anos mais tarde se descobriram as ruínas de Harappa, que pela imponência se acreditou tratar-se da capital da civilização desconhecida que se revelava pouco a pouco.

Esse povo se tornou assunto para muitas especulações fundamentadas em informações imprecisas, quase sempre distorcidas por opiniões preconcebidas e às vezes mal-intencionadas. As teses que alcançaram mais popularidade, no século passado, enquadravam as ruínas daquela região numa perspectiva de embate entre raças, no qual os grupos de "raça ariana" (de pele branca) teriam destruído a civilização local, dessa maneira mostrando-se superiores física e culturalmente aos habitantes nativos da região (de pele negra). Os nativos foram genericamente identificados como se fossem drávidas, designação que se utiliza para povos de uma região ao norte do Estado de Tamil Nadu – sul da Índia, pois essa era a hipótese mais antiga, formulada com base apenas em interpretações duvidosas dos textos sagrados do hinduísmo. Essa tese já encontra-se obsoleta, mas como ganhou popularidade e ainda é repetida por inércia, é necessário entender como começou essa distorção.

A mais conhecida das especulações sobre a presença dos indo-europeus no norte do subcontinente indiano surgiu ainda no século XIX (antes da descoberta das ruínas mencionadas anteriormente), proposta por Max Muller, um alemão que trabalhava para a Companhia Britânica das Índias Orientais, e que foi considerado por muito tempo o maior sanscritista que já existiu. Por sua interpretação do *Rig Veda*, a Índia teria sido invadida por uma "raça" de homens brancos que subjugou os nativos "de cor escura", impondo a eles sua língua, o sânscrito, e sua cultura. A existência desse povo "de cor clara"[107] havia sido concebida a partir da descoberta do parentesco entre a quase totalidade das línguas faladas na Europa com as línguas indo-iranianas, o que deu a essa população a identificação geográfica de indo-europeus. Os indo-europeus foram, então, denominados pelo termo sânscrito *áryas* ou arianos.

Essa interpretação se baseava numa tradução distorcida dos hinos védicos, que foram tomados como evidência de que teria existido essa invasão de povos de pele branca a partir do noroeste da Índia, por volta de 1500 a.C., com a decorrente conquista e escravidão dos povos nativos. A tese se pautava no fato de uma língua indo-européia ter se tornado o veículo de toda a literatura sagrada do hinduísmo, o que indicaria, segundo Muller, que a cultura védica teria sido uma dádiva dos invasores – o que, por si só, justificaria e tornaria nobre a campanha militar empreendida pelos indo-europeus.

Max Muller, porém, era um homem religioso de formação cristã, que não nutria qualquer simpatia pelo conteúdo presente na literatura sânscrita. Sua tarefa teria sido a de provar para os hindus que tudo o que havia de bom no hinduísmo havia sido trazido pelos arianos em sua campanha de conquista do território indiano. Como não havia referências claras a datas nos textos, Muller tratou de elaborar um critério de datação, que se baseava numa série de transformações que teriam ocorrido na literatura sânscrita, a cada período arbitrariamente estimado em duzentos anos. Esse critério garantiria que nenhuma produção literária teria surgido na Índia antes de 1200 a.C., data que ele considerava razoável, tendo em vista a cronologia bíblica que estabelecia que a criação do mundo teria ocorrido por volta de 4000 a.C.[108]

Posteriormente, Muller retratou-se de sua cronologia, alegando que "quer tenham sido os hinos védicos compostos 1.000, ou 1.500, ou 2.000 ou 3.000 anos antes da era cristã, nenhum poder na Terra jamais determinará".[109] O fato de que as datações sobre a cultura védica eram arbitrárias, baseadas apenas em hipóteses, tornou difícil sua defesa diante de mais e mais achados arqueológicos que desafiavam essas mesmas datações. Pressionado pelos fatos, Muller tornou-se pessimista e afirmou que "a data assinalada para a poesia do Veda é, e será sempre, hipotética".[110]

O objetivo inicial da tese teria sido levar os indianos a acreditar que os europeus, que agora tratavam de se apropriar das riquezas da Índia, eram uma versão atualizada dos antigos nobres arianos, que voltavam para oferecer mais um salto de qualidade pa-

---

107 Em inglês, *fair colored.*

108 Muller acreditava que a criação do mundo ocorrera às 9h do dia 23 de outubro de 4004 a.C.

109 In *Physical Religion*, Longman, Londres, 1891, p. 91, citado por Navaratna S. Rajaram em *Vedic 'Aryans' and the Origins of Civilization*, W H Press, Quebec, 1995, p. 5.

110 Cf. H. D. Griswold in *The Religion of the Rigveda*, MLBD, Délhi, 1971, p. 73.

ra a civilização indiana por intermédio do cristianismo. Ainda em 1868, Muller, escrevendo para o duque de Argyle, subsecretário de Estado para a Índia, ponderava que "a religião antiga da Índia está condenada – e se o cristianismo não assumir a posição, de quem terá sido a omissão?"[111]

Não apenas as descobertas arqueológicas desafiaram a tese de uma invasão, mas a disseminação dos estudos védicos – com a conseqüente leitura e tradução dos hinos védicos por indianos hindus – revelaram dificuldades ainda maiores para sustentar essas hipóteses das relações dos povos indo-europeus com os drávidas, ou com quem mais estivesse vivendo naquele território há quatro ou cinco mil anos.

De fato, a primeira contradição reside na hipótese de que povos drávidas fossem vítimas da invasão de *áryas* indo-europeus. Como fica muito evidente nas Leis de Manu,[112] um tratado de organização social redigido em sânscrito, os drávidas eram considerados *áryas* (nobres) da casta guerreira que posteriormente perderam seu *status* de *árya* por descumprirem suas obrigações com os membros da casta brahmânica. Não há, portanto, uma diferença racial ou populacional vinculando *áryas* e drávidas, porque o termo sânscrito *árya* designa apenas uma pessoa considerada *nobre* por estar cumprindo o *dharma*.

Shrikant Talageri

Toda essa questão sobre indo-europeus invadindo a Índia antiga tinha uma única origem, que era a tradução, algo distorcida, dos hinos védicos. Seria necessário que alguém descomprometido com o cristianismo ou com interesses colonialistas se dedicasse ao imenso trabalho de rever criticamente essas traduções. Essa tarefa foi concluída por um pesquisador indiano chamado Shrikant Talageri, que teve seu trabalho publicado com o título *The Rigveda: A Historical Analysis*.[113]

Segundo a tese defendida por Talageri, nunca existiu tal invasão. Na verdade, a única migração que existiu foi do subcontinente indiano para fora, pois ele afirma que os indo-europeus que supostamente teriam invadido a Índia através do vale do rio Cabul, no atual Afeganistão, seriam efetivamente nativos da Índia e teriam feito o trajeto inverso, povoando a Europa.

Com base em sua pesquisa, Talageri sugere que os primitivos povos védicos teriam sido os Purus, retratados como um povo mítico, descendente do "Noé indiano", o patriarca Manu Vaivasvata. Sua concepção é a de que esses mitos preservam a verdadeira história que deu origem à cultura védica.

---

111 Cf. Navaratna S. Rajaram, op. cit., p 6.

112 Capítulo 10, versos 43 e 44.

113 Publicado por Aditya Prakasham, Nova Délhi, 2000.

A tese de Talageri provocou imediata reação de acadêmicos dos estudos indológicos, como Michael Witzel, professor da Universidade de Harvard, que sugeriu possíveis inconsistências, como a referência a versões tardias de documentos ou a não-utilização dos trabalhos de antigos pesquisadores europeus (exatamente o tipo de referência que conscientemente o indiano desejava evitar, por conter interferências políticas e religiosas nas traduções).

A obra de Talageri tornou-se, até o momento, uma referência importante para as novas teorias acerca da formação dos povos e das culturas do período védico. Certamente, as defesas dessa tese são apaixonadas, sobretudo porque a História da Índia foi elaborada à revelia dos eruditos indianos, e dada por certa por organismos internacionais tão insuspeitos quanto a Unesco, que, em uma publicação[114] citada por Talageri no prefácio do seu livro, "caracteriza o *Rig Veda* como 'o épico da destruição de uma das grandes culturas do mundo antigo'"; quando, na verdade, é o oposto: o *Rig Veda* é um épico que mostra o início do desenvolvimento cultural e espiritual de uma das grandes culturas do mundo antigo e que chegou até nossos dias.

David Frawley

O norte-americano David Frawley publicou, em 1991, uma tese muito similar à de Talageri em um livro dedicado à cultura védica. Iniciado nessa tradição hindu, Frawley trouxe da Índia a convicção de que nossa civilização ocidental é o produto da migração dos povos védicos para diversas regiões da Antigüidade. Também ele acredita que os cinco povos míticos citados no *Rig Veda* retratam as populações de onde saíram os grupos que migraram da Índia para o planalto iraniano e daí para a Europa.

Os textos hindus mencionam um grande dilúvio que teria sido anunciado pessoalmente por Brahma, em forma de um peixe, a Manu Vaivasvata, que, obedecendo à orientação divina, construiu uma arca que o levou em segurança até um ponto nos altos dos Himalaias. Esse lugar é a aldeia de Mana, existente ainda hoje, junto a Badrinath (Distrito de Chamoli, Uttarakhand). Ali, Manu, ao desembarcar em segurança, preparou um fogo para o sacrifício e pediu progênie para repovoar a terra varrida pela inundação. Do fogo ritual saiu uma jovem, que se tornou sua filha, e que se casou com Budha, filho do deus Soma (a Lua), dando origem, por essa razão, à dinastia dos reis "lunares". Os hindus acreditam que todos nós somos descendentes dessa família pós-diluviana.

---

114 *The History of Mankind – Cultural and Scientific Development*, Vol. I, Pt II: Prehistory and the Beginnings of Civilization", por Jacquetta Hawkes and *Sir* Leonard Woolley, publicado para a Unesco por George, Allen and Urwin Ltd., Londres, 1993, p. 389.

A filha de Manu chamava-se Ila, e na quarta geração de seus descendentes surgiu o rei Yayati, que tinha cinco filhos e que foi amaldiçoado a envelhecer precocemente. De seus filhos, apenas Puru concordou em emprestar sua juventude ao pai para que ele desfrutasse de mais algum tempo de vida, e em troca recebeu, além da juventude de volta, a melhor porção do reino para governar. Da família de Puru teriam saído os grandes reis mencionados no *Rig Veda*, e também aqueles celebrados no grande épico, o *Mahábhárata*.

O comportamento de Puru, de respeito ao pai e de sacrifício pessoal, está na base dos princípios éticos predicados pelo *Dharma* védico e que fundamentam o hinduísmo.

Vale mencionar também que a mesma região em que Manu teria aportado abriga uma das culturas antigas da Índia, preservada pela tradição dos Garhwalis. A palavra *garh* designa uma fortaleza, provavelmente referindo-se às construções de pedra que até hoje podem se avistar nas encostas elevadas do Himalaia. As casas, os muros e os terraços para agricultura são construídos com pedras empilhadas, argamassa e estrume.

Entre os hinos védicos há os que cantam a luta do deus Indra contra uma criatura enigmática, chamada Vritra, que teria aprisionado as águas nas montanhas elevadas. Cantam também a vitória contra as fortalezas de pedra, sugerindo que teria havido conflitos entre os povos védicos e os povos dos *garhs* (fortificações), em tempos muito remotos.

As evidências arqueológicas não são muito esclarecedoras sobre o cenário desses mitos, mas dão por certo que houve na região das planícies próximo ao Himalaia uma cultura pré-histórica identificada pelo nome "Cemitério H",[115] ligada à misteriosa civilização do vale do Indo. Essa cultura tinha o hábito de cremar seus mortos, cultivava o arroz e construía casas com tijolos de argila, o que combina com muitas das características culturais que se tornaram marca da tradição hindu.

Essa Cultura Cemitério H, que se desenvolveu no período de 1900 a.C. até cerca de 1500 a.C., sugere que a hipótese de que não tenha havido invasão alguma de "arianos" no subcontinente indiano, e que a cultura védica tenha sido apenas a continuação natural de culturas anteriores que ali existiam. Essas culturas anteriores tanto podem ter sido aquelas que já estavam ali por milhares de anos, como podem também ter recebido a interferência de populações nômades que possam ter trazido contribuições culturais da Ásia Central ou de ainda mais longe.

Toda cultura tem suas fontes de inspiração, isto é, nenhuma cultura é totalmente original. Podemos aceitar como confiável o fato de que ainda hoje fazemos e pensamos algumas coisas que foram desenvolvidas por nossos mais remotos ancestrais. Por ou-

115 O nome decorre do fato de seus primeiros indícios terem sido escavados em uma área "H" do sítio arqueológico de Harappa, junto a um cemitério no qual se depositavam urnas com os ossos cremados.

tro lado, cada cultura desenvolve algumas inovações que são somente suas. Os traços mais marcantes de qualquer cultura são justamente aquelas improbabilidades que a distinguem de todas as que a antecederam, os sinais do gênio criativo de alguns de seus membros mais inspirados. No caso da cultura védica, os hinos compostos pelos poetas inspirados são a marca fundamental, e a língua védica, depois convertida no sânscrito, foi seu principal veículo de propagação.

A cultura védica reuniu, portanto, os traços de diversos povos dos quais se perdeu a memória, mas foi elaborada com uma inteligência própria da Índia. E talvez a mais notável marca de sua originalidade tenha sido o Yoga. O hindu, com suas práticas oriundas dessa cultura milenar, presta, diariamente, um tributo aos antigos povos védicos, sejam eles míticos ou históricos que, de alguma maneira, contribuíram para fazer da Índia a sede de uma das mais extraordinárias e duradouras civilizações que a humanidade já abrigou.

30. Yoga e hinduísmo

O Yoga surgiu e se desenvolveu em um ambiente cultural predominantemente hinduísta, tendo sido codificado a princípio como uma parte essencial da ortodoxia brahmânica. No entanto, para compreender o Yoga em sua plenitude, é preciso enxergar com mais precisão sua verdadeira proposta e a maneira como ela se vincula ou se torna independente do corpo do hinduísmo ao longo de sua evolução histórica.

O que é o hinduísmo?

Aquilo que chamamos de hinduísmo é uma cultura que os indianos acreditam tenha sido dada como revelação a seus antepassados, por intermédio de sábios de tempos remotos, e que ainda pode se revelar no presente àqueles que compartilham da fé nas visões (*dárshanas*) e no contato pessoal com os lugares sagrados em que essas visões são reveladoras (os *tirthas*, *pithas* e outros locais de peregrinação). Para o hindu, a revelação também pode se dar por meio das palavras dos antepassados (os mantras védicos) ou pela recitação de *kirtanas* e *stotras*. A palavra, no hinduísmo, é Brahma, um deus a quem se atribui a criação do universo. E aqueles que aprendem a arte de usar as palavras sagradas estão mais próximos de Brahma e são seus representantes entre as pessoas comuns. Os brahmanes são esses privilegiados artistas das palavras, habilitados a celebrar os atos místicos e devocionais do hinduísmo, e suas opiniões constituem a ortodoxia dentro da cultura hindu.

A ordenação social, os costumes e as artes, na civilização hinduísta, constituem um contexto cultural no qual está imersa a imensa maioria dos indianos. Esse contexto é um "*dharma*", uma espécie de combinação de crenças e valores sociais que constituem a base comum de toda a sociedade hindu. Esse *dharma*, na origem, variava de família para família, enquanto os poetas védicos gradualmente construíam as bases para uma possível unificação.

Como as tradições antigas eram muitas e bastante variadas, reunindo em comunidades maiores povos e famílias de origens diversas – dentro dos estados feudais que constituíam a base social do período védico –, também era comum ocorrerem contradições entre o contexto cultural de uma região e o contexto da região vizinha. Conflitos de regras e valores sociais não eram incomuns e poderiam, às vezes, colocar os cidadãos mais simples em grandes apuros perante as autoridades que se alternavam no poder.

O fato de se acreditar na capacidade das famílias de casta brahmânica para apreciar esses conflitos e determinar o certo e o errado, à maneira de juízes conselheiros dentro das cortes reais daqueles tempos, deu aos brahmanes o poder de, com o correr do tempo, elaborar regras comuns de conduta baseadas nas revelações dos mantras védicos, que pudessem se aplicar universalmente às variadas nações que surgiam e desapareciam no correr dos séculos. Esse *dharma* universal, que se impôs à maneira de um contexto cultural genérico para o hinduísmo, ficou conhecido pela designação de *sánathana dharma* (o *dharma* eterno).

A unificação da cultura védica constituiu um *dharma* de caráter ritualista e, no entendimento popular, devocional. Entre as práticas védicas que os hindus até hoje realizam como rotina, estão as saudações aos deuses e aos lugares sagrados, acompanhados de *áratis* e *pújás* – cerimônias de caráter puramente devocional. Esse *Dharma* foi depois complementado, em sua produção literária, pelos mitos regionais que se integraram em longas crônicas dos tempos passados. Ali se encontram as histórias extraordinárias de deuses, heróis e reis, preservadas durante séculos ou milênios pela memória das diversas famílias.

Os mitos e o Yoga

Antes mesmo de se delinear pelas mãos dos brahmanes o *dharma* hinduísta, um extenso conjunto de narrativas, já povoava os sonhos das comunidades da Índia e estabelecia uma ordem para orientar a vida social. Essas narrativas contavam a história mítica do mundo primitivo e o surgimento dos primeiros povos que habitaram nosso mundo. Contavam as aventuras e desventuras de príncipes, heróis, tolos ou sábios, mendigos que se revelavam deuses e reis que se tornavam mendigos. Originalmente transmitidas pela tradição oral, as narrativas míticas ganharam formato literário que abrigou o principal conjunto de contribuições populares ao desenvolvimento do hinduísmo.

De fato, tão integrados estão os mitos a todo o corpo doutrinário do hinduísmo que se torna impossível descrevê-lo sem que estejamos a todo momento envolvidos por inúmeras narrativas de natureza mítica.

O principal acervo de mitos do hinduísmo são os textos épicos e os *Puránas*, que constituem as crônicas dos tempos passados. Essa literatura se desenvolveu com certa

independência das composições védicas – voltadas para o ritual – e das composições de caráter doutrinário e filosófico. São essencialmente representações do imaginário popular, convertido em narrativas que o povo acredita que sejam histórias reais. Esses textos são, de fato, considerados *itihasa* (história) pela comunidade ortodoxa do hinduísmo.

Para o estudante de Yoga, esses mitos são uma fonte inesgotável de referências que permitem compreender melhor a concepção que se tinha do Yoga dentro do universo do hinduísmo, antes, ou mesmo depois de o Yoga ter sido codificado em doutrina pelos *sútras* de Patañjali.[116] Tão ricas são essas referências que muitas delas têm sido utilizadas para determinar qual a maneira correta de se praticar alguns procedimentos do Yoga (especialmente no Yoga restaurado pelo tantra), bem como procedimentos de outros setores do hinduísmo. Os mitos purânicos e épicos são a base principal do hinduísmo devocional moderno, por exemplo, que construiu muito de seu formato atual a partir de referências à *Bhavagad Gítá* e aos *Puránas* (*Brahma Purána, Vishnu Purána, Bhagavata Purána, Shiva Purána*, entre outros).

Mitos também forneceram os elementos básicos de diversas celebrações rituais que são executadas ainda hoje pelos devotos hindus. Entre as celebrações de adoração mística que fazem ligação com o Yoga encontramos, por exemplo, a saudação ao Sol – *Súrya Namaskára*. Essa prática mística é preconizada na literatura védica como ação que acompanhava os banhos rituais em rios e fontes naturais no horário do nascer do sol.

Essa prática, aperfeiçoada em tempos mais recentes por príncipes Rajputs (que se acreditam membros da "família solar" – *Súrya Vamsha*), está hoje incorporada por muitos instrutores às práticas de *Hatha Yoga* – cuja origem difere desse rito devocional. Hoje, ela se tornou a celebração, em *ásanas*, do espírito de integração à natureza.

Interessam particularmente ao praticante de Yoga os mitos que tratam do yogi divino – Shiva – que é sempre descrito como um asceta de comportamento imprevisível e integrado às forças naturais. O Shiva que nasce abstrato nas *upanishads* e se desenvolve num personagem extraordinário no *itihasa* épico e purânico, acaba por ser adotado pelos yoginas como patrono de sua doutrina, especialmente depois que os nathas (shaivas não-dualistas) cuidaram de promover a restauração do Yoga, criando o Hatha-Yoga – em que a figura de Shiva é quase onipresente.

Os quatro objetivos

O hinduísmo também produziu alguns conceitos que fogem ao escopo próprio do Yoga. Um desses conceitos diz respeito à existência de quatro objetivos pessoais que dão base para a organização da vida em sociedade.

Essas quatro aspirações genéricas da vida humana são: o compromisso espiritual ou *dharma*; a produção de riqueza, *artha*; o desfrute, *káma*; e a liberdade, *moksha*.

116 Veja adiante o capítulo específico sobre os *Yoga Sútras* de *Pátañjali*.

Conciliar os conflitos oriundos dessas finalidades é uma preocupação permanente dentro da sociedade hindu. O hinduísmo (*sánathana dharma*) pode ser entendido como a resposta ordenada à necessidade de conciliação dessas quatro finalidades que servem para toda a humanidade.

Seja como for, esses quatro caminhos apontam para uma mesma meta final, que é o encontro da felicidade por perspectivas divergentes. Essas finalidades, embora possam se aplicar a qualquer indivíduo humano, são um retrato da história peculiar à sociedade hindu.

O hinduísmo é, portanto, um corpo mítico e doutrinário que estabelece o contexto cultural e os valores que regem as relações sociais dos hinduístas, e que permitem a eles realizar coletivamente suas aspirações de caráter místico.

E o Yoga?

O Yoga não estabelece valores sociais, pois é um conjunto de orientações voltadas para o indivíduo em busca de si mesmo. O Yoga fortalece o indivíduo independentemente de sua posição dentro da sociedade. Diferentemente do hinduísmo, o Yoga não estabelece distinções entre as pessoas, mas determina procedimentos que se aplicam a qualquer pessoa, seja qual for sua origem. A grande tarefa do Yoga é tornar a pessoa que o pratica um ser humano completo ou perfeito – um *siddha*. Por essa razão, quando consolidado como doutrina, o Yoga foi adotado como a base da educação hindu. É provavelmente nesse sentido que o Yoga deve ter sido vinculado à ortodoxia brahmânica – como ferramenta para fortalecer o povo que serve ao *sánathana dharma*.

Convém lembrar que o hinduísmo é uma cultura multifacetada, com diversas origens distintas, das quais as famílias brahmanes são apenas uma – a que definiu o corpo ortodoxo do hinduísmo. No entanto, há muitas formas populares do hinduísmo que se incorporaram a essa ortodoxia por meio das narrativas míticas, celebrações populares, festivais e outras manifestações oriundas de grupos sociais diferentes dos brahmânicos.

Mas além do hinduísmo ortodoxo, constituído pelas regras determinadas pela casta brahmânica com a complacência dos outros grupos sociais, existe também uma heterodoxia hinduísta, ou melhor, várias. Algumas delas têm se recusado a aceitar sequer a designação hinduísta, como é o caso do budismo, do jainismo ou do siquismo. Outras, como as seitas tântricas, aceitam a denominação, mas rejeitam a validade das regras brahmânicas, ou rejeitam a distinção de castas, ou ainda rejeitam a exclusividade dos Vedas como escritura revelada, apresentando novas revelações na forma de textos autoritativos chamados *ágamas* e tantras.

O Yoga alcança todas essas manifestações heterodoxas e acompanha cada uma delas, praticado de maneiras diversas – embora mantendo sua integridade como proposta de descoberta e realização do "eu" verdadeiro do praticante.

De fato, a variação do Yoga que se tornou mais conhecida no Ocidente é heterodoxa, de origem tântrica – o *Hatha Yoga* de Goraksha Natha. Ainda assim, essa modalidade foi criada com a declaração de que se tratava de uma restauração do *Rája Yoga* brahmânico, revelado de maneira mais profunda e completa.

Acrescente-se a isso o fato de que o Yoga extrapolou o próprio universo do hinduísmo, ortodoxo ou heterodoxo, e alcançou culturas totalmente distintas de seu ambiente místico original, incorporando-se a sociedades materialistas, cristãs, judaicas, islâmicas e de diversas outras denominações religiosas.

Essa versatilidade ou adaptabilidade do Yoga é um testemunho eloqüente de sua condição de ferramenta universalmente aplicável, independentemente de qualquer relação com a estrutura de valores do hinduísmo. O Yoga é uma prática para pessoas, e tem como proposta fortalecer internamente cada um desses indivíduos.

O hinduísmo foi o ambiente cultural em que componentes de diversas culturas menores se reuniram para constituir o conceito e a doutrina do Yoga. Mas o Yoga não se restringe nem se constrange ao hinduísmo. O Yoga é uma prática que a Índia ofereceu à humanidade como uma das mais poderosas ferramentas de fortalecimento da pessoa como ente individual. O Yoga, quando corretamente praticado, fortalece a auto-suficiência e a capacidade de realização.

Hoje o hinduísmo se serve do Yoga como qualquer outra cultura também pode fazê-lo, mas com uma diferença: o Yoga é um filho legítimo do ambiente místico da Índia da Antigüidade. O Yoga combina perfeitamente com a Índia e com o hinduísmo, como a luva combina com a mão que a utiliza.

31. Noções de *Sámkhya, Vedánta* e Tantra

O hinduísmo tem suas raízes firmemente estabelecidas em textos que são considerados revelados. Ainda que alguns textos mais populares aceitem uma origem divina para essas revelações, a *Isha Upanishad* explicitamente menciona os antepassados como fonte do conhecimento que foi ouvido no passado.[117] A revelação é *shruti* – aquilo que se ouve.

O processo de revelação tem início formal com a composição dos hinos do *Rig Veda*, quando os poetas védicos registram as revelações recebidas de seus ancestrais. Um longo período, com pelo menos três mil anos, é identificado pelos hindus como o período da revelação, para efeito de classificação de suas obras literárias. Esse período compreende a formulação dos quatro Vedas e dos textos auxiliares que compõem as coleções védicas (*brahmanas,aranyakas*, alguns *sútras* e as *upanishads*). Esses textos são a expressão das vozes distantes de nossos antepassados. Os mais antigos tratam apenas do ritual de sacrifício.

Um dos mais impressivos hinos do *Rig Veda* trata do sacrifício do homem cósmico, o *Purusha*, que teria sido cortado em pedaços que foram lançados ao fogo, e dos quais se formaram todos os mundos e todas as criaturas. O hino ao *Purusha* aparece no décimo livro do *Rig Veda*[118] e oferece uma explicação mítica para a origem da ordem cósmica. O tema desse hino reaparece em várias outras composições védicas, que reproduzem ou comentam esse hino original.

As *upanishads*, que são os textos mais recentes do período védico, são chamadas, coletivamente, de *Vedánta*, o fim dos Vedas, sugerindo que encerraram o período no

---

117 Isha *Upanishad* 10 e 13 - इति शुश्रुम धीराणां ये नस्तद्विचचक्षिरे॥

118 *Rig Veda* X, 90.

qual as revelações foram registradas. Para muitos brahmanes, nenhuma outra revelação poderia ser aceita como tal após o encerramento dessa fase da história literária da Índia. As *upanishads*, no entanto, têm um perfil diferente do restante das composições védicas. Elas não fazem do ritual seu foco principal, mas tratam da relação do indivíduo com o universo, ou seja, elas têm um perfil mais místico ou filosófico.

Certamente, por trás dessa mudança de estilo nas composições estava algum tipo de provocação cultural interna à própria sociedade védica. Alguns indivíduos, identificados como místicos renunciantes (*shramanas*),[119] provocam um questionamento que, pouco a pouco, confere ao hinduísmo um perfil mais filosófico e menos ritualista. Dentro desse processo de mudanças, surgem composições que consolidam sistemas filosóficos, entre os quais se destaca de maneira especial o *sámkhya*.

O *sámkhya*

O *sámkhya* é uma disciplina filosófica que parece estar ligada a uma vertente do hinduísmo que apregoa a salvação por meio da capacidade individual de cada um. Não será o ritual de sacrifícios ou o estudo dos Vedas que libertará a pessoa dos limites do universo material, mas sim a adoção de uma atitude positiva para a descoberta e a utilização de suas capacidades de percepção e de realização delas. Não é por acaso que o *sámkhya* se tornou a base teórica para o desenvolvimento da doutrina do Yoga, que surge com a assinatura de Patañjali.

O *sámkhya* apresenta o universo como um palco ocupado por dois atores do processo de criação, que em essência são um só e o mesmo: *purusha*, o "homem cósmico"; e *prakriti*, a substância fundamental na qual os princípios do universo têm sua origem. No início não há diferença entre os dois, que são eternos e infinitos. No entanto, *purusha* produz, em determinado momento, uma interferência em *prakriti*, que faz surgir o primeiro princípio criador do universo. Esse princípio é *buddhi* (chamado também *mahat* – o grande princípio), que designa a capacidade de perceber – a inteligência.

Pela concepção *sámkhya*, portanto, a primeira criação é a da inteligência, como potencial de percepção. Primeiro surge a possibilidade de perceber, mas ainda não existem objetos que possam ser percebidos. Desse primeiro princípio (também chamado *mahat*) derivam *ahamkara* (o que produz o eu) e *manas* (a mente), que em conjunto com *buddhi* constituem o agente interior de manifestação da inteligência cósmica dentro de nós. Esse agente interior é chamado de *antahkarana*.

---

119 Os *shramanas* surgem entre os próprios brahmanes, dentro da cultura védica, e têm como expoentes figuras imponentes como o Rishi Bharadvaja, cabeça de uma linhagem que produziu a *Mundaka Upanishad* – que expressa com clareza o pensamento desse tipo de sábios dentro do hinduísmo.

Com base nesse conjunto de três princípios, são construídos os órgãos de percepção (*buddhindriyas*) e os órgãos de ação (*karmendriyas*), e a partir destes são constituídos os elementos com os quais é construído o universo visível, desenvolvendo-se os cinco rudimentos ou elementos da matéria sutil (*tanmatras*) e finalmente os cinco elementos de matéria densa (*mahábhútas*, ou grandes elementos). É só ao fim do processo que surgem os objetos e se viabiliza a consciência e a percepção tal como as conhecemos.

O mundo, pelo ponto de vista *sámkhya*, é a reprodução do processo de percepção, com a diferença de que primeiro ele estabelece a possibilidade de perceber e somente depois disso é que os objetos passíveis de percepção podem ser criados.

Essa emanação evolucionária, com um princípio gerando o próximo, recebe o nome de *tattwas* (princípios, evolução, essência), totalizando 25, enumerados de acordo com uma seqüência particular, conforme o quadro a seguir.

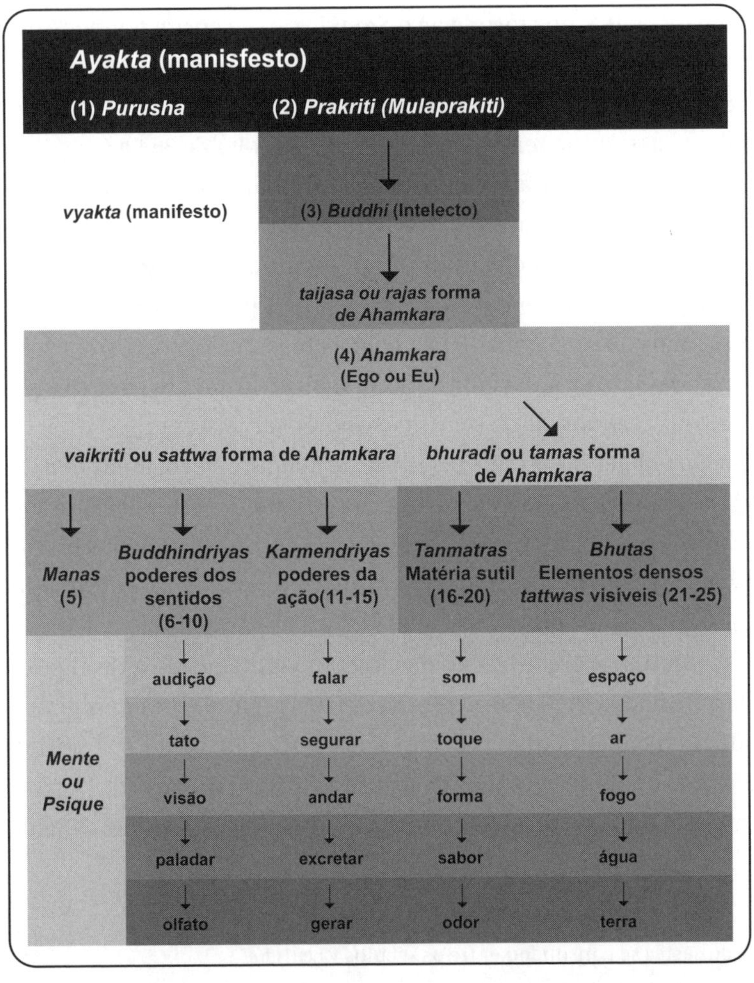

A época da formulação do *sámkhya* é desconhecida. Seu mais famoso propositor, o sábio Kapila, certamente é anterior à época do budismo, e anterior também à época da *Bhavagad Gítá*, pois ele é citado ali[120] como o melhor dos *siddhas* (homens perfeitos).

Se os seguidores do *sámkhya* eram predominantemente místicos de vocação *shramana*, despreocupados das questões mundanas da organização social, por outro lado, o grupo brahmânico lentamente caminhava para um processo de cristalização de sua condição de sacerdotes como uma casta,[121] que teria o domínio por determinação divina do conjunto da sociedade. Procurando justificativa no corpo da literatura védica, esse grupo perdeu rapidamente seu prestígio popular em favor das seitas *shramanas*, que rejeitavam as castas ou qualquer conceito doutrinário que implicasse superioridade de um segmento da sociedade sobre outro.

A reação natural da população foi aderir aos manifestos e doutrinas liberais (baseados na valorização da capacidade individual, como qualidade natural, independentemente do *status* social), o que fortalecia o *Sámkhya* e seu correspondente prático – o Yoga. As seitas *shramanicas* que mais se desenvolveram nesse período foram o jainismo e especialmente o budismo, que teve a adesão do grande rei Ashoka, da dinastia Maurya, após um violento ataque ao rei budista Kalinga, por volta de 264 a.C.

A tradição védica, embora ainda respeitada, perdia cada vez mais a popularidade, tornando-se um assunto cada vez mais distante da vida religiosa da Índia, adequado apenas para encontros de intelectuais. Os *mimamsakas*, exegetas e estudiosos da revelação védica, por sua vez, demonstravam desprezo pelas seitas *shramanicas* e afastavam-se mais e mais de uma conciliação com as massas populares. Na verdade, procuravam o abrigo das cortes palacianas, nas quais encontravam os meios para financiar suas dispendiosas cerimônias de sacrifício e obter seu sustento.

A população em geral seguia uma linha de conduta devocional (*bhakti*) e buscava aproximação com quem desse a ela uma linha de conduta que a levasse à realização do *dharma*. As três condutas adotadas em relação ao corpo cultural dos hindus eram, portanto, a *bhakti* (conduta devocional da maioria da população), o *shramanismo* (adoção da crença na capacidade individual de alcançar a libertação do sofrimento e a felicidade) e o *brahmanismo* (organização da vida pessoal segundo a revelação dos Vedas e aceitação da autoridade brahmânica como essencial para a ordem social).

O grande problema era que os brahmanes tentavam salvar sua posição social por meio da defesa de um Estado teocrático baseado na organização da população em castas, o que implicava desigualdade de oportunidades. Por essa razão, as seitas shramani-

---

120 Capítulo X, shloka 26 – (...) सिद्धानां कपिलो मुनिः॥ १०-२६॥

121 O sistema de castas se consolidou entre os séculos VI e III a.C.

cas se desenvolviam e cresciam, gradativamente, obliterando a herança védica. Assim, surgiram as seitas shaivistas (devotadas ao deus Shiva), shaktas (devotadas à divindade feminina), ganapatyas (devotadas ao deus Ganesha), entre outras, enquanto o budismo e o jainismo se afastavam ainda mais do corpo cultural do hinduísmo.

A força da *bhakti*, por exemplo, havia tornado o sul da Índia quase imune ao impacto das teses shramanicas. Na história do Decão[122] houve apenas um breve reino budista (os Kalabhras) interrompendo uma imensa série de Estados hindus tradicionais. Um grande número de seitas *bhaktas*, em especial girando em torno da figura do deus védico Vishnu, se desenvolveu por aí.

Enquanto os brahmanes se afastavam da grande força social da *bhakti*, as seitas shramanicas se aproximavam dela e se desdobravam em uma grande variedade de cultos regionais. Uma grande quantidade de seitas se forma a partir do primeiro século de nossa era. Os pashupatas, por exemplo, que são a primeira seita shaivista, surgem no final do século II, pelas mãos de Lakulisha.[123]

O brahmanismo *mimamsaka*, resistente à *bhakti*, se agarrava aos reis e príncipes, ganhando uma sobrevida, em especial durante a dinastia gupta, que no período dos séculos III a VI de nossa era organizou um grande império sustentado principalmente pelo comércio com Roma. A queda do Império Romano, no entanto, aliada à incursão dos hunos, derrubou o Império Gupta, levando o norte da Índia a um estado de fragmentação que acabou por facilitar a gradual incursão dos povos islâmicos a partir do século VIII.

O *Vedánta*

Ao longo desse período de enfraquecimento da tradição védica, amadureceu uma proposta de restauração que pudesse conciliar as teses shramanicas com a tradição védica. Um dos expoentes dessa tendência foi Gaudapada, que no século VII propagava concepções inovadoras acerca das *upanishads*. Seu comentário sobre a *Mandukya Upanishad* faz alguns acadêmicos, como Louis Renou, suspeitarem de que ele pudesse ser budista da escola Madhyamika ou um vedantista profundamente impressionado com a especulação budista.

A proposta de Gaudapada, no entanto, era a de restaurar a ascendência da literatura védica servindo-se para isso da força de seus principais oponentes, que eram os budistas. Gaudapada desenvolve um arrazoado pelo qual o budismo leva à concepção de uma natureza não-dualista, que é a mesma idéia preconizada pelas *upanishads*.

---

122 O Decão compreende a porção sul do subcontinente indiano, abaixo da cordilheira Vindhya, ao passo que as planícies e montanhas que se estendem ao norte são identificadas pelo nome de Hindustão.
123 Cf. Muller-Ortega in *The Triadic Heart of Shiva*, State University of New York Press, Albany, 1989, p. 31.

Ele também deixa claro que as *upanishads* são as verdadeiras fontes de inspiração do budismo, sugerindo que a dedicação a seu estudo pode ser tão interessante quanto o estudo do budismo, ou talvez ainda mais. Mostrando grande respeito pelo Buda e pelo budismo, ele procura envolver intelectualmente o adversário e trazer de volta o interesse pelos estudos védicos.

Dentro da linhagem de Gaudapada, no entanto, e cerca de setenta anos mais tarde, destaca-se um jovem brahmane, membro de uma seita shivaita, chamado Shankara. Esse rapaz promove uma verdadeira revolução na cultura local, especialmente no norte da Índia, e alcança sucesso na restauração da autoridade das escrituras védicas junto à população hindu.

Shankarácharya percebe que os renunciantes (*samnyasis*) são brindados com um grande respeito por parte da população de devotos. O povo aprecia o sacrifício pessoal desses mendicantes como um testemunho da força de seu credo. Esses homens, considerados santos e perfeitos (*sadhus*), provocam intenso fascínio nas mentes simples da maior parte do povo indiano. Sensível a esse fato, e sentindo-se responsável pela recuperação do prestígio da revelação védica, como se fosse uma missão pessoal sua, Shankara adota o manto açafrão e os votos de *samnyasi*, e busca um caminho de reintegração das seitas em torno de um único credo baseado na força dos Vedas.

Como renunciante, Shankara funda dez ordens monásticas diferentes, para atender a renunciantes com as mais variadas vocações familiares.

Como reformador religioso, Shankara produz uma síntese das cinco grandes seitas (às quais ele acrescenta mais uma),[124] e que ele chama de Shanmata ("seis opiniões").

Como filósofo, ele estabelece um sistema baseado nos Vedas, mas fundamentado na parte final de sua literatura, as *upanishads* (que são coletivamente identificadas como *Vedánta* – ou seja, "a parte final dos Vedas").

O sistema filosófico do *Vedánta* (ou *Purva Mimamsa* – "exegese tardia") adota por tema a questão da identidade entre o si-mesmo (*átma*) e o todo (Brahma), que é o principal foco das *upanishads*. Mas para dar um sabor especial à sua abordagem, o *Vedánta* adota também como referência o *Brahma Sútra*,[125] antiga obra de Badarayana, que aceita as teses shramanicas, mas apenas se elas forem reinterpretadas segundo a perspectiva das *upanishads*.

A grande qualidade do sistema de Shankara, porém, é o fato de adotar também como fundamento doutrinário a *Bhavagad Gítá* – uma obra popular, que admite a *bhakti* (devoção) como um dos meios válidos para alcançar a perfeição no *dharma*. É certo que

---

124 Essas seis seitas são as de Shiva, de Vishnu, da Shakti, de Ganapati (Ganesha), de *Súrya* e de Skanda.
125 Também chamado de *Vedánta Sútra*.

nunca existiu, de fato, a aprovação popular às teses filosóficas de Shankara em razão da dificuldade de compatibilizar o não-dualismo com a *bhakti*.[126] Mas ele obteve sucesso total com a restauração da cultura védica ao permitir que ela pudesse abraçar todas as grandes seitas e ao dar a ela (com as ordens de renunciantes) o colorido místico tão apreciado pelo povo.

A reforma religiosa de Shankara teve um impacto de tal amplitude que se pode afirmar, sem dúvida, que o hinduísmo, tal como o conhecemos hoje, nasceu nesse momento da História. Nos séculos seguintes, grandes mudanças foram introduzidas na filosofia vedantina, dando a ela um perfil mais e mais religioso (vinculado a seitas vaishnavas) – dando origem ao que hoje se conhece como *Bhaktivedánta*, a versão devocional e dualista do *Vedánta* de Shankara. Mas a integração das diversas seitas num único universo cultural cujo pano de fundo são os Vedas se tornou a marca característica da reforma e perdura inalterada até hoje. Por isso o hindu diz que sua religião é ao mesmo tempo monoteísta e politeísta – porque, de acordo com a reforma de Shankara, o devoto escolhe a divindade que quiser, mas estará sempre adorando ou servindo a uma mesma e única divindade, representada pelo Brahma das *upanishads*.

O tantra

Voltando um pouco no tempo, quando o budismo começou a se disseminar pela Índia antiga, algumas famílias místicas de perfil *shramanico* passaram a divulgar informações doutrinárias que anteriormente eram mantidas secretas como parte integrante dos ritos iniciáticos familiares. Eram, principalmente, mas não apenas, famílias de artífices (casta *Vaishya*) e de guerreiros (*Kshatriyas*) que haviam encontrado abrigo e estímulo intelectual junto às comunidades budistas.

Logo essas informações ganhavam forma escrita. Inicialmente, foram atribuídas a Siddharta Gautama, o Buda, como se fossem os ensinamentos secretos que ele havia compartilhado apenas com seus discípulos mais próximos (budismo esotérico). Dentro do budismo, essa produção literária acabaria por produzir um caminho interpretativo original, chamado *vajrayana*, que produziria fortes transformações no cenário budista do norte da Índia (especialmente no que seria o Nepal e no Tibete). Mas muitas dessas composições assumiram, desde o início, um formato diferenciado do budismo, afirmando-se como uma categoria literária própria, conhecida como tantra.

Os tantras eram composições diversificadas, que tratavam de uma grande variedade de assuntos, mas que tinham em comum o fato de não se pautarem no conteúdo dos

---

126 É um paradoxo, para o devoto, adorar a um deus que ele identifica como sendo ele mesmo. Isso seria auto-adoração, uma distorção para o pensamento religioso que busca a salvação na graça (*kripa*) divina.

Vedas. Seus assuntos mais recorrentes eram as crenças e os mitos populares do hinduísmo, abordados de maneira inovadora, bastante afirmativa em relação ao lendário das práticas iniciáticas – orientados para um perfil de revelação. O enfraquecimento da cultura védica demandava uma nova safra de revelações, e foi exatamente dessa maneira que os tantras começaram a surgir no cenário cultural da Índia.

A adoção da palavra "tantra" para designar essas composições tem sido explicada de diversas maneiras, e provavelmente cada uma delas está correta em certa medida. O termo deriva da raiz sânscrita *tan*, que significa estender, sugerindo um conhecimento que se estende por um processo iniciático desde o passado – uma tradição mística, portanto. Mas há quem considere que o nome indica que "o tantrismo representa uma extensão ou um desenvolvimento posterior daqueles ensinamentos tradicionais encontrados originalmente nos Vedas, e depois articulados nos *brahmanas*, nas *upanishads* e nos *puránas*".[127]

"Tantra" também designa o trabalho de tecelagem com o qual se produziam tapetes, um produto típico de grupos de artesãos e que reconhecidamente sempre carrega a assinatura exclusiva da família que o produz. Os artífices eram organizados em guildas iniciáticas que podem ser descritas como linhagens, ou seja, extensões de tradições familiares muito antigas, preservadas em segredo no interesse do fortalecimento comercial de cada uma dessas famílias.

O tantra era, na origem, uma grande variedade de culturas familiares, cuja origem, no tempo, não é possível determinar, uma vez que se trata de tradições que foram mantidas oralmente por um tempo bastante longo. É certo que inicialmente se tratava de culturas populares com pouca vocação para a racionalidade, mas a adoção do termo tantra também para designar tratados de perfil mais intelectualizado sugere que talvez se tenha desejado promover um avanço nessas culturas, dando a elas um formato que antes só se encontrava nas composições brahmânicas. O fortalecimento da mensagem shramânica, segundo a qual qualquer pessoa seria capaz de realizar uma grande obra e atender ao *dharma*, pode ter sido estímulo suficiente para que jovens não vinculados ao brahmanismo decidissem escrever e compartilhar parte de seus segredos familiares com a comunidade.

Note-se que mencionamos parte dos segredos, pois uma das mais notáveis características dessa literatura é o fato de ela adotar uma linguagem obscura, com o uso de significados alterados para muitas palavras, de tal maneira que somente os iniciados de uma determinada família ou linhagem pudessem extrair da revelação o proveito desejado.

Isso significa que o objetivo da produção literária tântrica talvez não fosse o de compartilhar o conteúdo de seus conhecimentos. Talvez a intenção fosse apenas sugerir a

---

127 Julius Evola in *The Yoga of Power*, Inner Traditions International, Rochester, 1992, p. 2

existência de um conhecimento ou saber secreto, sinalizando para o restante da comunidade a força daquela família em particular. Teria sido, comparativamente, como os tratados europeus medievais e renascentistas de alquimia, escritos para demonstrar o sucesso na realização da obra alquímica e que são impossíveis de se entender, exceto para quem conhece os códigos intrincados utilizados por quem os escreveu.

Mas se os conteúdos teóricos dos tantras são difíceis de se conhecer com clareza, os aspectos externos dessa cultura, por outro lado, não são. Na verdade, a grande graça do tantra consiste justamente em sua maneira simples e ritualista de tratar todos os seus assuntos. O tantra se orienta pela vida diária da pessoa comum, e se desenha como uma solução tirada sob medida para cada indivíduo. Há muitas *sádhanas* (caminhos práticos) diferentes para se alcançar o mesmo objetivo, e muitos objetivos diferentes podem ser buscados pela mesma *sádhana*. E para cada praticante do tantra haverá sempre uma combinação única de todos esses elementos.

Acrescente-se a isso o fato de que, tal como ocorre na tradição védica, as práticas tântricas são ativadas por mantras,[128] embora no tantra esses mantras sejam diferentes para cada novo iniciado. O resultado é que podemos afirmar, fazendo uma comparação despretensiosa, que a prática da cultura védica tem a proposta de ser universalmente aplicável, ao passo que a da cultura tântrica está direcionada para as particularidades de cada praticante.

Um fato importante acerca do tantra é que, enquanto amadurecia, ele se apropriava cada vez mais de práticas devocionais (*bhaktas*). O tantra deu profundidade e significação para os cultos e rituais individuais, especialmente na forma da *pújá* (rito doméstico de devoção ao antepassado ou à divindade). Todo tantra é místico e tende a se expressar como uma variante personalizada da prática religiosa tradicional.

O tantra após Shankara

A reforma promovida por Shankaráchárya foi realizada numa época em que a produção literária do tantra havia amadurecido e ganhava muito prestígio junto aos panditas (intelectuais) de toda a Índia. O movimento tântrico alcançara seu auge, e muitos de seus integrantes eram identificados com o ideal máximo do hinduísmo, que é a condição do *siddha* (perfeito). Debates se sucediam nas montanhas ao norte, e a proposta de estabelecer uma doutrina filosófica para o tantra conquistava adeptos entusiasmados.

Na mesma época, no entanto, povos de orientação islâmica faziam incursões pelo norte do subcontinente indiano, colocando em xeque o sentimento de segurança e isolamento que caracterizou a mentalidade hindu ao longo de sua extensa história. Esse

128 Para mais detalhes sobre o tema, veja o capítulo sobre os mantras.

novo elemento hostil às tradições locais reforçou o sentimento de unificação propagado por Shankara e consolidou sua reforma com a adesão gradual dos eruditos do tantra.

Embora o *vedánta* filosófico tenha, inicialmente, tentado reinterpretar o Yoga, o *sámkhya*, a *bhakti*, e até mesmo o tantra, de modo a torná-los ferramentas a serviço da preservação da tradição védica, o que aconteceu foi justamente o inverso disso. Os panditas tântricos da região da Caxemira refutaram o *vedánta* em favor de um aperfeiçoamento do *sámkhya*, que alcançou perfeição pelas mãos de um *siddha* de linhagem *kaula* chamado Abhinavagupta.

As composições tântricas, a partir de Shankara, adotaram uma atitude mais inclusiva em relação à tradição védica. A recomendação para que se estudassem os Vedas passou a integrar os textos tântricos, com relativa naturalidade, e se tornou uma crença corrente aceitar as duas revelações (védica e tântrica) como sendo compatíveis e, portanto, não-excludentes.

A restauração do *Rája Yoga* de Patañjali por outro grupo de *kaulas*, da escola *Natha* (ou *Natha Sampradaya*), consolida essa integração na forma do *Hatha Yoga*. Este pode ser entendido como uma disciplina que, embora elaborada dentro de princípios típicos do pensamento *kaula* (tratando a geografia terrestre como similar ao corpo humano, promovendo práticas em grupo e colocando ênfase na mística de fonemas e mantras), é perfeitamente compatível com a tradição védica.

De fato, essa compatibilidade é atestada pelos panditas vedantinos, que continuam a produzir textos no formato de *upanishad*, absolutamente ortodoxos do ponto de vista brahmânico, mas tratando de temas tântricos do Yoga, como *kundaliní* ou novos componentes para o método de Patañjali.

Yoga, síntese da cultura hindu

Como se pode observar pelo que apresentamos anteriormente, embora possa ter havido algum distanciamento entre *brahmanes* e *shramanas* ao longo da história do hinduísmo e do Yoga, a integração final das duas tendências e da *bhakti* com a reforma de Shankarácharya criaram uma cultura unificada que é exatamente o que hoje chamamos de hinduísmo. Essa é a razão pela qual se considera que o hinduísmo moderno nasceu com Shankara. Foi por essa época, também, que o budismo e o jainismo foram excluídos da ortodoxia brahmânica e, em razão da reunificação das seitas, acabaram também excluídos da cultura hindu.

Posteriormente, o siquismo, também derivado do hinduísmo, tentou promover um processo de assimilação semelhante com o islamismo, embora sem sucesso.

Quando examinamos o desenvolvimento das diversas doutrinas que surgiram dentro da cultura hindu, e as maneiras como elas se reintegraram perfeitamente ao corpo cultural original, podemos perceber quanto elas são compatíveis entre si. Um hindu integrante de uma seita shaivista reconhece também como hindu um membro de uma seita *vaishnava* ou *shakta*, que por sua vez reconhecem como hindu um devoto de Murugan (Skanda) ou de Ganapati (Ganesha). São todos praticantes do *dharma* hindu, e nenhuma diferença aparente será obstáculo ao relacionamento que possa se estabelecer entre eles.

Por essa razão, é fácil perceber quanto estão equivocados os praticantes de Yoga que estabelecem distinções entre um Yoga de vocação tântrica, vedantina, *bhakta* ou qualquer outra que seja. O Yoga é uma *sádhana* que não se restringe a uma única visão do hinduísmo. Na verdade, com exceção feita aos textos tântricos, o Yoga sempre foi apresentado como um caminho independente da opção religiosa – tanto para o hindu quanto para os demais. Isso é tão verdadeiro que o Yoga, meditativo ou postural, é praticado sem qualquer constrangimento por hindus, budistas, siques, jainistas, islâmicos, judeus e até mesmo por muitos cristãos – apesar das curiosas advertências de teólogos sobre os perigos espirituais dessa prática.

Isso acontece porque o Yoga é uma prática que não depende da assunção de posturas religiosas. Não são obrigatórias iniciações ao hinduísmo, nem reverências a gurus, nem adoração de imagens, ou outros compromissos que possam denotar a afirmação de um credo religioso.

32. *Mahábhárata* e *Bhavagad Gítá*

Se perguntarmos a qualquer hindu sobre qual a obra literária que com mais clareza expressa o espírito do hinduísmo, a resposta certamente será a *Bhavagad Gítá.* Um cântico que descreve o diálogo entre dois personagens míticos, num cenário de guerra, cujo tema central é o *Dharma* e cujo foco é o Yoga. Essa obra é um marco literário que se tornou base para o hinduísmo moderno, a partir da reforma promovida por Shankaracharya no século IX, com a formulação do sistema filosófico do *Vedánta* e a unificação dos credos das diversas seitas que então existiam.

A *Bhavagad Gítá* é apenas um trecho de uma obra muito maior, um épico, que se chama *Mahábhárata,* mas pode ser lida com total independência do restante. Afirma-se tradicionalmente que esse épico do qual ela faz parte é o maior que a humanidade já produziu. Com mais de 150 mil versos que se agrupam aos pares,[129] e dividido em 18 seções, com 1.995 capítulos, o *Mahábhárata* é, de fato, muito maior do que seus equivalentes gregos – os cerca de 15.700 versos simples da *Ilíada* e 12.100 versos simples da *Odisséia.*

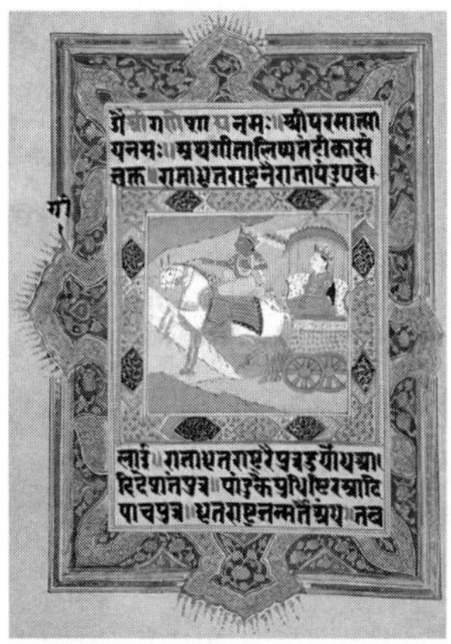

Ilustração de uma passagem do *Baghavad Gítá.* Gravura em guache e ouro, sobre papel .

Esse grande épico narra a história trágica de uma família da dinastia lunar indiana que governava o território que se estendia entre os rios Ganges e Yamuna, no norte da Índia. Os membros mais jovens se desentendem e envolvem toda a família e seus aliados em uma guerra de proporções míticas. Da narrativa participam sábios, reis, criaturas fabulosas, deuses e demônios. O complexo enredo do épico abre

129 A versão crítica do *Mahábhárata,* publicada pelo Bhandarkar Oriental Research Institute (Pune, 1999), apresenta um total de mais de 158 mil linhas, ou cerca de 79 mil pares de versos.

oportunidade para a inclusão de muitas pequenas histórias de fundo moral que são contadas pelos próprios personagens para ilustrar momentos especiais da narrativa principal.

Embora grande parte dos brahmanes defenda a tese de que os eventos narrados no épico tenham ocorrido numa época estimada em cerca de 3.100 anos antes da era cristã, há muita controvérsia acerca da época em que o épico teria sido composto. Seu núcleo mais antigo pode ter surgido há muitos milhares de anos, mas a geografia do território indiano ali descrita certamente é posterior a 1800 a.C.[130] Não há dúvida de que esse épico levou muito tempo para chegar a seu formato atual, mas como há pouquíssimas diferenças entre manuscritos descobertos em regiões diferentes do território indiano pode-se imaginar que não tenha havido mudanças significativas em seu conteúdo nos últimos 1.500 anos. Acredita-se mesmo que sua forma atual já tivesse sido alcançada no primeiro século de nossa era. Suas partes mais antigas podem remontar há mais de três mil anos, e a *Bhavagad Gítá* é um desses trechos antigos do épico. Já não se aceitam mais certas datações propostas até a primeira metade do século XX, que davam o século II a.C. como data provável da composição do *Mahábhárata*,[131] pois, de outra forma, haveria referências ao budismo e ao Yoga de Patañjali (o *Rája Yoga*), que não aparecem em nenhuma parte do texto. Na verdade, parece mesmo que o inverso é verdadeiro, ou seja, que muito da literatura budista e dos *sútras* de Patañjali possa ser entendido, em certa medida, como decorrente de reflexões estimuladas pelo grande épico.

A *Bhavagad Gítá* está localizada dentro da sexta seção do *Mahábhárata* e se desenrola ao longo de 18 capítulos que somam setecentos versos duplos (*shlokas*).

A questão central tratada na *Gítá* é o *dharma*, que também é a primeira palavra desse canto sagrado. A palavra *dharma* expressa uma condição que deve ser alcançada pelo hindu por meio de suas práticas, para que suas obrigações para com Deus ou com a natureza sejam cumpridas. Por isso, essa palavra tem sido freqüentemente traduzida como lei, ainda que essa tradução não expresse a verdadeira dimensão do significado da palavra original sânscrita. A origem do termo é a raiz verbal sânscrita *dhR*, que significa segurar – o que indica que *dharma* é aquilo que tem o atributo da firmeza e da estabilidade. De fato, a vida do hindu é uma busca permanente daquilo que tem os atributos da eternidade – o *Sánathana Dharma* (lei eterna).

Cada um tem seu próprio *dharma* a ser realizado – o *svádharma*. Mas ele derivaria do *dharma* da casta ou do *dharma* da família? A resposta de Krishna, que parece defen-

---

130 Existem referências ao deserto entre o território Kuru e o reino Yadava de Krishna, deserto esse que só apareceu após a extinção do rio Sarasvati, ocorrida a partir de 1800 a.C., de acordo com os levantamentos recentes feitos por satélite.

131 Louis Renou, em *L'Hindouisme*, Presses Universitaires de France, 1951.

der o *dharma* de casta, é baseada no conceito fundamental do Yoga, segundo o qual a única referência válida está dentro do coração de cada indivíduo. O Yoga se torna, então, a chave para o entendimento da questão do *dharma*.

Para dar sustentação ao argumento, no segundo capítulo se define o Yoga, e no sexto se detalha seu funcionamento. Esse Yoga da *Gítá* é definido como "eqüanimidade" ou equilíbrio (II, 48) e como "habilidade nas ações" (II, 50).

É preciso, no entanto, ter em mente que quando aparece o termo yoga na *Bhavagad Gítá*, não estamos tratando de uma doutrina de Yoga. A palavra yoga significa primariamente utilização, em especial no sentido de afirmação ou fixação de um conceito. Assim, no capítulo V, a palavra yoga (empregada como uso prático) é contraposta ao *sámkhya* (como elaboração teórica), com a finalidade de se esclarecer a importância da renúncia para a iluminação.

É bom lembrar que o Yoga ainda não havia amadurecido como doutrina quando foi composta a *Bhavagad Gítá*. O Yoga que ela menciona estava em estágio embrionário e é identificado por alguns autores modernos como Yoga épico. Ele descreve aproximadamente as práticas de um segmento social conhecido por sua liberalidade em relação aos meios para alcançar a iluminação. Esse segmento era composto por indivíduos, conhecidos como *shramanas*, que tinham perfil místico e, em geral, eram renunciantes pouco devotados à elaboração de teorias. Por essa razão, eram chamados de *shramanas*, que significa "aqueles que praticam". É dessas práticas shramanicas que se está falando, quando se trata do Yoga na *Bhavagad Gítá*. O modo de vida desses renunciantes causava forte impressão na população em geral (e causa ainda hoje), e por esse motivo foi tomado como modelo para os argumentos levantados por Krishna na *Gítá*.

O que se afirma no capítulo V é que "o resultado que se obtém pelo *Sámkhya* também é alcançado pelo Yoga – o *Sámkhya* e o Yoga são um só" (V, 5). "Mas o renunciamento (*samnyasa*) é obtido com dificuldade sem o Yoga" (V, 6). Por outro lado, mesmo o renunciamento é contraposto ao Yoga, pois esse capítulo se inicia com uma pergunta de Árjuna a Krishna: "Você elogia a renúncia às ações e depois elogia o uso (*yoga*) [das ações]. Diga para mim, para que não restem dúvidas, qual desses dois é preferível." Então, Krishna responde: "Renunciamento (*samnyasa*) e uso (*yoga*) da ação são ambas incomparáveis (em relação a outras opções), mas entre elas o uso da ação (*karmayoga*[132]) se destaca em relação ao renunciamento da ação (*karmasamnyasa*)."

---

132 Observe que *karmayoga* designa apenas a crença de que os atos ritualizados têm a capacidade de produzir resultados positivos ou negativos para quem os pratica. Essa crença era comum aos brahmanes, membros da casta sacerdotal – habilitados para executar complexos rituais de sacrifício – e também aos *bhaktas* (devotos), que praticavam seus ritos domésticos para se aproximar da divindade.

Esse pequeno trecho demonstra que não havia exatamente uma doutrina do Yoga quando a *Gítá* foi composta. Naquele momento, o Yoga era apenas uma designação geral para algumas das práticas características dos renunciantes conhecidos como *shramanas*. Essas práticas, que passaram a ser chamadas de Yoga, se afastavam do padrão brahmânico, pois rejeitavam a necessidade do uso do ritual védico e até mesmo das próprias escrituras. Krishna diz: "Desejoso de conhecer o Yoga, ele precisa ir além da palavra de Brahma (ou seja, além da tradição védica)" (VI, 44).

Na *Bhavagad Gítá* percebe-se uma tentativa de conciliação dessas práticas dos yoginas renunciantes com as dos sacerdotes do ritual (*karma*), e o caminho de conciliação encontrado foi a *bhakti*. O elemento mais importante das práticas do Yoga que é descrito na *Gítá* é um tipo de disciplina mental. Krishna afirma que "este mundo só é conquistado por aqueles cuja mente está equilibrada" (V, 19) e esse equilíbrio é obtido em Brahma. A prova de que o yogi está no caminho correto será sua proximidade com o *Átma*, ou seja, quanto ele se aproxima de sua natureza autêntica.

Krishna declara:

> Os que se aproximaram da integração com Brahma se tornam conhecidos dos *átmas*. Tendo deixado de fora as sensações exteriores, e o olhar apenas entre as sobrancelhas, tendo feito o prána e o apana se equilibrarem, e o correr da respiração pelo nariz, tendo dominado os sentidos, a mente e a inteligência, o sábio (muni) orientado para a libertação, cessados a vontade, o medo e a cólera, somente quem é assim está sempre libertado – (V, 26 a 28).

Essa é a essência do Yoga da *Bhavagad Gítá*.

Esse Yoga é descrito com mais detalhes no capítulo VI, no qual se afirma, logo nos primeiros versos: "Aquilo que é chamado renunciamento (*samnyasa*), saiba que isso é Yoga. Certamente não é possível chegar a ser yogi sem completar seu renunciamento. Se diz que a ação ritualizada (*karma*) é a ferramenta do sábio que quer se desenvolver em Yoga. Se diz que apenas a tranqüilidade (*shama*) é a ferramenta daquele que já alcançou o Yoga" (VI, 2 e 3).

Depois disso, Krishna descreve, do verso 8 ao 14, como é a prática do Yoga. O yogi é descrito como alguém que é indiferente aos valores mundanos, que está preenchido pelo conhecimento e pela vivência, que tem a inteligência equilibrada, esteja ele entre amigos ou inimigos, parentes ou desconhecidos, bons ou maus. O yogi deve meditar secretamente no *átma* (si-mesmo), totalmente isolado (*ekaki*). Deve estabelecer um local limpo, de altura adequada, firme, com capim sagrado, um tecido e uma pele de antílope. Nesse local, com a mente centrada, os sentidos dominados, ele praticará seu Yoga para se tornar puro (ou seja, mais autêntico). Ele medita com o corpo tranqüilo, o pescoço firme e os olhos voltados para a ponta do nariz, ignorando as direções do espaço. Apaziguado, sem temor algum, com a mente firme, ele se absorve em "mim" (em Krishna, na narrativa) e aí encontra sua referência mais perfeita. Com a mente voltada para dentro, o yogi que se afirma sempre no *átma*, alcança a paz (*shanti*) da dissolução suprema em "mim".

O yogi, portanto, é aquele que recolhe sua mente para o interior, se assenta apenas no si-mesmo e se desapega dos desejos mundanos (VI, 18). O yogi é considerado superior ao asceta (*tapasvi*), superior também aos eruditos e também aos especialistas do ritual (VI, 46). Talvez, de toda a literatura sânscrita, seja a *Bhavagad Gítá* o texto que oferece a idéia mais precisa do que era o yogi antes dessa doutrina ser formalizada por Patañjali. Sua linguagem simples e descritiva nos permite visualizar a figura imponente dos renunciantes liberais, impressionando o povo com sua disciplina e sua bondade, tratando por igual amigos e inimigos, e trazendo segurança e tranqüilidade nos momentos em que o medo ameaça a ordem social.

Como acréscimo, Krishna esclarece Árjuna que não existe bem ou mal para quem realiza esse Yoga da *Gítá*, que é a afirmação do eu verdadeiro. O verdadeiro eu está além das diferenças e é exatamente o mesmo dentro de todas as criaturas. Tanto o *dharma* da família quanto o *dharma* das castas estão pautados pelo *svádharma*, que se origina da verdadeira natureza de cada um. Assim, se estabelece um axioma da cultura hindu – *satyam eva jayate* ("somente a verdade vence", a mesma frase que está estampada no brasão nacional da Índia). O enfraquecimento da verdade é o enfraquecimento do *dharma*, e quando isso acontece, *Náráyana* (um deus adormecido sobre a serpente da eternidade, que flutua no oceano original, e que foi assimilado ao deus védico Vishnu e que na *Gítá* é o próprio Krishna) surge na Terra para restaurar o verdadeiro *dharma* (IV, 7).

Por fim, vale dizer que a importância de se descobrir e praticar o próprio *dharma* (*svádharma*) é tão grande nesse canto que o mesmo verso é cantado duas vezes (III, 35 e XVIII, 47), para afirmar que "é preferível seu próprio *dharma* sem qualidade (imperfeitamente realizado) do que o *dharma* alheio seguido corretamente". Ainda que a leitura *bhakta* (devocional) que tem prevalecido para o entendimento da mensagem da *Gítá* possa dar um caráter excessivamente religioso a esse texto, dentro da cultura sânscrita, o fato é que essa obra é uma das mais agradáveis referências literárias que temos sobre o Yoga mais antigo.

Basta ler da mesma forma que o Yoga é descrito dentro da própria *Gítá*, ou seja, com desapego, com tranqüilidade e com a mente aberta para a descoberta do si mesmo.

33. *Yoga Sútras* de Patañjali

O Yoga, delineado teoricamente nas *Upanishads* e louvado como caminho para o cumprimento do *dharma* na *Bhagavad Gítá*, precisava ainda de uma formalização como doutrina, e foi isso que ganhou com a composição dos *Sútras* do Yoga.

A autoria desse texto é atribuída a um *muni* (um sábio) cuja origem e biografia foram preservadas apenas pela memória popular. Prezado como um ser bondoso e iluminado, entrou para a tradição representado com aparência similar à dos míticos Nagas, metade serpente e metade homem. A história que se conta de sua vida revela o grau de santidade que a ele foi atribuído, pois a fé popular converteu o indivíduo humano em uma encarnação mítica da própria eternidade.

Segundo a lenda que fala sobre suas origens, uma yoguiní chamada Gonika, que vivia no noroeste da Índia antiga, era uma grande mestra do Yoga. Seu maior desejo era poder transmitir sua sabedoria para um filho, mas não havia se casado e estava muito idosa para sonhar em ter um marido. Todos os dias ela elevava preces a Brahma pedindo por um filho para que cumprisse seu papel na vida.

Enquanto isso, nos céus, o deus-serpente que encarna o infinito, chamado Adishesha ou Ananta, meditava sobre seu imenso poder, mas estava triste por jamais ter encontrado um mestre que lhe ministrasse os segredos do Yoga. Ananta ansiava por nascer humano para desfrutar da felicidade de ser iniciado no Yoga.

Compadecido do sofrimento de Ananta e de Gonika, o grande deus Brahma extraiu uma centelha de Ananta, com o formato de uma serpente de fogo, que caiu do céu diretamente dentro das mãos de Gonika, convertendo-se instantaneamente em um belo rapaz, que se prostrou aos pés da velha senhora pedindo por sua iniciação.

Gonika deu a ele o nome Patañjali, porque o verbo *pat* significa cair, como ele havia caído do céu. E *añjali* é o nome do gesto ritual em que as mãos juntas acompanham as preces.

A iconografia representa Patañjali com a metade inferior do corpo em formato de serpente enrolada e com quatro braços, dos quais dois têm as mãos juntas no gesto

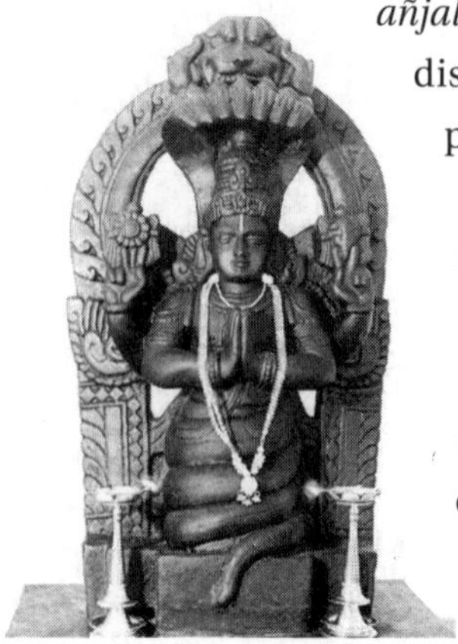

REPRESENTAÇÃO DE *Srí* PATAÑJALI.

añjali e as outras duas seguram uma concha (mão esquerda) e um disco (o chakra – na mão direita). Acima de sua cabeça, uma serpente de sete cabeças se estende como um dossel protetor.

Variações dessa história apresentam o famoso gramático Panini (cuja obra definiu o que se conhece como sânscrito clássico) como sendo seu pai terrestre, talvez para conciliar o yogi com o gramático de mesmo nome (Patañjali) que alguns autores acreditam ser a mesma pessoa. Patañjali é muito reverenciado no sul da Índia, onde se acredita que passou a maior parte de sua vida.

O Patañjali histórico, ainda que sua própria existência tenha sido posta em dúvida algumas vezes, teria nascido no noroeste do subcontinente indiano, talvez na região de Gandhara (atualmente localizada entre o nordeste do Afeganistão e o noroeste do Paquistão), e certamente tinha proximidade com os mestres vinculados ao *Yajur Veda* Negro. Pouco se sabe de sua vida, além do que contam as lendas populares. A época em que ele viveu é objeto de discussão ainda, mas as similaridades entre a doutrina que ele elaborou e aquelas do budismo e do jainismo nos permite localizá-lo aproximadamente no mesmo período em que Mahavira e Siddharta Gautama apresentaram suas proposições. Certamente o Yoga de Patañjali fez parte dos debates dessa mesma época.

O Yoga que ele descreve sucintamente nos *sútras* parece representar a formalização final da transposição do antigo ritual védico para uma prática interior, subjetiva. De fato, um dos pontos essenciais de sua prática é o *tapas*, termo que tem sido freqüentemente traduzido por ascese, embora signifique literalmente calor ou fogo. Em certa medida o fogo, elemento essencial do ritual védico, encontra no *tapas* da prática do Yoga um substituto bastante próximo. Também no Yoga de Patañjali se menciona que certos poderes (*siddhis*) podem ser produzidos, entre outras razões, pelo uso de ervas – o que remete à utilização do Soma no ritual, com a mesma finalidade. Ademais, o ritual do fogo (*agnihotra*) já é comparado ao *pránáyáma* mesmo antes de Patañjali compor seus *sútras*.[133]

A pronta e ampla aceitação dos *sútras* como expressão adequada à ortodoxia brahmânica para descrever a doutrina do Yoga se deveu provavelmente a esse seu entendimento como uma "evolução" da prática do ritual. Essa aceitação se demonstra pelo fato de o Yoga dos *sútras* ter sido incluído na lista dos sistemas ortodoxos do hinduísmo brahmânico.

---

133 Sobre esse fenômeno do Yoga como interiorização do ritual, há uma referência mais extensa por Mircea Eliade em *Yoga, imortalidade e liberdade*, p. 103ss., no capítulo "O Yoga e o brahmanismo".

Ainda que tenha sido contestada posteriormente por setores dentro do próprio brahmanismo, a doutrina do Yoga, tal como estabelecida por Patañjali, nunca mais deixou de integrar a ortodoxia hindu. Em conjunto com o *Vedánta*, o Yoga tornou-se a principal razão da sobrevivência da cultura hindu, viabilizando sua restauração gradativa a partir do século XIX após os séculos em que o domínio islâmico, e posteriormente a colonização européia, abalaram a integridade da cultura hinduísta.

Uma definição para o Yoga

A mais conhecida definição técnica para o Yoga está grafada logo no início dos *sútras* do Yoga. O autor afirma que "Yoga é o recolhimento das atividades da mente (*chitta*)" e emenda com a ação positiva que o yogi deve produzir: "Então há o estabelecimento 'daquele que vê', em sua natureza autêntica (*svarupam* – sua própria forma)." "Aquele que vê" é o "eu" que reside permanentemente dentro de nós.

Embora a maioria dos autores se contente com a primeira metade da definição, exposta na primeira sentença, apenas, o fato é que não se compreende o Yoga sem tomar em consideração a segunda, que é a continuação imediata no texto. De fato, o Yoga não pode se resolver apenas numa atitude negativa, restritiva, relacionada com o funcionamento da mente. A ação positiva proposta pelo Yoga é a afirmação da verdadeira identidade do praticante, ou seja, sua adequação (*yoga*) à natureza autêntica – o que só pode ser feito se recolhermos as atividades mentais para longe dos estímulos exteriores.

Em vez de conceituar o Yoga de forma simplificada e negativa como "parar de pensar", o que não é correto e poderia até estimular a falta de senso crítico, indo contra a filosofia do Yoga, é muito melhor entendê-lo como a ação de estabilizar o fluxo de pensamentos, para aproximar-se de *buddhi* (inteligência) e *átma* (consciência universal).

Também é necessário analisar o conjunto do texto e compreender que, no início, o autor explica a prática de Yoga (*chitta vritti nirodhah*) para concluir com o objetivo da prática (*kaivalyam*).

Ao fazer essa leitura dos *sútras*, fica muito evidente que a realização do Yoga é a descoberta e a realização prática de nossa identidade individual, aquela assinatura única com a qual deveríamos firmar nossos atos diariamente. O yogi que se torna capaz de realizar isso desfruta da felicidade plena – o *ánanda*, sinal tão importante da verdadeira prática que a maioria dos yogis quer adotar essa palavra em seu nome iniciático.

Organização da obra

Os *sútras* do Yoga são pouco menos de duzentos aforismos que se distribuem em quatro seções temáticas. Tanto a ordenação das frases quanto os temas de cada seção foram dispostos seqüencialmente com a finalidade de facilitar ao leitor a memorização do sistema. Cada frase é individualmente chamada de *sútra* e carrega uma grande quantidade de informações resumidas em poucas palavras. A palavra *sútra* deriva do verbo "siv", que significa "costurar". Cada sentença em uma composição literária do tipo *sútra* surge como um ponto adicional que se alinhava numa "costura" de idéias.

O estudo, na tradição hindu, é uma prática solitária realizada geralmente sob a orientação de um instrutor em cujo *dárshana* (visão) o estudante costuma depositar grande confiança. No caso dos textos em formato de *sútras*, a visão do instrutor ganha a forma de comentários elucidativos, muito úteis para a compreensão desse tipo de obra, na qual as idéias estão bastante condensadas. Alguns desses comentários se converteram, com o tempo, em obras de autoridades quase tão importantes quanto o próprio texto ao qual se referem. Exemplo disso é o comentário aos *sútras* do Yoga atribuído a Vyasa. Embora possa ser questionado em vários detalhes de sua interpretação, esse comentário é uma referência básica e ortodoxa para o sistema do Yoga.

As quatro seções dos *Yoga sútras* são: *Samádhi Páda, Sádhana Páda, Vibhuti* (ou *Siddhi*) *Páda* e *Kaivalyam Páda*. O *Samádhi Páda* elucida o conceito de *samádhi* e a maneira pela qual o yogi consegue se colocar nessa que é a condição por meio da qual ele se habilita para a realização do Yoga. O *Sádhana Páda* trata do que deve ser feito de forma prática para se obter as condições ideais para o Yoga. O *Vibhuti Páda* descreve o estágio mais adiantado da prática, que é o *samyama* (uma forma superior de meditação), e também os resultados (*siddhis*) que indicam que o yogi está alcançando a perfeição nessa mesma prática. Por fim, o *Kaivalyam Páda* trata do objetivo final do Yoga, que é o mergulho na inteligência integrada do indivíduo e da natureza como um todo.

A palavra *kaivalyam*, utilizada por Patañjali para descrever o objetivo da prática do Yoga, significa isolamento. Há quem acredite que tenha sido uma resposta brahmânica ao conceito de aniquilação (*nirvana*) proposto pelo budismo – apesar de utilizarem nomes distintos referem-se essencialmente aos mesmos princípios filosóficos. A crescente popularidade das idéias do Buda demandavam uma reação da ortodoxia hindu, caso quisesse continuar orientando a vida das famílias no território indiano. É possível que a reação tenha sido inserida justamente nesse conceito do *kaivalyam* do Yoga.

A idéia do *kaivalyam* consiste na crença, baseada no sistema *Sámkhya*, de que há um princípio de individualidade presente em tudo o que existe no mundo manifestado. Esse princípio, chamado *átma*, no entanto, não pertence ao mundo manifestado (*prakriti*), mas coexiste com o "homem cósmico" (*purusha*) – uma espécie de espírito universal cuja única manifestação é o "eu" dentro de cada um de nós. A idéia essencial do Yoga segundo Patañjali é a de que esse "eu", que ele chama de "aquele que vê", não tem uma existência confortável no mundo material enquanto ele não encontrar sustentação em *Purusha*. A separatividade do mundo enfraquece "aquele que vê" e o afasta da bem-aventurança (*ánanda*) que deveria ser seu estado permanente. Mas o *kaivalyam* o integra à totalidade daquilo que existe e elimina a separatividade, levando-o a se manifestar com sua forma natural.

Pela visão (*dárshana*) do Yoga, a separatividade é fortalecida pela mente humana, que lança em direção aos objetos do mundo cinco ferramentas (*vrittis*) das quais se serve para compreender e interagir com esses objetos. Essas ferramentas são a evidência, a inventividade, a imaginação, o sonho e a memória. Patañjali deixa claro em sua definição do Yoga que essas cinco ferramentas precisam ser recolhidas para que a mente se liberte da existência limitada.

Conteúdo dos capítulos

O primeiro capítulo descreve o que é o *samádhi*, iniciando pela definição do Yoga, já referida previamente. Logo no início ele detalha o que são as atividades mentais, projeções de *chitta* no mundo manifestado, e esclarece que o recolhimento dessas atividades se torna possível por meio de uma prática que depende de duas condições indispensáveis: disciplina e desapego. Depois disso, trata da descoberta do saber que se revela como um conhecimento intenso e verdadeiro (*samprajñata*), que pode surgir de diversas maneiras, mas que é um indicativo do caminho para a realização do Yoga. A intensidade desse *samprajñata* indica a proximidade com o aspecto transcendente da natureza (o *Purusha*), ao qual estamos vinculados pelo princípio da inteligência (*buddhi*) e pela perspectiva do "eu".

O *purusha* se apresenta para o indivíduo como *Íshvara*, o Senhor, um referencial seguro da direção que se deve seguir. Orientado pela entrega a esse referencial de *Íshvara* e pelo surgimento do saber manifesto em nossa vocação, e dedicado a manter o desapego e a disciplina como normas básicas de seu comportamento, o praticante de Yoga se torna capaz de assentar sua mente num patamar superior de estabilidade, que é o *samádhi*.

Para alcançar o *samádhi*, o autor diz que podemos fazer uma aproximação gradual, por um caminho em que são construídas mentalmente as condições adequadas para o assentamento da mente no *samádhi*, que então é chamado "com semente". Mas há também o *samádhi* "sem semente", que se obtém de forma imediata quando o praticante aprende a identificar aquelas condições ideais e a reproduzi-las sem a necessidade de um esforço mental consciente.

Concluído o primeiro capítulo com a descrição do *samádhi*, que é o estágio final preparatório para a meditação, Patañjali descreve o elaborado caminho que leva, de uma maneira gradual e segura, até essa condição do *samádhi*. É um caminho ético, demonstrativo da vivência dos princípios enumerados pelo Yoga, razão pela qual o capítulo segundo é chamado de *sádhana* (aperfeiçoamento ou realização). Tudo o que é descrito nesse capítulo é uma versão prática do que foi examinado conceitualmente no primeiro capítulo. O objetivo é indicar para o praticante o que deve ele fazer para avançar em direção ao *samádhi*.

O conjunto das práticas envolvidas nesse caminho para o *samádhi* é chamado de *Kriyá Yoga* (a "utilização da ação"). A primeira frase desse capítulo (*sútra* II, 1) descreve o *Kriyá Yoga* como a combinação de sacrifício (*tapas*), busca do saber interior (*svádhyáya*) e entrega ao senhor interno (*íshvarapranidhána*). Longe do sentido negativo que tinge a palavra sacrifício entre os ocidentais, *tapas* é o conjunto de práticas que reorientam a atenção do praticante de Yoga para uma vida pautada pelo desapego e pela disciplina. A busca do saber interior se revela pelo surgimento do conhecimento intuitivo (*samprajñata*). E a entrega ao senhor interno é a busca pela inspiração do eu verdadeiro, junto ao qual "repousa a semente de toda a sabedoria" (cf. *sútra* I, 25).

A segunda frase (*sútra* II, 2) afirma que a finalidade do *Kriyá Yoga* é produzir o *samádhi* e atenuar as perturbações (*kleshas*) que dificultam nosso acesso à natureza de *chitta*. E a terceira frase (*sútra* II, 3) enumera essas perturbações: falta de sabedoria, egoidade (*asmitá*), desejo, aversão e apego à vida.

Daí para a frente o capítulo do *sádhana* trata dos vínculos que unem o observador ao objeto observado e da necessidade de se substituir uma relação impura com os objetos por uma relação imaculada, na qual o praticante procura identificar o princípio de individualidade espiritual (*átman*) nos objetos sobre os quais ele realiza a meditação. Essa substituição é feita por meio da prática dos oito componentes (*angas*) do Yoga: *yama* (normas de convivência), *niyama* (normas de aperfeiçoamento pessoal), *ásana* (posturas de assentamento), *pranáyáma* (controle e direcionamento da vitalidade), *pratyáhára* (recolhimento da atenção), *dháraná* (concentração da atenção em um objeto determinado), *dhyánam* (permanência no estado de concentração) e *samádhi* (estado da atenção absorvida dentro do próprio processo de cognição). Desses componentes do Yoga, o segundo capítulo explica resumidamente apenas os cinco primeiros.

O terceiro capítulo trata da prática da meditação (*samyama*) e dos resultados (*vibhuti*) espontâneos dessa prática. Por essa razão é chamado de Capítulo dos Resultados. A meditação é apresentada nesse capítulo como a combinação dos três componentes mais internos do Yoga: *dháraná*, *dhyána* e *samádhi*. A persistência na prática da meditação realizada sobre variados objetos produz os diversos resultados psíquicos enumerados nesse terceiro capítulo.

Cada um desses resultados é chamado de *siddhi* (ou seja, aquilo que está completo) e representa uma força ou habilidade psíquica que fica disponível para o yogui. São tomados por indicadores de progresso pelos mestres da prática do Yoga, que de maneira alguma se empolgam com esse tipo de resultado. O apego aos *siddhis* é tão pernicioso para o desenvolvimento espiritual, senão mais, quanto o apego aos prazeres inferiores. Todas essas forças psíquicas são acionadas enquanto a atenção do praticante gravita da natureza material para a natureza sutil, pois ela passa por essa zona etérea intermediária entre o universo visível e o subjetivo. Esse espaço entre as duas naturezas conflitantes e opostas é o campo em que se manifestam as forças psíquicas. É também o campo explorado pelos praticantes da magia terrestre e mundana.

Para o autêntico yogi, essa passagem por esse campo psíquico tem valor apenas como uma transição de sua essência manifestada na matéria (*sattva*) desde o eixo da consciência para o eixo da inconsciência (no qual desaparece a diferenciação entre o "eu" que percebe e o objeto perceptível) – e orientado para *purusha* (a imaterialidade pura). Na última frase desse terceiro capítulo (*sútra* III, 56), se diz que da coincidência da pureza de *sattva* e de *purusha* surge o *kaivalyam* – este, sim, a meta final do Yoga. O *Kaivalyam* é a destruição de todo o apego à diferenciação, e a vivência da integração total do indivíduo com tudo o que existe, como se fossem uma mesma e única existência absoluta. Os *bhaktins* (devotos vishnuítas) afirmam que essa é a condição natural de Vishnu ou de Krishna. Por indicar um estado mental que não reconhece a existência de qualquer objeto diferenciado do próprio observador, e como o próprio texto informa que, apesar de tudo, os objetos continuam existindo diferenciados para os demais, alguns tradutores optaram por chamar esse estado de "isolamento". Talvez o termo "integração" fosse mais adequado, pois define esse resultado com mais profundidade. Integração é, de fato, a palavra-chave para quem deseja compreender o verdadeiro sentido da prática do Yoga.

O quarto capítulo dos *sútras* do Yoga é exatamente o do *Kaivalyam*. É também o mais curto dos quatro, com apenas 34 aforismos. É o mais abstrato também. Sua leitura exige uma compreensão adequada do que foi tratado nos três capítulos que o antecedem. Ele explica que é possível a existência da mente sutil, *chitta*, sem a necessidade de limites definidos entre o observador e os objetos observados. A diferença é apenas que, nessa situação, *chitta* está desprovido do sentimento de egoidade (*asmitá*). O praticante já não identifica a separação entre ele mesmo e os objetos do mundo material.

Patañjali também explica que as transformações (*parinama*) que ocorrem na natureza manifestada afetam os desejos, os pensamentos, a percepção e a própria noção de tempo, mas não afetam *chitta*, quando está em sua condição natural. Estabilizado em sua própria natureza (na condição chamada de *dharmamegha samádhi*, ou *samádhi* da nuvem do *dharma*), *chitta* identifica-se com *purusha* e desinteressa-se por todas as forças que não tenham relação com *Purusha*. Essa nuvem do *dharma* se expande e transporta a natureza autêntica do praticante para tudo o que existe no universo, convertendo no próprio "eu" tudo o que existe. Tudo o que se relaciona com as qualidades (*gunas*) da matéria e suas transformações (*parinama*) deixa de produzir qualquer impressão sobre *chitta*. O tempo e as mudanças já não afetam o yogi que se conectou com o eterno e alcançou o *kaivalyam*. Não há mais ações nem sofrimento. Não há mais vinculação ao ciclo interminável dos renascimentos. Isolado de toda a turbulência ilusória do mundo manifestado, o iluminado yogi se torna a mais pura fonte de sabedoria, enquanto repousa serenamente no seio do absoluto.

34. *Hatha Yoga Pradípiká, Gheranda Samhitá*

De toda a produção literária da linhagem do Natha Sampradaya,[134] há dois textos que têm sido adotados como referência principal para quem deseja conhecer o *Hatha Yoga* em sua forma original. Esses textos são *Hatha Yoga Pradípiká* (*HYP*), de autoria de Svatmarama, e *Gheranda Samhitá* (*GS*),[135] atribuído a um sábio chamado Gheranda e que retrata o diálogo estabelecido entre ele e um sujeito chamado Chanda Kapali. Desenvolvidos dentro da tradição tântrica, esses textos registram as mudanças produzidas na tradição do Yoga pela reforma proposta por Gorakshanatha (século XI).

Há também um terceiro texto, chamado *Shiva Samhitá* e sem autoria conhecida (o autor suposto é Shiva), que também é bastante citado modernamente, embora tenha sido lido por menos pesquisadores do que os outros dois. Além disso, ele é o mais recente, datado de aproximadamente a primeira metade do século XVIII, quando os outros dois remontam aos séculos XIV (*HYP*) e XVII (*GS*).

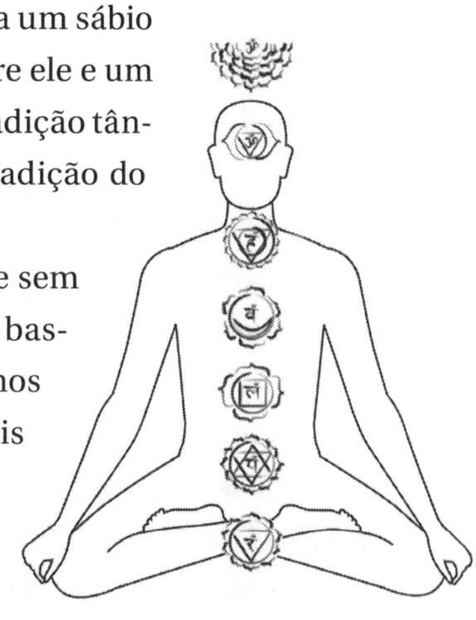

Com balançeamento dos princípios ativos ou solares (HA) e negativos ou lunares (THA), a prática do *Hatha Yoga* dinamiza os chakras ao longo da coluna vertebral permitindo ao praticante alcançar os estados de meditação.

É preciso esclarecer que os dois textos de que tratamos agora não são exatamente os textos mais elucidativos do pensamento Natha ou da filosofia que dá sustentação ao *Hatha Yoga*, mas por serem dotados de um caráter muito prático e descritivo, acabaram por agradar bastante aos estudantes

134 Linhagem da qual se originou o *Hatha Yoga*.

135 *Samhitá* significa reunião de textos. *Pradipiká* está associado à luz ou a iluminar.

ocidentais. De fato, são textos pragmáticos, tal como a mentalidade que rege o Yoga no Ocidente. Num certo sentido, essas obras são em parte responsáveis pelo perfil que o Yoga assumiu fora dos *ashramas* da Índia, convertido numa espécie de técnica dinamizadora das potencialidades do corpo – tanto para fins terapêuticos quanto para a meditação.

O *Hatha Yoga* é muito mais que *ásanas*, posturas, ou *pránáyámas* respiratórios: é um sistema completo, incluindo purificações, meditação, várias outras técnicas e conceitos filosóficos, que visam a estabelecer o equilíbrio entre as energias do ser humano, sendo a base para a maioria das práticas de Yoga.

Em suma, essas duas composições sânscritas constituem, para a grande maioria dos yoginas, o mais confiável suporte teórico "autêntico" para suas práticas. Ainda assim, seu conteúdo está muito longe de justificar o imenso volume e a variedade de práticas que hoje pleiteiam a designação "yoga". Para que se tenha idéia do que estamos dizendo, compare-se a quantidade de *ásanas* que a maioria dos centros de yoga ensinam hoje (em certos casos há mais de uma centena deles), com os 15 que são descritos na *HYP* ou os 32 descritos na *GS*. Apenas quatro são descritos na *Shiva Samhitá*, embora os três textos mencionem a existência de 84 *ásanas*. Apesar dessa quantidade pequena de *ásanas* descritos nos textos autoritativos, centenas deles são ensinados sob a alegação de que são *ásanas* tradicionais e muito antigos. Isso significa que, embora possamos encontrar nessas obras os fundamentos teóricos do Yoga corporal praticado pela maior parte dos aficionados modernos, certamente a imensa variedade de *ásanas* deriva da criatividade moderna dos instrutores. A busca do diferencial, seja por razões ideológicas ou mercadológicas, está certamente na raiz de tanta diversidade nas práticas corporais do Yoga, ainda que algumas variações sejam válidas como preparo do corpo para as posturas principais.

A compreensão do conteúdo dessas obras, no entanto, não é tão simples como a maioria de seus leitores gostaria de supor. A linguagem tântrica é sempre mística e pressupõe uma iniciação para que seu conteúdo seja adequadamente assimilado. Esse linguajar, a *sandhabhasha* (linguagem obscura), utiliza palavras comuns para transportar significados incomuns, de modo a satisfazer o não-iniciado com um discurso coerente e uma mensagem direta, que, no entanto, difere bastante da mensagem indireta recebida pelo iniciado.

Um exemplo disso é a própria definição da palavra *hatha*, que os não-iniciados poderiam usar uma tradução literal para força, mas que foi explicada por Gorakshanatha como sendo a combinação da sílaba *ha*, significando o Sol, com a sílaba *tha*, que significaria a Lua.[136] Sol e Lua são os dois canais sutis que circundam a coluna vertebral (*pingalá* e *ida*), que também são os dois sopros vitais (*prána* e *apana*), cujo equilíbrio é um

---

136 Essa explicação aparece no texto conhecido como *Goraksha Paddhati*, segundo Eliade in *Yoga, imortalidade e liberdade*, p. 193. Mas também aparece em *Hatharatnavali* I, 21.

dos objetivos da prática corporal do Yoga tântrico. Assim, o sentido da palavra *Hatha* poderia ser equiparado à definição épica de Yoga que aparece na *Bhavagad Gítá* (II, 48): "Se diz que Yoga é equanimidade (*samatvam*)."[137]

É importante destacar que quando abordam o tema do Yoga, os panditas do tantra se deparam com contradições que só podem ser sanadas com os jogos de palavras, que ultrapassam os limites da lógica e vencem as contradições com deslizes semânticos e paradoxos. A principal contradição se refere à questão da linhagem preceptorial (*gurutvam*), em que o iniciado se converte em discípulo do iniciador, de quem espera receber a graça da iluminação. A realização do Yoga não pode ser o resultado da graça de um guru e nem mesmo de um deus, pois o Yoga é o encontro do indivíduo com sua própria natureza interior.

Para vencer essa contradição, os textos tântricos que versam sobre o Yoga mantêm o princípio do *gurutvam*, mas o próprio Gorakshanatha alega que "não existe nada superior ao guru, exceto o comando de Shiva".[138] Seguindo a lógica de que Shiva reside dentro do coração, é fácil perceber que para o iniciado não há um guru externo. O guru-deus, que reside no espaço do coração, é igual ao *íshvara* de Patañjali, e então a realização do Yoga se torna possível sem que se contradiga a veneração ao guru dentro da tradição tântrica.

A razão de se fazer tais manobras com a linguagem deve-se à fé na perfeição das escrituras originais, que teriam sido reveladas aos nossos antepassados. Não se pode negar sua validade quando asseveram que se deve prestar reverência ao guru, mas se pode fazer a leitura *sandhya*,[139] e extrair dessa linguagem mágica a coerência que, de outra maneira, estaria perdida.

Os dois textos de que estamos tratando neste capítulo são qualitativamente diferentes e precisam ser consultados tendo em vista essas diferenças. A *HYP*, que é o mais antigo dos dois, tem uma estrutura mais organizada e coerente e apresenta com mais clareza sua concepção do Yoga. Apresenta as práticas ordenadas numa seqüência precisa, postulada como necessária para que se alcancem os fins que se almeja com o Yoga.

Pela concepção da *HYP*, a prática deve se iniciar com a preparação de um local isolado, um *matha* que ofereça as condições adequadas para a realização do Yoga. Os *mathas* são, em geral, pequenos aposentos individuais construídos no *ashrama*, sem janelas, de cada um dos quais somente se pode avistar um jardim ou as águas de um rio. O praticante de Yoga se recolhe a um desses aposentos, no qual se depositou uma camada

---

137 समत्वं योग उच्यते (samatvaM yoga ucyate).

138 Cf. Gorakshanatha in *Siddha Siddhanta Paddhati*, Vol. V, p.63.

139 Sandhya, com concentração correta, meditação ou prece.

de palha do capim *kusha*, coberta por um tecido de algodão e por uma pele de antílope, cada vez que deseja fazer sua prática. O primeiro capítulo também menciona, sem mais explicações, um conjunto de dez *yamas* e dez *niyamas*. Sobre eles vale o esclarecimento da *Shandilya Upanishad*. "Estes (*yamas*) são a conquista da limpeza exterior. A limpeza da mente é interna (*niyamas*). Esta é a conquista da sabedoria oriunda do *Átma*"[140] (os *yamas* e *niyamas* enunciados nessa *upanishad* são os mesmos da *HYP*). Isso significa que os *yamas* se referem à relação do indivíduo com o mundo ao seu redor, enquanto os *niyamas* reformulam sua relação consigo mesmo.

Com o local da prática resolvido, o yogi se entrega à realização de *ásanas*, dos quais 15 são descritos no texto como sendo os mais importantes, dentro das linhagens de Vasishtha e de Matsyendranatha. A *HYP* diz que o melhor de todos os *ásanas* é o *siddhásana* (postura dos *siddhas*, ou "perfeitos"). Mas os *ásanas* não são uma prática que se esgota em si mesma. O verso 58 desse primeiro capítulo[141] descreve o método *hatha* como a seqüência de *ásana* e *kumbhaka* (exercício respiratório de retenção do ar), de diferentes maneiras, seguidos da ação chamada *mudrá* e finalmente culminando na concentração no nada (o som místico que reverbera dentro de nosso corpo). Quatro passos que resumem toda a prática do *Hatha Yoga*.

O primeiro capítulo se encerra depois de fazer algumas recomendações acerca da alimentação. O capítulo seguinte se dedica a esclarecer e detalhar o *pránáyáma* (do qual faz parte o *kumbhaka*). Ele esclarece que a respiração precisa movimentar o *prána*, fazendo com que ele circule pelo corpo inteiro. Isso é feito pelo comando do ato respiratório e pela convicção de que a respiração será feita com o corpo todo, e não apenas com os pulmões.

Como a circulação do *prána* acontece em canais (*nádís*) que fazem parte de uma anatomia "sutil" do corpo humano, o primeiro passo proposto no texto é chamado de "seis ritos" (*shatkarma*), que se propõem a fazer a limpeza desses mesmos canais. Essa limpeza deve preceder o *pránáyáma* propriamente dito, embora o próprio autor reconheça que nem todos predicam a necessidade de se passar por elas. Trata-se de práticas que podem ser consideradas extremamente difíceis, e até bastante constrangedoras, para quem não estiver preparado para elas, como passar um fio pela narina e puxá-lo para fora pela boca, ou engolir uma fita de tecido e depois removê-la do estômago pela boca, ou ainda fazer em si mesmo a lavagem dos intestinos.

O método do *Hatha Yoga* consiste em estabilizar o corpo e a mente, pela interrupção de suas atividades. O *pránáyáma* é a ferramenta para produzir as alterações que a men-

---

140 तत्र मृज्जलाभ्यां बाह्यम्। मनःशुद्धिरान्तरम्। तदध्यात्मविद्यया लभ्यम्॥

141 आसनं कुम्भकं चित्रं मुद्राख्यं करणं तथा। अथ नादानुसन्धानमभ्यासानुक्रमो हठे॥ ५८॥

te encontra com maior facilidade quando o movimento respiratório está interrompido (durante o *kumbhaka*). A respiração interrompida induz a mente a também interromper suas atividades corriqueiras. A indução de um movimento ascendente de *prána* ao longo da coluna vertebral, ao longo de um canal chamado *Sushumná*, tranqüiliza a mente que é arrastada para o alto, tornando-se *unmani* (pensamento elevado). A mente elevada opera numa esfera diferente de estímulos, que não são aqueles provenientes do mundo exterior, mas sim os que se originam de dentro do próprio corpo do praticante.

"Pensar com o corpo inteiro" é a condição essencial para que o *Hatha Yoga* se realize e, por essa razão, a *HYP* ensina também a utilização de travamentos corporais (*bandhas*) que, por assim dizer, limitam e condicionam o fluxo da respiração e do *prána* para que circulem ao longo de toda a coluna vertebral. Se isso acontecer da maneira correta, de conformidade com as orientações tradicionais relatadas no texto, desperta no corpo uma inteligência que pode ser descrita como aquela que só aparece quando o corpo e a mente funcionam de maneira totalmente integrada. Representada por uma serpente de fogo, e carregando em si a força que dá capacidade de realização (e identidade) ao yogi, essa inteligência corporal é conhecida pelo nome *kundali* ou *kundaliní*.

Logo na primeira frase do terceiro capítulo, a *HYP* afirma que, como a serpente celestial que sustenta rochas, florestas e a própria terra, o *kundali* é o sustentáculo das estruturas (tantras) do Yoga.[142] E para despertar essa serpente, são ensinadas as *mudrás*. Sobre as *mudrás*, das quais dez são descritas pelo autor, se diz que devem ser mantidas em segredo por razões que não são claramente reveladas. Os *bandhas* são detalhados ao fim deste capítulo.

Por fim, no seu quarto capítulo, a *HYP* mergulha na sua própria versão do *Rája Yoga*, ou seja, expõe o *samádhi*, obtido por meio do acompanhamento do som místico interno. Essa é a meditação do *Hatha Yogi*, segundo a *HYP*. Sua realização correta leva o praticante ao mesmo destino final descrito por Patañjali nos *sútras* do Yoga, o *kaivalyam*: "O *kaivalyam* é o que resta quando ocorre a dissolução da mente",[143] diz Svatmarama na *HYP*.

Já a *GS* apresenta a prática do Yoga como formada por sete componentes que são apresentados sem que se estabeleça qualquer conexão entre eles. É como se cada um deles fosse independente dos demais e pudesse ser praticado isoladamente, sem prejuízo para o Yoga proposto. Esses sete componentes são (na ordem em que aparecem no texto) *shatkarma, asanam, mudrá, pratyáhára, pránáyáma, dhyána* e *samádhi*.

Shatkarma é um conjunto de seis procedimentos de limpeza do corpo, chamados *dhauti, basti, neti laukiki, trátaka* e *kapálabháti*. Os *ásanas*, segundo a *GS*, servem

142 स-शैल-वन-धात्रीणां यथाधारोऽहि-नायकः। सर्वेषां योग-तन्त्राणां तथाधारो हि कुण्डली॥
143 मनसो विलये जाते कैवल्यमवशिष्यते॥

para dar solidez ao corpo e são descritos 32 deles, considerados adequados para o mundo dos mortais. As *mudrás* são definidas como promovedoras da firmeza corporal, e 25 delas são descritas. O *pratyáhára* promove a perseverança, o *pránáyáma* dá leveza ao corpo, a prática do *dhyána* dirige a visão para o si-mesmo (*átma*) e pelo *samádhi* o praticante alcança a condição de não estar preso a nada, ou seja, a condição de liberdade.

Certamente, há muito mais filosofia na escola do *Hatha Yoga* do que aparece nessas duas obras, mas elas estão consagradas pelos praticantes como "o" referencial dessa disciplina. Se a cultura do *Hatha Yoga* poderia ser melhor ou mais completa com o conteúdo de outras obras, é difícil avaliar, pois pelo menos dois séculos de práticas têm sido marcados pela orientação pragmática da *Hatha Yoga Pradípiká* e da *Gheranda Samhitá*. E tem funcionado muito bem, pelo que atestam os números dessa prática pelo mundo afora.

35. Caminhos do Yoga

O desenvolvimento histórico do Yoga e sua literatura produziram uma série de sistemas tradicionais, ou ramos, que, combinados na proporção adequada, atendem às diversas tendências do ser humano, de forma que todos tenham um caminho para seu desenvolvimento, adequado a sua própria condição e personalidade.

Os quatro caminhos mais citados são: *Karma Yoga, Bhakti Yoga, Rája Yoga* e *Jñána Yoga.*

Segundo Sivananda,[144] *Karma Yoga* é adequado para aqueles com temperamento ativo; *Bhakti Yoga* para aqueles com temperamento devocional; *Rája Yoga*, para aqueles com temperamento mental ou místico e *Jñána Yoga* para os que tenham temperamento racional e filosófico.

Como foi já visto no capítulo "Estrutura e partes do Yoga", esses sistemas não são caminhos alternativos mutuamente exclusivos, muito pelo contrário, englobam as várias óticas da personalidade humana, que em maior ou menor grau estão presentes em todos os indivíduos. A prática de Yoga combina os sistemas tradicionais com ênfase no que é mais necessário, de acordo com o temperamento e a fase da vida do aspirante, sem a exclusão das demais.

Essa visão do Yoga dividido em escolas e caminhos diferenciados é exclusivamente um fenômeno recente, mais fruto da necessidade de diferenciação comercial entre academias e escolas do que algo que tenha consistência na tradição, conforme já abordado no capítulo "Yoga antigo e Yoga novo, fábulas e fatos".

Os sistemas tradicionais não podem ser criados, eles correspondem ao que já foi registrado nas escrituras e refletem as várias óticas do ser humano, sendo complementares entre si, não concorrentes. É importante não confundir os nomes dos sistemas tradicionais, ou ramos de Yoga, como *Rája Yoga* ou *Hatha Yoga*, com um estilo de prática, que é a metodologia didática de uma tradição, ou a visão de um professor em particular,

---

144 *Bliss Divine*, Swami Sivananda.

ou até o nome de uma rede de franquias e academias. Esses estilos de prática são necessariamente constituídos por meio de uma combinação de técnicas e conceitos dos sistemas e ramos tradicionais.

Necessariamente, a prática de Yoga deve ser totalmente individualizada, visto que é uma jornada para o conhecimento interior que precisa levar em conta a unicidade de cada ser humano. Os diversos sistemas tradicionais representam a argamassa para a construção de seu próprio caminho, atuando em conjunto para conduzir o aspirante aos estados meditativos.

Vamos examinar as referências e os conceitos de alguns destes ramos tradicionais: O *Hatha Yoga* é abordado no capítulo *"Hatha Yoga Pradípiká"*, os demais, estão descritos em seqüência.

Karma Yoga

Karma Yoga é a prática da ação desinteressada. Isso ocorre quando o agente se desapega completamente dos frutos e conseqüências de suas ações, ainda que as execute com total atenção e eficiência, utilizando o melhor de sua capacidade, ou seja, essa atitude não abre. O que não deve dar espaço para a irresponsabilidade, a ação nesse caso é consciente, o agente pode até ter uma intenção com ela, mas não deve esperar por seus frutos ou se apegar a eles. Nesse caso a ação, o momento presente, o elemento ético a ser observado, estes são importantes, não o que resulta da ação correta e desinteressada. *Srí* Swami Sivananda definia *Karma Yoga* em sentido amplo, como o serviço desinteressado para a humanidade.

A prática de *Karma Yoga* é realizada nas atividades cotidianas e é considerada necessária a todos os outros ramos e sistemas de Yoga. A prática de *Karma Yoga* consiste em, em qualquer ação a ser executada, fazer da forma mais eficiente, concentrada e consciente, sem, contudo, apegar-se aos resultados, quer sejam positivos ou negativos. Só lhe cabe realizar a ação, não seus frutos.

Mediante a prática de *Karma Yoga* desenvolve-se o contentamento, a paciência, a tolerância e, sobretudo, o senso de equilíbrio e a estabilidade mental e emocional. A colocação em prática de *Karma Yoga*, normalmente envolve a aplicação do código de ética do Yoga, os *yamas* e *niyamas*. São considerados karma yogis realizados: Gandhi, Árjuna e *Srí* Aurobindo.

A obra máxima sobre *Karma Yoga* é o *Bhagavad Gítá*, na qual o diálogo entre Krishna e Árjuna muitos dos ensinamentos dessa disciplina são transmitidos.

> O Senhor Krishna disse: "Neste mundo há um duplo caminho: o caminho do conhecimento do Sámkhya e o caminho da ação dos yoginas. Uma pessoa não pode ficar sem executar algum tipo de ação. Todos são dirigidos, condicionalmente, pela ação

das qualidades criadas na natureza. É tolo quem meramente controla os órgãos das ações, mas pensa continuamente nos objetos dos sentidos; ele é chamado Mithyachara, ou hipócrita.

Faze sacrifícios para os Devatas. Eles irão, uns após os outros, dar-te muito alimento e abundância. Executa teus deveres, constantemente, sem apego. Tu irás obter o Supremo. O rei Janaka obteve a perfeição pela ação. Um grande homem deve dar o exemplo para o mundo. Eu Me ocupo em ação, apesar de não ter nada nos três mundos que deveria ser feito por Mim.

O homem egoísta pensa: 'Eu sou o agente', na realidade, a Prakriti (natureza) não faz nada". Um Jñani, que fica como uma testemunha em silêncio, e que conhece a essência da divisão das qualidades e funções, não é apegado.

Controla Rága-dvesha (atração-aversão), que impõe obstáculo ao caminho espiritual. Faze corretamente tua particular responsabilidade. Controla o desejo e a ira – os inimigos da compreensão. Controla primeiro os sentidos. Mata estes desejos inimigos, pelo refreamento do egoísmo, pelo controle do Ser, e pelo conhecimento Dele, que é superior para o intelecto .

Sem expectativa (de resultados), com a mente autocontrolada; tendo abandonado apego para os frutos das ações toda a ambição e a inveja; ficando contente com tudo aquilo que obtém sem esforço; livre dos opostos, equilibrado no sucesso e na derrota, com o seu pensamento estabelecido no Brahman, ele é desapegado de qualquer coisa, embora realize ações; ele não tem apego, apesar dos seus atos.

O abençoado Senhor Krishna disse: "Renunciação e Yoga da ação, ambas, conduzem a mais elevada bem-aventurança; mas entre estas duas, o Yoga da ação é superior à renúncia da ação. Criança, seja experto, falar sobre Sámkhya (conhecimento) e Yoga (Yoga da ação) são coisas distintas; aquele que se estabelece numa delas obtém os frutos de ambas. A posição da qual alcançam os Sámkhyas (Jñanis) é alcançada pelos Yogis (Karma Yogis). Aquele que entende que Sámkhya e Yoga são uma só coisa, vê realmente.

Bhakti Yoga

Bhakti Yoga é o caminho da devoção. Pode ser interpretado como a devoção a uma divindade em particular, a um guru que seja um canal a essa divindade, a um deus ou ao absoluto de forma abstrata.

Para ser possível uma atitude devocional, num primeiro momento é necessário reforçar uma diferenciação entre o devoto e a fonte da devoção. Essa separação em princípio age de forma inversa ao próprio caminho de desenvolvimento do Yoga, no qual a união do aspirante com a consciência universal que deve ser alcançada. Contudo, ao desenvolver a capacidade de doação, desapego, concentração completa e identificação profunda com o divino, os estados meditativos também podem ser alcançados.

Nas primeiras referências ao *bhaktí*, este não era um sistema independente, mas uma referência de como o yogina deveria interagir com a sociedade, com a vida e, em especial, com sua visão e atitude em relação ao divino. Juntamente com o *Karma Yoga* e o *Jñána Yoga*, era uma atitude que estava presente como sustentação para o caminho de evolução espiritual. É com este conceito de atitude interior, sendo aplicado de forma combinada com o *Karma Yoga*, o *Jñána Yoga* e o *sádhana* (prática), que é utilizado nas várias tradições de Yoga.

Houve também nos últimos séculos, sobretudo a partir do século XVIII, a criação e a difusão de muitos sistemas completos e independentes, dedicados exclusivamente ao *bhakti*. Alguns deles, ainda que inspirados na literatura antiga, têm a tendência de aproximar-se mais de um sistema religioso do que de um sistema de Yoga.

> O termo bhakti vem da raiz bhaj, que significa estar ligado a Deus. Bhajan, devoção, bhakti, anuraga, prema, priti são termos sinônimos. Bhakti é o amor pelo amor. O devoto quer a Deus e só a Deus. Não existe nenhuma expectativa egoísta aqui. Não existe medo também. Por isso é chamado de parama prem rúpa' (forma superior de amor). O devoto sente, acredita, concebe e imagina que o Ishtam (divindade tutelar) é um oceano de amor ou Prem.[145]

No *Srimad-Bhagavata* e no *Vishnu Purána* se diz que existem nove formas de Bhakti, que são:

1. Sravana (ouvir as histórias e Lilas de Deus). *Sravana* inclui ouvir sobre as virtudes, as glórias, os jogos e as histórias conectadas ao nome e à forma divinos. O devoto fica absorvido em ouvir as histórias divinas e sua mente se funde com o pensamento da divindade; não pode pensar em coisas não-divinas. A mente perde, como era, a atração pelo mundo. O devoto se lembra de Deus apenas, mesmo em seus sonhos.

2. Kirtana (cantar as glórias de Deus). O devoto é repleto de emoção divina. Ele se entrega ao amor de Deus.(...) Sua voz se torna abafada e ele se eleva em um estado de *bháva divino*. O devoto está sempre ocupado em repetir (*japa*) o nome do Senhor e em

---

145 *Srí Swami Sivananda.*

descrever suas glórias a todos. (...) Ele convida todos a se juntar no *Kirtana*. Ele canta e dança em êxtase. (...)

3. Smarana (lembrança do nome e da presença divinos). É a lembrança ininterrupta e contínua do nome e da forma do Senhor. (...). A mente medita no que ouviu sobre as glórias do Senhor e suas virtudes, nomes, etc., esquece até o corpo e se contenta em lembrar-se de Deus.

4. Padasevana (serviço aos pés do Senhor). (...) Nenhum mortal teve a fortuna de praticar este método de *bhakti*, porque o Senhor não é visível aos olhos físicos. Mas é possível servir a imagem de Deus em forma de ídolos ou, melhor ainda, tomando a toda humanidade como Deus. (...). *Padasevana* é servir ao doente. É servir a toda a humanidade.

5. Archana (devoção a Deus). Devoção pode ser oferecida por intermédio de um ídolo, pintura ou mesmo a uma forma mental. A imagem deve ser a mais atraente à mente do devoto. (...) O propósito da devoção é agradar a Deus, purificar o coração por meio da entrega do ego e se render ao amor de Deus.

6. Vandana (prostração ao Senhor). Prostração humilde tocando a terra com oito partes (*Sashtanga-Namaskára*), com fé e reverência perante a forma de Deus, ou prostração a todos os seres sabendo que são formas do Deus Único.

7. Dasya (cultivar *bháva* do servo ao Senhor) é o amor de Deus através do sentimento de servir. Servir a Deus e realizar sua vontade, realizar suas virtudes, natureza, seu mistério e sua glória, se considerando como um criado de Deus, o Mestre Supremo.

8. Sakhya (cultivar a amizade *bháva*). Árjuna cultivava esse tipo de *bhakti* dirigido a Lord Krishna. Estar sempre com o Senhor, tratá-lo como a um parente ou amigo próximo, estar em Sua companhia o tempo todo, amá-lo como a si mesmo.

9. Atmanivedana (completo abandono de si). Auto-entrega. O devoto oferece tudo a Deus, incluindo seu corpo, sua mente e sua alma. Não guarda nada para si. Entrega todo o seu ser. O devoto não tem existência pessoal ou independente. (...) Ele se torna parte de Deus. Deus cuida do devoto e o trata como a Si Mesmo. Tristeza e sofrimento, prazer e dor, o devoto trata como presentes enviados por Deus e não se apega a eles. Ele se considera um instrumento nas mãos de Deus.

Um devoto pode praticar qualquer método de *bhakti* que lhe seja mais adequado. Dessa forma o devoto alcança a iluminação divina.

Jñána Yoga

É o caminho da realização do si-mesmo por meio do discernimento entre o real e o ilusório, através do questionamento e do conhecimento. Conhecimento, nesse caso, não se refere ao simples conhecimento intelectual, mas o adquirido de forma pessoal, prática, experimental e vivencial, ao esgotar os recursos intelectuais do racionalismo e liberta-se transcendendo suas barreiras, alcançando o conhecimento intuitivo, universal e absoluto.

Srí Krishna disse: "Portanto, com a espada do conhecimento corte a dúvida sobre o Ser, queimando a ignorância, morando no coração e refugiando-te em Yoga. Levanta, ó Bhárata.

O ignorante, o infiel, o desconfiado direciona-se para a destruição; não há ninguém neste mundo, nem em outro, que encontre a felicidade sendo duvidoso do Ser.

Da mesma forma que as chamas do fogo reduzem o combustível a cinzas, ó Árjuna, assim faz o fogo do conhecimento, reduzindo todas as ações a cinzas.

É superior a sujeição do conhecimento que sacrifica o objeto dos sentidos. Todos o que assim agem, ó Partha, culminam em conhecimento.

O *Vedánta-Sara* de Sadananda, texto do século XV, enumera quatro *sádhanas* principais para a realização:

1- *Viveka*: Discernimento, entre o real e o ilusório, o permanente e o transitório, o mundo manifesto de *máyá* e a consciência suprema do si-mesmo.

2- *Viraga*: Renúncia ao gozo do fruto das ações (*Karma Yoga*)

3- *Shat-sampatti* ou as seis perfeições: *shama* (tranqüilidade), *dama* (controle dos sentidos), *uparatti* (interrupção – abster-se de ações que não levem à manutenção do corpo ou ao objetivo de iluminação), *titiksha* (resignação – não se deixar levar pelos pares de opostos), *samadhana* (concentração mental, principalmente durante os períodos de instrução formal), *shraddha* (fé profunda e inspirada).

4- *Mumukshutva* (o desejo de libertação).

Os mais conhecidos *Jñána* yoginas recentes foram Swami Vivekananda (1863-1902), que teve uma atuação importante na difusão do Yoga por meio de suas viagens ao Ocidente, e Ramana Maharshi (1879-1950), que nunca chegou a sair da Índia, mas também exerceu grande influência, sempre indicando às pessoas para responderem a uma pergunta: "Quem sou eu?"

Esse é um caminho normalmente utilizado como apoio aos demais caminhos e dificilmente utilizado como via principal. Nas palavras de Swami Sivananda: "Este é o caminho mais difícil, requer tremenda força de vontade e intelecto. Usando a filosofia do Vedánta, o Jñani Yogi usa sua mente para inquirir sobre sua própria natureza. Nós percebemos o espaço dentro e fora de um corpo de forma diferente, assim como vemos separados de Deus. Jñána Yoga leva o devoto a experimentar sua unidade com Deus diretamente, quebrando o copo, dissolvendo os véus da ignorância. Antes de praticar Jñána Yoga, o aspirante precisa assimilar as lições dos outros caminhos yogues – porque sem abnegação e amor a Deus, força do corpo e da mente, a busca pela auto-realização pode se tornar uma mera e inútil especulação.

Rája Yoga

Rája significa real, *Rája Yoga* é normalmente encontrado na literatura com dois significados distintos: pode ser empregado como referência ao sistema codificado na obra *Yoga Sútra* de Pátãnjali, que será descrito no tópico *Patañjali Yoga*, ou como neste contexto, no qual é usado para se referir conjuntamente aos vários sistemas de Yoga, que adotam o caminho da introspecção, incluindo nestes o próprio *Patañjali Yoga*.

O *Rája Yoga* envolve a exploração sistemática dos vários aspectos da mente, incluindo a consciência, os pensamentos, o ego, o subconsciente, até revelar os aspectos mais internos e profundos de nossa existência.

O nome *Rája*, que significa real, deriva do fato de que este representa a essência do caminho e da disciplina do Yoga; muitos ramos são associados diretamente ao *Rája Yoga* ou, quando não são derivados deste, costumam ser utilizados em combinação com técnicas e práticas do *Rája Yoga*.

O *Hatha Yoga*, assim como os demais ramos que utilizam conceitos de fisiologia sutil, está intimamente ligado ao *Rája Yoga*. Em algumas tradições o Hatha é considerado como um método preparatório para o *Rája Yoga*; em outras, o *Hatha Yoga* é considerado como um caminho próprio e independente, ainda que derivado do *Rája Yoga*.

Os vários ramos associados ao *Rája Yoga*, alguns dos quais serão comentados aqui, como *láyá yoga, kundaliní yoga, mantra yoga, tantra yoga, pátanjali yoga, Dhyána Yoga e kriyá yoga*, atuam de forma a progressivamente transcender o corpo e a própria mente, liberando a consciência da ligação com os objetos, das sensações, das referências externas e aparentes; unificando a consciência com nossa essência interna, transcendental e universal.

Láyá Yoga

Entre outras coisas, *Láyá* significa: dissolução, derreter, absorver em, desaparecer. O objetivo deste caminho do Yoga é dissolver a personalidade e fazer desaparecer a ilusão do ego, eliminando a barreira para atingir o si mesmo transcendental.

O objetivo final no *Láyá Yoga*, e em ramos como *Kundaliní Yoga* e *Tantra Yoga* que são derivados deste, é alcançar o Supremo Absoluto por meio do trabalho com a fisiologia sutil, promovendo o despertar de *Kundaliní*.

Por meio de técnicas específicas, procura eliminar os ativadores subliminares (*samskára*) das impressões inconscientes previamente adquiridas (*vásanas*) da mente, que causam sofrimento e doenças. "Seu objetivo é desmontar aos poucos seu universo interno por meio da contemplação intensa até que só reste a única Realidade Transcendente, o si-mesmo."[146]

As principais técnicas utilizadas incluem meditação nos diversos centros de fisiologia sutil (chakras e *nádís*). As técnicas de meditação incluem visualizações dos chakras, *nádís*, localização da consciência, purificação dos canais sutis por meio de respiratórios, *pújás*, alimentação, etc. Por intermédio da completa dissolução microcósmica, a respiração pára ou se torna imperceptível. A esse fenômeno chamamos *kevala-kumbhaka* ou retenção absoluta.

Uma referência recente de *Láyá* yogi é Shyam Sundar Goswami (1891-1978). Segundo sua definição: *Láyá* é a concentração profunda que provoca, etapa por etapa, a absorção dos princípios cósmicos pelo aspecto espiritual do supremo poder-consciência. É o processo de absorção dos princípios cósmicos na concentração profunda, libertando, desse modo, a consciência de tudo o que não é espiritual, das coisas que contêm o divino poder luminoso e espiralado, chamado *kundaliní*.[147]

Pátanjáli Yoga[148]

Pátanjáli Yoga é por excelência associado e sinônimo de *Rája Yoga*, visto que em sua obra *Yoga Sútra*, foram codificadas não apenas as bases do *Rája Yoga*, mas também do próprio Yoga. O sistema descreve a aplicação contínua e desapegada (*abhyása* e *vairágya*) de uma prática (*sádhana*) para purificação e condicionamento da mente, que permite num estágio final, alcançar a transcendência e a unificação com a consciência universal (*kaivalyam* ou isolamento).

A atividade (*kriyá*) da prática consiste em, mantendo uma atitude de auto-superação (*tapas*), auto-estudo (*svá-dhyáya*) e auto-entrega (*íshvara-pranidhána*), aplicar as seguintes técnicas, compostas por oito partes (*angas*):

1. *Yamas* (restrições ou conduta social);
2. *Niyamas* (prescrições ou conduta pessoal);
3. *Ásanas* (posições);
4. *Pránáyáma* (ampliação do *prána* por meio da respiração);

---

146 Georg Feuerstein.

147 Shyam Sundar Goswami, em *Láyá Yoga*.

148 Também aparece referenciado pelos nomes de *Ashtanga Yoga*, *Pátañlali Rája Yoga*, *Rája Yoga*, *Yoga Dárshana* ou *Yoga Clássico*.

5. *Pratyáhára* (isolamento sensorial do ambiente externo);
6. *Dháraná* (concentração);
7. *Dhyána* (meditação);
8. *Samádhi* (identificação com a consciência pura).

Mantra Yoga

O Yoga do som, quer seja produzido na forma vocalizada ou mental, utiliza o som como instrumento para desenvolver concentração, atuar na fisiologia sutil, atuar nos estados mentais e conduzir à meditação. Num senso mais restrito, pode ser chamado de *Japa Yoga*, quando envolve a técnica da repetição continuada de um *bíja*-mantras (*bíja*, semente, refere-se a mantras especiais, normalmente monossilábicos, associados a divindades, elementos da natureza ou da fisiologia sutil do ser humano).

Mantra Yoga também refere-se a uma prática completa codificada no *Mantra-Yoga-Samhitá* (compêndio de Mantra Yoga). Esse texto de tradição tântrica, como pode ser observado por seu caráter ritualístico, apresenta 15 etapas:

1. *Bhaktí* (devoção);
2. *Shuddhi* (purificação);
3. *Ásana* (posição);
4. *Pancha-anga-sevana* (serviço de cinco partes, que consiste na leitura de trechos do *Bhagavad-Gítá* e *Shasra-Náma*);
5. *Áchara* (conduta);
6. *Dháraná* (concentração);
7. *Divya-deva-sevana* (servir ao espaço divino);
8. *Prana-kriyá* (atividade da respiração);
9. *Mudrá* (posturas e gestos);
10. *Tarpana* (ritual de oferenda) ;
11. *Havana* (invocação da divindade);
12. *Bali* (oferenda, *pújá* a uma divindade);
13. *Yágá* (sacrifício);
14. *Japa* (repetição de um mantra);
15. *Samádhi* (dissolução com o divino).

Kriyá Yoga

Kriyá significa ação ou movimento.

Kriyá Yoga é assim chamada porque intencionalmente rotaciona nossa direção através de caminhos fixos. Esse movimento da consciência, contudo, é feito de forma controlada. Kriyá Yoga recebe esse nome também porque o corpo é movimentado para mudrás (selos, envolvendo posição do corpo, gestos e mentalização), bandhas (contrações) e ásanas (posições) de acordo com um esquema fixo para a prática.[149]

Uma confusão comum, encontrada em diversas literaturas ocidentais, surge do fato de a palavra *kriyá*, ou mesmo *Kriyá Yoga*, constar de várias escrituras, mas com contexto e significado distintos, não associados a um ramo de Yoga. No *Yoga Sútra* de Patañjali, por exemplo, consta do primeiro *sútra* do capítulo da prática (*sádhana páda*) que "*Kriyá Yoga* é a austeridade (*tapas*), a busca do saber interior (*svádhyáya*) e a entrega a *Íshvara* (*íshvara-pranidhána*)". O significado de *Kriyá Yoga* mencionado no *sútra* refere-se ao significado de atitude interior para harmonizar o praticante, como preparação para o *sádhana* do *Rája Yoga*, não tem relação alguma a *Kriyá Yoga*, como um caminho ou ramo de Yoga.

O *Kriyá Yoga* procura desenvolver os estados de *pratyáhára* (abstração dos sentidos), *dháraná* (meditação) e *samádhi* por meio da aplicação de um conjunto determinado de *kriyás* (atividades) numa seqüência específica, normalmente combinado às seguintes técnicas:

1. *Ásana* (posição);
2. *Mudrá* (selo, ou atitude e postura externa visando um efeito interior);
3. *Bandhas* (contrações);
4. *Pránáyámas* (técnicas respiratórias e de manipulação da energia vital);
5. Conscientização de chakras e *nádís* (caminhos da fisiologia sutil, de circulação do *prána*).

Uma das principais diferenças entre *Kriyá Yoga* e outras formas de *Rája Yoga* é que, em vez de tentar concentrar a mente e evitar dispersões, permite, e até induz, a uma aparente dispersão, por meio da variação e da movimentação controlada da atenção, dessa forma induzindo à meditação e ao aumento espontâneo do nível de consciência.

Por ser uma técnica poderosa, mas ao mesmo tempo extremamente sutil, antes da prática de *Kriyá Yoga* é necessário, como preparação, a prática de *Hatha Yoga*.

---

149 Satyananda – Yoga e Kriyá.

YOGA CONTEMPORÂNEO,

ESTILO DE VIDA E ATITUDE

36. O Ocidente descobre o Yoga

O marco do desenvolvimento do Yoga no Ocidente foi um encontro realizado em 1893, em Chicago, Estados Unidos, denominado Primeiro Parlamento das Religiões Mundiais. Nesse evento o Swami Vivekananda (1863-1902), proeminente discípulo de Ramakrishna Paramahamsa (1836-1886), compareceu representando o *vedánta* e o hinduísmo.

A profundidade das palavras, surpreendentemente elaboradas, proferidas por um jovem de cerca de 30 anos de idade, eletrizou a audiência e gerou extrema repercussão, atuando como um catalisador para a disseminação do Yoga e do *vedánta* no Ocidente, num momento histórico em que essa renovação era realmente necessária.

Vivekananda conduziu várias palestras e escreveu inúmeros livros, incluindo quatro clássicos: *Jñána Yoga*, *Bhakti Yoga*, *Karma Yoga* e *Rája Yoga*, fundando também a *vedánta* Society, em Nova York, que se difundiu por outras cidades.

Srí Ramakrishna, que preparou Vivekananda para esse papel, foi um dos proeminentes yogis iluminados do século XIX. Praticante e iniciado em diversas disciplinas espirituais e religiões, como hinduísmo, cristianismo e islamismo, uma de suas maiores contribuições à humanidade foi a mensagem de tolerância, aceitação e harmonia entre todas as religiões.

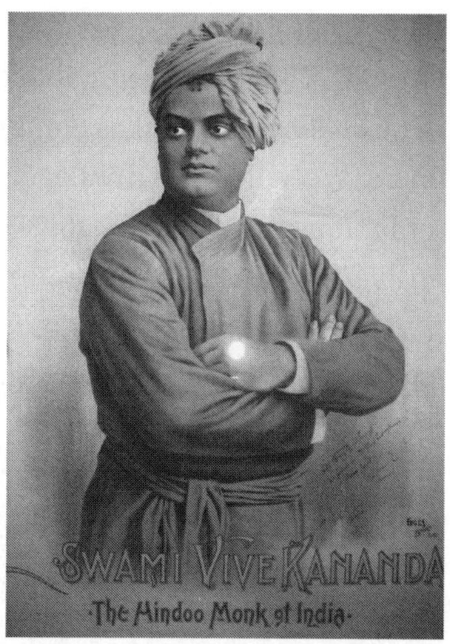

Swami Vivekananda (1863-1902). Reprodução.

Outro importante elemento de divulgação do Yoga no Ocidente foi a Sociedade Teosófica, fundada em 1875 por Helena Blavatsky, William Judge, Henry Olcott, entre outros, com o objetivo de dedicar-se ao entendimento da espiritualidade e da unidade universal visando ao desenvolvimento da humanidade. Apesar de não ser um número expressivo de membros em quantidade, estabeleceram uma associação com atuação em diversos países e exerceram um papel significativo na difusão do Yoga, até sendo os primeiros a realizar palestras e fazer a divulgação de conceitos de Yoga no Brasil.

Ainda que os componentes filosóficos do Yoga já estivessem presentes graças às atividades da Sociedade Teosófica, o primeiro núcleo de Yoga conhecido no Brasil foi fundado em Resende (RJ) por Sevananda Swami e Mestra Sádhana, sua esposa, que desenvolveram atividades a partir de 1953. Essa primeira geração de professores no Brasil inclui ainda Swami Sarvananda (George Kritikos), Pierre Weil, José Hermógenes, Jean Pierre Bastiou, Maria Helena de Bastos Freire, Maria Luiza S. Keddy, Caio Miranda, Neyda e Octávio Melchyades Ulysséa.

A produção literária de Yoga no Brasil também teve início logo depois, especialmente por intermédio do Professor Hermógenes, que desde 1955 escrevia apostilas didáticas e é autor da obra intitulada *Autoperfeição com Hatha Yoga*, publicada no início da década de 1960, que se encontra atualmente na 45ª edição. Outras publicações dos primeiros anos dessa década incluem as obras do professor Caio Miranda: *A libertação pelo Yoga* e *Hatha Yoga, a ciência da saúde perfeita*, hoje esgotado, mas que foi integralmente utilizado como base de outras literaturas atualmente disponíveis. A partir dessas publicações iniciais, multiplicou-se exponencialmente o número de professores, praticantes e livros sobre Yoga no Brasil, em sua grande maioria diretamente derivados das atividades desse grupo de pioneiros.

Voltando ao cenário internacional, na década de 1930, com a intensificação e maior facilidade de viagens à Índia, grande quantidade de viajantes trazia informações sobre o Yoga e professores ocidentais começaram também a escrever e publicar sobre Yoga. Em 1947, Theos Bernard publicou o primeiro livro ilustrado e em inglês de *Hatha Yoga*, e em 1949 *Sir* Paul Dukes demonstrava técnicas de Yoga na televisão. Nesse período de início do século XX, a divulgação do Yoga também foi alavancada por intermédio de Paramahamsa Yogananda (1893-1952), autor do clássico publicado em 1946, *Autobiografia de um iogue*; Ramana Mararshi (1879-1950), que passava boa parte do seu tempo em *samádhi*, divulgador do *Jñána Yoga* e *Srí* Aurobindo (1872-1950), criado na Inglaterra e formado em Cambridge, que instituiu o Yoga Integral.

A partir da segunda metade do século XX até os dias atuais, boa parte do Yoga praticado no Ocidente deriva das tradições associadas a dois grandes mestres indianos: *Srí* T Krishnamachárya (1888-1988) e Sivananda (1887-1963).

Krisnamachárya cursou diversas universidades na Índia, fez seus estudos de Yoga no Tibete e notabilizou-se pela capacidade de adaptar e ajustar a passagem do conhecimento às necessidades e características de seus discípulos. Dessa forma, deu grande impulso ao uso terapêutico do Yoga e formou diversos discípulos, incluindo três que deram origem aos estilos de *Hatha Yoga* que são mais praticados atualmente:

BKS Iyengar (1918), que difundiu uma metodologia que acabou sendo conhecida como Iyengar Yoga.

TKV Desikachar (1938), filho de Krishnamachárya, que deu continuidade ao trabalho do pai na Índia e difundiu um estilo conhecido como *Viniyoga*.

Srí K Pattabi Jois (1915), que estudou com Krishnamachárya desde os 12 anos e difundiu o método conhecido como *Ashtánga Yoga*, ou *Ashtánga Vinyása Yoga*.

Na outra vertente, Swami Sivananda (1887-1963) é reconhecido como um dos maiores grandes mestres e líderes espirituais de seu tempo. Médico por formação e iniciado no Yoga em 1924 como Dashnami Sannyasa, escreveu centenas de livros e artigos sobre Yoga e espiritualidade. Espontaneamente, em torno do seu local de meditação em Rishkesh, reuniu-se uma grande quantidade de discípulos que formaram um *ashram* e consolidaram diversas instituições. Apesar de ter permanecido na Índia, influenciou de forma definitiva o entendimento e a prática do Yoga em todo o mundo.

Entre os vários mestres ligados à tradição de Sivananda, cabe destacar:

Paramahamsa Satyananda (1923), autor de mais de oitenta livros sobre Yoga e organizador do sistema de *Yoga Nidrá*; fundou a Bihar School of Yoga, entre outras instituições, e desde 1988 vive como Paramhamsa Sannyasin.

Paramahamsa Niranjanananda (1960), yogi de nascimento, se juntou a Satyananda aos 5 anos e aos 11 já realizava viagens na Europa colaborando para o estabelecimento de *ashrams*. Em 1983 foi indicado para presidente da Bihar School of Yoga e sucessor de Satyananda.

Sivananda Radha, Vishdevananda e Satchidananda são discípulos de Sivananda que se estabeleceram no Ocidente, fundando centros nos Estados Unidos, no Canadá, na América do Sul e na Europa.

Com as bases técnicas e filosóficas bem sedimentadas, o Yoga passa por uma nova fase no cenário internacional: o desenvolvimento de dezenas de novas escolas e estilos, a criação de empresas na área de saúde e bem-estar que utilizam o Yoga, a integração do Yoga como método para terapia e medicina preventiva. Também há o incremento de pesquisas científicas sobre o funcionamento de suas técnicas e seus efeitos e também uma grande quantidade de aplicações, estilos e integração com outros sistemas, alguns bens heterodoxos.

Apesar do forte apelo que a prática trouxe nos aspectos mais superficiais, como sessões em academias e o trabalho corporal, vários aspectos mais sutis da filosofia e tradição yogues, como os conceitos de *prána*, chakras, meditação, entre outros, incorporam-se de forma definitiva na cultura ocidental.

37. *Yamas e niyamas*, ÉTICA E AUTO-SUPERAÇÃO

Yamas e *niyamas* são os preceitos morais observados pelos yogis e considerados a base da ética e espiritualidade yogues.

É uma ética universal que abrange toda a humanidade, transcendendo lugares, culturas ou épocas. Esses princípios são fundamentais para nortear nossas decisões diárias, facilitando a convivência em sociedade e nos conduzindo ao caminho da evolução e do autoconhecimento.

São muitos os princípios morais e éticos citados ao longo da história do Yoga. Cada tradição, cada mestre, de cada caminho escolhe os *yama* ou *niyama* em que colocará mais ênfase, já que cada um dos preceitos contém a essência de todos os outros.

Diz-se que quem conquista um *yama* automaticamente conquista todos, pois o princípio fundamental de auto-superação e autoconhecimento exigido é o mesmo em todos.

Vamos observar a seguir os *Yamas* e *Niyamas* citados no *Yoga Sútra,* porém outros textos antigos também os mencionam, ou aos mesmos princípios, como: *Upanishads, Mahábhárata, Ramayana, Yoga Vasishtha,* entre outros, não necessariamente com a mesma nomenclatura.

Yama representa as orientações de conduta social e interação com os demais. O termo *yama* significa frear, conter, governar, suprimir, contenção, moderação de ímpeto, abstenção, autodomínio, um de um par, qualquer grande regra moral ou obrigação.

Niyama inclui as orientações de conduta pessoal e atitude interior. O termo *niyama* significa refrear, segurar, prevenir, controlar, limitação ou restrição. Mas também tem o sentido de um voto menor, menos obrigatório.

No famoso texto *Yoga Sútra,* atribuído ao sábio Patañjali, são citados dez preceitos a serem observados. São eles:

Yama

1. *Ahimsá*: não-violência;
2. *Satya*: autenticidade e verdade;
3. *Asteya*: não roubar;
4. *Brahmacharya*: observar a castidade ou a correta utilização da sexualidade ;
5. *Aparigraha*: desapego, não cobiçar, renúncia à posse de objetos e utensílios desnecessários.

Niyama

6. *Saucha*: pureza;
7. *Santosha*: contentamento;
8. *Tapas*: auto-superação;
9. *Svádhyáya*: auto-estudo, estudo disciplinado;
10. *Íshvara Pranidhána*: auto-entrega.

Vamos analisar cada elemento ético citado, mantendo em mente que o texto de Patañjali não é o único a observar a importância dos elementos éticos e que estes não são os únicos citados pelo Yoga, como já informamos. No *Jñána Yoga*, por exemplo, o caminho de quatro *sádhanas*, do *Vedánta Sara*, enumera as seis perfeições para a auto-realização, entre elas *kshama*, que é a serenidade e que seria um componente de *ahimsá*.

Patañjali, que deve ter vivido entre os séculos II a.C. e II d.C., resumiu o que já era apontado nos *shástras*, nos textos sagrados antigos, desde os *shruti* que incluem os Vedas (*Rig*, *Sama*, *Yajur* e *Atharva*), *Bramanas*, *Aranyakas* e *Upanishads*, os *Smritis*, nos quais estão classificados os épicos *Mahábhárata* e *Ramayana*, e os *Puránas*, entre outros textos ancestrais da cultura indiana.

Como é difícil datar os *shástras* mais antigos, assumimos as datas prováveis para comparação e também aceitamos a tradição a esse respeito. Muitos *puránas*, *upanishads* e talvez até o próprio *atharva veda*, foram escritos ou tiveram adições após o Yoga *Sútra*. É nesse sentido que, em algumas literaturas, Patañjali é citado como o pai do Yoga, não como o responsável por seu nascimento, mas sim como um grande sábio que soube como ninguém sintetizar milhares de anos de experiências e sabedoria acumuladas pelos yogis do passado.

É condição para alcançar a libertação, *moksha*, objetivo principal de toda a prática de Yoga, uma atitude mental de pureza e liberdade. A iluminação começa na mente e nas atitudes antes de transcendê-las. Esta é a função dos *yama* e *niyama*: guiar o praticante no caminho para a realização dessa condição que envolve nossos conceitos de corpo, mente, emoção e espírito.

Para que a verdade não seja ofuscada pela simplificação, agora já sabemos que Patañjali não inventou os *yama* e *niyama*, mas os organizou e até nomeou em alguns casos. Patañjali tem uma nomenclatura muito clara e precisa para cada elemento de seus *Yoga Sútra*, esse vocabulário técnico é o que permite a síntese e facilita a compreensão da obra. E é provável que seja essa sistematização, mais do que qualquer outro elemento, a responsável pelo sucesso do *Yoga Sútra* através dos tempos, tornando o texto emblemático e quase sinônimo de Yoga na Índia e em todo o mundo.

É por meio do vocabulário técnico criado ou organizado por Patañjali que grande parte dos livros e sábios perpetuam a tradição do Yoga em nossos dias. Essa é a importância de Patañjali, um ser iluminado que percebeu a importância da capacidade de síntese e de seu poder de comunicação. O Yoga já era uma filosofia antes de Patañjali.

1. *Ahimsá*: não-violência

O primeiro e, quem sabe, mais importante, preceito ético do Yoga está presente como uma das principais virtudes da cultura hindu.

Ahimsá significa, literalmente, não causar dano, não-violência, mas podemos traduzir seu conceito como compaixão. Por meio de atos compassivos o ser humano transforma sua natureza e evolui, criando no mundo material de *prakriti* o ideal de existência.

O conceito de *ahimsá* não existe apenas no Yoga e na Índia, mas em grande parte dos grandes escritos de filosofia ou religião em todo o mundo.

Grandes personalidades pregaram o *ahimsá* como forma de vida e é assim no Yoga desde os primórdios, com grandes mestres sendo verdadeiros pilares da conduta correta e da atitude compassiva, como é o caso recente do mestre de *Karma Yoga*, Mohandas K. Gandhi, o Mahatma. Gandhi é um caso simbólico por pregar e viver a não-violência em uma época em que temos a documentação de sua vida, e com isso podemos comprovar a eficiência dessa forma de viver, mesmo para os tempos modernos. Diz a tradição que o realizado em *ahimsá* transforma a predisposição das pessoas ao seu redor e em sua presença a violência é evitada.

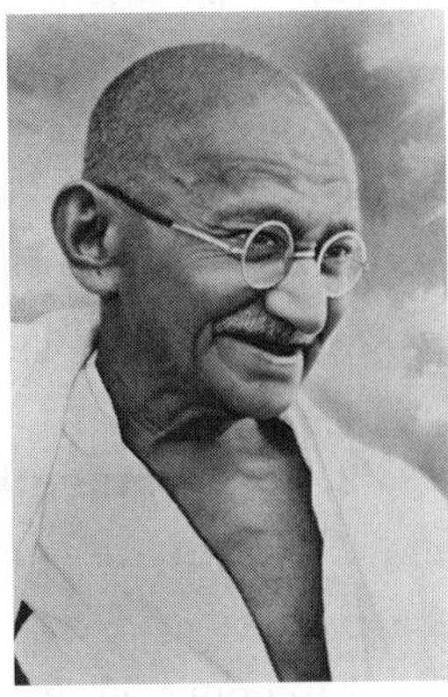

Mahatma Gandhi

Outros personagens históricos, como Sidartha Gautama, o Buda, e Jesus Cristo, também ensinavam e viviam de acordo com esse princípio de amor incondicional.

É natural ao ser humano acreditar em ideais de conduta. Contudo, no caso do Yoga, a ética não pode ser mais um exercício de especulação mental, pois deve se transpor para o cotidiano do praticante.

Pode ser assustador imaginar-se resistindo a provocações e refazendo seus conceitos e preconceitos a favor de uma moral de igualdade, tolerância e aceitação. Para ajudá-lo nesse caminho, você deve ter a orientação de um mestre ou instrutor que viva dessa forma e possa sanar suas dúvidas, sem causar angústia.

Partimos do princípio de que fazendo o que for possível hoje, você fará o impossível amanhã. Não é necessário fazer tudo ao mesmo tempo, vá gradualmente aumentando a consciência de quais são os elementos de crueldade em sua vida.

Comece com pequenos passos, tenha mais amor-próprio, se aceite, é importante o sentimento de confiança em si, para o processo de evolução. Evite situações de estresse sem fugir de seus compromissos e obrigações, e quando não puder evitar, transforme os sentimentos e pensamentos inúteis em identificação com o outro, não espere que ninguém "mereça" determinada atitude de sua parte, seus princípios devem guiar suas ações e não as ações alheias.

Viver de forma ética exige uma capacidade muito grande de equilibrar a mente e sua capacidade de racionalizar, até que se torne instintiva e orgânica a compaixão deve ser estimulada de dentro para fora, mediante o cultivo da mente pacífica, convivendo com pessoas que tenham os mesmos objetivos, estudando em livros, filmes, pensamentos e imagens mentais que reforcem sua decisão.

Ter a criatividade necessária para lidar com situações difíceis enquanto vivemos o momento é desafiador e estimulante, nos superamos a cada nova surpresa da vida e aprendemos a respeitar nossos limites enquanto criamos novas fronteiras.

Tenha compaixão e compreensão consigo próprio, com os próximos, os distantes, os seres humanos e outros seres vivos, coloque-se no lugar do outro para entender as circunstâncias que o levaram a agir. Identifique-se com a dor alheia e procure evitá-la. Mesmo quando o outro insiste em causar a dor, a si ou a outrem, nossa missão é buscar a própria evolução, podemos agir e até servir de exemplo, se estivermos vivendo o que acreditamos, mas só podemos viver nossa própria vida.

Praticamente todos os seres humanos acreditam que um mundo pacífico seria melhor e desejam a paz, mas dificilmente nos responsabilizamos por começar em nós as mudanças necessárias para que isso se torne realidade. Não espere do outro o que você não está disposto a fazer. Entenda que a realidade é o que fazemos dela e responsabilize-se por sua parcela da paz.

2. *Satya*: autenticidade e verdade

O compromisso com a verdade é o segundo dos princípios fundamentais para a harmonia social.

Um bom exemplo da hipocrisia em que escolhemos viver: nos ensinam que falar a verdade é nobre e correto, mas ouvimos nossos familiares, amigos, mentores e grande parte da sociedade se escondendo atrás de mentiras "justificáveis". Da maneira como administramos a vida, até a guerra, o assassinato, a violência pode ser "justificável". Por que a mentira não seria?

Falar a verdade não é uma das virtudes mais cultivadas em nossa sociedade. Apesar de todas as experiências ruins com a falta de sinceridade, sempre acreditamos que desta vez não seremos descobertos. Ninguém gosta de ser enganado, porém todos aceitamos as chamadas "mentiras brancas" ou sociais. Dentro do conceito do Yoga não basta apenas não mentir; quando omitimos a verdade estamos também ferindo o princípio da veracidade, desperdiçando a força da palavra.

Precisamos exercitar nossa imaginação e contar a verdade de forma a não ferir o princípio inicial, de não-violência, procurando falar a verdade com delicadeza. Com o tempo, as pessoas se acostumam e passam a ver em você alguém confiável. Uma verdade pode até machucar, mas não deixa cicatrizes. A mentira, quando descoberta, fere muito mais e deixa marcas profundas. Exercite sua coragem e passe a falar a verdade, viva a verdade, encare esse como o maior desafio de sua vida, viver plenamente, sem dissimular, sem esconder, sem ferir desnecessariamente.

Em seu *Ética a Nicômaco* Aristóteles diz: "A falsidade é vil e culpável; a verdade é nobre e digna de elogios por si só"; e ainda: "A função do intelecto, tanto na prática como na especulação, é atingir a verdade."

Usamos o exemplo anterior apenas para demonstrar que, assim como no Oriente, o Ocidente valoriza a verdade como um ideal, mas as filosofias, assim como as religiões, de nada valem para a evolução do homem se estiverem apenas na esfera teórica.

Mentir para si próprio, ou cultivar o auto-engano, ou fechar os olhos e os ouvidos para fatos que o obriguem a rever sua situação atual também é contrário a *satya*. Quem vive para alimentar a ilusão descobre, tarde demais, que viveu em vão!

Milênios de evolução científica e cultural não tornaram o homem mais sábio, apenas mais sabido. A sabedoria da verdade vem com sua prática. Não existem atalhos.

3. *Asteya*: não roubar

Devemos evitar todos os tipos de comportamento que levem à degradação humana. Ao treinar o caminho do desenvolvimento, escolhemos superar as aflições da condição humana para nos elevar à consciência e evolução.

Roubar, ou apropriar-se indevidamente de bens alheios, é um ato egoísta que aflora quando cobiçamos algo que não nos pertence. Roubamos para suprir uma carência, seja física ou sutil, e, por ser o caminho incorreto, nunca chegamos a nos sentir preenchidos.

Endividar-se também é faltar com essa norma – quem utiliza valores ou bens alheios para atingir seus próprios fins está roubando e enganando ao outro e a si mesmo, ainda quando tenha a intenção de resgatar suas dívidas. Paciência é uma virtude que deve ser cultivada, juntamente com o desapego, para que você não acabe se enganando a respeito de quem é realmente. Não é o que você tem, mas sim quem você é que faz a diferença.

Roubar não é apenas relacionado com bens ou objetos: por meio de nossos atos e nossas palavras podemos roubar a dignidade ou a honra alheia; podemos nos apropriar de idéias, conceitos, frases, histórias, experiências.

Para praticar essa atitude ética devemos nos conectar apenas ao que é real, simples e necessário. O preceito *aparigraha* pode dar especial sustentação a este.

4. *Brahmacharya*: correta utilização da sexualidade

A ilusão do prazer sensorial, aliada à força da natureza voltada à perpetuação da espécie, faz desse conceito um dos mais poderosos do mundo yogue.

Para alguns, esse preceito diz respeito especificamente ao voto de castidade, que leva a uma vida pura e em completo desapego ao que diz respeito à vida material. Para outros, ele pode ser visto como uma forma de levar a vida sem promiscuidades, devotando-se ao *sádhana*.

O estudante dos Vedas, durante seu período de educação religiosa, ainda não casado, também é chamado de *brahmacharya*. De acordo com Swami Sivananda: "*Brahmacharya* é a liberdade absoluta dos pensamentos e desejos sexuais. É o voto de celibato. É o controle de todos os sentidos em pensamentos, palavras e ações." Os textos antigos dizem que quem consegue controlar a sexualidade se torna uma divindade, não mais um simples humano.

É muito comum, nos dias de hoje, a banalização da sexualidade. É um assunto que está em todos os meios de comunicação, seja direcionado ao público masculino ou feminino. As pessoas passaram a medir suas vidas sexuais por estatísticas, não por satisfação pessoal. Conseguimos transformar o instinto mais básico de sobrevivência e preservação da espécie em uma competição.

Já é uma grande conquista podermos sentir prazer no sexo, que não precisemos apenas copular para procriar, então, na constante busca do ser humano, nos ideais que criamos em torno desse mito, podemos transformar nossa sexualidade em algo divino, algo mais semelhante ao sagrado, ao princípio de criação. Vamos viver a sexualidade como uma forma de celebrar a união com o outro, alguém que nos complete, mesmo que temporariamente e não como ferramenta de extravasar inseguranças, ou auto-afirmação, ou a simples entrega a instintos mais primários.

Dedique-se a transformar sua sexualidade em algo saudável para seus padrões de satisfação. Encontre alguém com quem dividir esse milagre, seja ele voltado a gerar vida ou não; vivencie sua sexualidade sem culpas e sem medos, mas de forma a não se ferir e não ferir o outro; não use o sexo como arma, mas como ferramenta de união e desenvolvimento.

Lembre também que sua energia sexual pode ser utilizada para milhares de objetivos, não apenas para o ato sexual. Basta lembrar-se de quando estamos apaixonados, como nos sentimos repletos de energia, de vontade, cheios de criatividade e benevolência.

Acima de sua conotação sexual, *brahmacharya* diz respeito a como você vive sua vida, se você se permite evoluir ou se atrasa sua evolução se perdendo em prazeres sensoriais que levam apenas à satisfação momentânea. *Brahmacharya*, nesse sentido, é entendido como alinhar suas ações com a percepção do absoluto (*brahman*), tendo-o como preceptor (*achárya*), direcionado-as ao crescimento espiritural.

5. *Aparigraha*: desapego

Esse preceito é tradicionalmente traduzido como não cobiçar, ou não-possessividade, algo como um desapego em relação à vida. A palavra, literalmente, é traduzida como não-aceitação, renúncia (de posses além do necessário), destituição, pobreza, destituição de bens materiais.

Trazendo esse conceito para a vida moderna, para os desejos do homem comum, percebemos quanto o desejo de possuir pode afetar nossas escolhas, seja em nossa vida privada ou em comunidade. Enquanto alguns escolhem viver apenas com o mínimo necessário, outros querem ter tudo o tempo todo. É fundamental que o respeito à vida, ao outro e a si mesmo venha antes da ilusão da posição social ou do prazer que cultivamos através dos sentidos.

> Aparigraha também significa viver uma vida de simplicidade, não ser muito luxuoso nem extravagante, porque quanto mais luxuoso e extravagante você é, mais coisas você quer. A vontade é multiplicada. Seus desejos se tornam infinitos. Então você está sempre olhando o que os outros têm e você não, e você quer isso e quer aquilo. A inimizade aparece, o ciúme aparece, o desejo de possuir aparece; você cai em um estado de inquietude. Você perde sua paz de espírito.[150]

6. *Saucha*: pureza

Limpeza, pureza, purificação, pureza da mente, integridade, honestidade, autopurificação (interna e externa).

---

150 The Philosophy, Psychology and Practice of Yoga, Sriswami Chidananda, a Divine Life Society Publication, 1ª ed, 1984.

Saucha é o primeiro dos *niyama*. É a pureza em suas muitas faces. A limpeza do corpo melhora sua manutenção. Banhamos-nos, escovamos os dentes, lavamos nossas roupas e os utensílios domésticos, escolhemos alimentos frescos e nutritivos, sempre com o objetivo de levar uma vida mais pura, livre de agentes que possam danificar nossa saúde física.

O mesmo ocorre com nossa saúde mental ou emocional, devemos incentivar apenas pensamentos puros, emoções superiores. Pensar sobre ou sentir ódio, inveja, cobiça, apego, ou qualquer outro sentimento hostil gera estresse e prejudica a homeostasia.[151]

É por meio desse *niyama* que vamos nos ocupar em alimentar apenas o que é positivo, puro e que traga evolução. O Yoga oferece um grande número de técnicas para a limpeza física (*shatkarma, Karma Yoga, ásana, pránáyáma*, etc.) e para a limpeza sutil (mantra, *mudrá, pújá, dhyána*, etc.). Ao manter uma prática disciplinada e a disposição para o positivo, você estará gradualmente incentivando a saúde física e psíquica, livrando-se de limitações e descobrindo novos horizontes para seus objetivos em vida.

Pratique *saucha* diariamente para aumentar sua conexão consigo mesmo e com a natureza: caminhe ao ar livre de forma consciente, como uma meditação, cante, faça mantras, ria muito, escove os dentes, passe o fio dental, tome seu banho sem desperdícios (pureza também é preservar o ambiente), acenda um incenso, faça reciclagem do lixo, organize seu ambiente e livre-se de tudo o que não precisa em sua casa; se sua saúde for boa, jejue ou escolha uma monodieta de vez em quando, para purificar o organismo, deixe de ver tevê por um dia, observe *mauna* (silêncio), em sua *yoganidrá* imagine-se banhado em luz, medite.

Pureza de corpo e espírito traz paz e equilíbrio.

7. *Santosha*: contentamento

Ter contentamento, ter satisfação, alegria, leveza de mente e espírito são qualidades que todos apreciamos. *Santosha* é alegria de viver aplicada.

Buscar em cada situação o que ela tem de bom ou de melhor pode não ser uma tarefa das mais simples, principalmente porque quando tudo vai bem não nos preocupamos com isso, mas quando os desafios da vida nos levam a pensamentos, atitudes e situações desagradáveis, essa pode ser a mais importante ferramenta para seu desenvolvimento.

Nossa consciência é condicionada pela repetição de estímulos e reações. Quando escolhemos, ou melhor, permitimos nos irritar, nos enervar, sentir ódio ou mesmo entregar os pontos ao confrontar uma situação difícil, é criado um padrão que o corpo automaticamente procura num próximo momento de crise. Porém, nós também podemos criar o

---

151 Processo de regulação pelo qual um organismo mantém constante seu equilíbrio. É um termo criado pelo fisiologista norte-americano Walter Cannon (1871-1945).

hábito em situações mais simples do cotidiano, em que temos maior controle sobre nossas atitudes de desenvolver a aceitação, a identificação e a compaixão; podemos escolher transformando nossas vibrações e pensamentos para não apenas ver o melhor da situação externa, mas, principalmente, manter uma reação interna sempre equilibrada, independentemente dos estímulos que recebemos. A partir daí, estamos criando um novo padrão de funcionamento que mantém inclusive em situações de estresse.

Santosha é a ferramenta para transformar "flechas em flores", como na alegoria da história do Buda. Se alguém o agride e você agride de volta, você está concordando com a violência e alimentando-a em si e no outro. Se, no entanto, você transformar o sentimento de animosidade em compaixão, não haverá a necessidade de revidar e, ao mesmo tempo, não se sentirá humilhado, diminuído ou agredido, porque não estará reprimindo nada, mas transformando, criando internamente uma nova reação. Uma reação que beneficia você, o outro e a toda a humanidade.

Ninguém disse que é fácil. Note bem. Como sempre, criar é um desafio. Criar um novo padrão mental, distante dos padrões que a sociedade normalmente acolhe, apesar de sempre admirar a elevação do espírito, é uma das maiores tarefas para a realização do potencial do ser humano. Devemos agir de acordo com nossa própria consciência e não reagindo às atitudes do outro.

Você deve ser dono de sua ação, e não apenas um joguete nas mãos dos inconscientes.

Está implícito no conceito de *santosha* ser feliz com o que se tem. Isso não quer dizer que você deve estagnar-se, que não deva buscar melhorar sua vida, mas que não perca tempo vivendo apenas para o futuro. Planeje seu futuro, sem se esquecer de viver o presente.

Santosha, quando plenamente desenvolvido, é muito mais do que transformar os eventos externos para uma visão positiva: *santosha* é manter um estado interno de harmonia, paz e contentamento que é completamente independente e não afetado por quaisquer eventos externos.

Santosha é o acompanhante perfeito de *ahimsá* (não-violência) porque facilita a serenidade, estabiliza a agitação causada pelas frustrações, pelos sofrimentos e expectativas, nos ensina a aceitar quem somos, o que temos, e a buscar a felicidade nas pequenas coisas da vida diária.

8. *Tapas*: auto-superação

Tapas é normalmente explicado como auto-superação. Seu sentido literal de calor, de quente, está relacionado com o fogo do entusiasmo ou do aquecimento causado pelo esforço de nos superarmos, física ou sutilmente.

Tapas também é penitência, austeridade, meditação severa, disciplina, austeridade religiosa.

Tapas está presente em todas as técnicas do Yoga e em todos os momentos valiosos de nossa vida. Não há motivação se não há evolução. É a própria capacidade de se elevar acima de seus próprios padrões ou dos padrões da sociedade que fazem com que o ser humano continue progredindo.

Tapas não está presente nas competições! Não é a competição ou o referencial externo que importa, mas é o fato de criar para si mesmo um novo patamar de funcionamento. Só atingiremos a verdade absoluta, não a verdade transitória do mundo dos sentidos, quando superarmos a nós mesmos.

9. *Svádhyáya*: auto-estudo

Svádhyáya pode ser compreendido como qualquer estudo que possa trazer o conhecimento da verdade. Estudar, recitar mantras, ler e repetir para si mesmo os Vedas ou outros textos sagrados (de qualquer tradição de evolução, seja uma filosofia ou religião) são considerados exemplos de *svádhyáya*.

É importante cultivar a mente, eis que ela é uma de nossas principais fontes de distúrbios. Ao incentivar o conhecimento e a sabedoria, estamos elevando o espírito. Incentivar, nesse caso, não pode ser apenas um exercício mental e especulativo, mas prático. Os textos de santos e sábios da tradição do Yoga nos ensinam um caminho a ser seguido.

Ao refletir sobre nossos hábitos e direcionar corretamente nossas ações com o objetivo de evoluir no caminho escolhido, passamos a ser um reflexo dos ensinamentos que estudamos. O auto-estudo se dá por meio da aplicação da sabedoria em nossas vidas.

Pode ser devastador o sentimento de impotência que sentimos ao perceber a ilusão em que estamos mergulhados e que chamamos de vida, e ao fazer esse processo de descoberta interior. Para que você possa lidar com esses sentimentos e se fortalecer na disciplina e na verdade, o Yoga e outras filosofias contam com o relato e o testemunho de incontáveis mestres realizados e grandes sábios, que nos confortam com a solução de problemas; sejam eles de uma década, século ou milênios passados, são os mesmos que experimentamos na atualidade, provando, mais uma vez, que a evolução do ser humano continua a passar pelos mesmos canais.

Svádhyáya não é apenas para os que estão no caminho da evolução espiritual; é um grande instrumento para todos que acreditam que sempre podemos melhorar, é um processo contínuo pelo qual buscamos o sentido de nossas vidas em cada momento.

10. *Íshvara pranidhána*: auto-entrega

Íshvara pranidhána é o preceito de aceitação, auto-entrega e reconhecimento de que existe algo maior do que nós.

Íshvara pranidhána é a conduta respeitosa ou abstração meditativa de fé na divindade que existe em cada um de nós.

Íshvara, aqui, não é uma divindade ou um Deus específico, mas a própria consciência superior da qual somos parte e que transcende o conceito de religião.

Esse preceito é utilizado em situações extremas, nas quais tudo o que poderia ser feito para ajudar a si ou a outrem já foi conscientemente realizado; ou ainda em situações sem solução, como em casos de morte. Todas as ocasiões em que precisamos saber o momento de parar de tentar, parar de agir em função de algo específico, saber o momento de aceitar a situação, essa é a ocasião de se refugiar na fé, em *íshvara*.

Esta fé não precisa ser em algo externo, você pode ter fé em si mesmo e aceitar a consciência de que tudo o que era humanamente possível foi feito, sem preguiça, com muito boa vontade, toda a situação foi observada e nada mais podia ser feito... Esse é o momento de aceitação suprema, de perceber que não temos um deus *ex machina*,[152] uma forma mirabolante de resolver a vida, que está seguindo um ciclo natural. É o momento de aceitar os desígnios do equilíbrio perfeito da natureza.

Estamos todos interligados, na natureza não existe um fato isolado. Nos momentos de desespero tendemos a diminuir a fé (seja em si mesmo, na natureza, na humanidade ou em uma divindade) e aumentar a agressividade como forma de compensação para a dor. Porém, falhamos em perceber que todos nós, todos os seres humanos, somos responsáveis por todos os atos praticados por nós, cada um. Quando um ser humano é cruel, os outros seres humanos, cruéis ou não, que compactuam com isso, seja por meio da conivência, do silêncio, da omissão ou simplesmente por preferir viver na ignorância, são também responsáveis pelos atos de crueldade, sejam esses atos contra outros seres humanos ou contra qualquer outra forma de vida, ou, simplesmente, contra o equilíbrio da natureza.

Todos nós pagamos o preço da falta de consciência que está sujeito a ocorrer em momentos de nossa condição humana. A única forma de conviver com isso é assumir sua parcela de responsabilidade, por meio de *ahimsá*. Segundo a tradição, quem se firma no *ahimsá* não sofre violência e a violência não ocorre em sua presença, porém, enquanto estamos no caminho da realização de *ahimsá*, devemos buscar o conforto da realização ou da percepção de *íshvara pranidhána*, da aceitação dos fatos que não podem ser mudados.

---

152 A expressão latina *Deus ex machina* significa, literalmente, "Deus surgido da máquina". A expressão é uma tradução do grego *apó mechanés theós*. Sua origem remonta ao teatro grego e refere-se a uma inesperada, artificial ou improvável personagem, artefato ou evento introduzido repentinamente em um trabalho de ficção ou drama para resolver uma situação ou desemaranhar uma trama.

Note bem, não estamos dizendo aqui que devemos compactuar com o que há de errado, mas manter a serenidade e a estabilidade perante eventos aos quais não podemos intervir. Devemos aceitar a morte, porque não podemos ressuscitar ninguém, e morrer de tristeza ou depressão não salva o mundo nem a si proóprio. Mas devemos, sim, com energia e dinamismo, manter o esforço, a luta sem violência mas resoluta e determinada, contra as injustiças sociais, contra as ações e estruturas que enganam ou prejudicam outros seres humanos. Utilizando novamente o exemplo de Gandhi, essa postura firme e atuante dever ser sempre balanceada com uma atitude interna de paz e harmonia.

Íshvara pranidhána é um bálsamo, uma certeza. Não se trata do ego humano, mas sim da sagrada chama da consciência do próprio ser. Nos refugiamos na certeza de que somos imortais porque a consciência é imortal, e aceitamos o momento presente como ele se apresenta, vivendo-o da maneira mais consciente e sem culpa que pudermos, trabalhando incansavelmente pela realização de uma humanidade mais pura. Primeiro em nós mesmos, e depois como espelho para a humanidade como um todo.

Cada *yama* e *niyama* oferece um desafio para o ser humano se aprimorar. Esses são preceitos para serem observados interna e externamente, mas nunca impostos. Mais uma vez lembre-se de que você só pode viver sua vida. Temos a obrigação moral de ensinar os preceitos que levam à evolução humana, mas sempre com delicadeza e tranqüilidade, sem preconceitos, sem falsas esperanças, e com a certeza de que a melhor forma de ensinar é por meio do exemplo. Quando seus semelhantes puderem perceber quanto você é feliz, equilibrado e quanto sua vida se tornou mais simples e bem-sucedida, com certeza irão lhe procurar para descobrir o segredo, e você poderá ensinar com a sabedoria de quem vive suas próprias palavras. Na pior das hipóteses, pelo menos você viverá bem. Só podemos evoluir com compaixão, aceitação e generosidade.

38. *Pújá* e *nyása* na cultura ocidental

Pújá e *nyása* são elementos utilizados em alguns ramos de Yoga, especialmente *Bhakti Yoga*. Como essas práticas também podem ser utilizadas como rituais de adoração ou religiosos, há uma polêmica que as acompanha em outras culturas distintas do hinduísmo, sobre quanto devem ou não ser utilizadas fora de seu contexto original.

No Ocidente muitos executam essas práticas não por devoção ou sinceridade ou como elemento de identificação com aspectos da existência, como será descrito a seguir, mas simplesmente para acrescentar uma técnica exótica em seu dia-a-dia ou aproximar praticantes com interesse por rituais complexos. Feitos com essa intenção desonesta, tanto o *pújá* como o *nyása* são inócuos e o praticante cai em desrespeito ao próprio princípio de verdade, que é importante à realização do Yoga. No entanto, há os que acreditam que essas práticas, por serem pontes para o absoluto e a consciência universal (*brahman*), podem transformar até o praticante mais cético ou desonesto.

Para a aplicação adequada desses conceitos, primeiro é necessário entender que o ritual associado a uma divindade, da forma como se desenvolveu na cultura hindu, e o conceito de oferenda, assim como o conceito de divindade, em culturas com influência cristã ou judaica são totalmente distintos entre si.

Tradicionalmente, em culturas com influência cristã, o processo de oferenda tem um caráter de dualidade e submissão. Já na prática de *pújá*, apesar de ser traduzida como oferenda, assume um caráter de identificação: em vez de honrar de forma submissa uma outra identidade dissociada do praticante, a prática de *pújá* e *nyása* visa alcançar no próprio praticante a manifestação e a identificação plena com os atributos do universo representados e presentes no arquétipo utilizado como fonte para a *pújá* ou o *nyása*.

Assim, como exemplo associado ao Yoga, Shiva não é uma divindade no conceito ocidental, não se refere a nenhum homem que tenha vivido e tenha sido santificado, nem tampouco se refere a qualquer tipo de ser ou entidade. Shiva, na tradição do Yoga, é o arquétipo, a essência, a personificação do próprio Yoga, de tudo o que o Yoga contém, alcança e realiza e nesse contexto é que são utilizadas as técnicas de *pújá* e *nyása* a Shiva.

> Por meio da oferenda a Shiva, cultivamos as qualidades da infinita consciência, do desapego e da libertação das amarras com este mundo de objetos e relações. Nós cultivamos a atitude de observar a realidade intrínseca, nas aparências externas. Nós nos identificamos com o que não é mutável. Nós nos tornamos testemunha das mudanças da natureza. Por meio dessa percepção, nós agimos e interagimos com o mundo. Lembrando-se da realidade eterna, nós nos libertamos da dor e do medo.[153]

Pújá

A palavra *pújá* (pronuncia-se *púdjá* e é do gênero feminino) traduz-se do sânscrito como oferenda, honra, devoção, respeito, reverência, veneração, homenagem aos superiores ou adoração aos deuses. Seu significado deriva da combinação de *pú*, de *púñya*, o mais alto mérito, e *já* de *játa*, que siginfica dar nascimento. Logo, na tradição, *pújá* está associado às ações para construir o mais alto dos méritos.

Pújá, mantendo esse conceito geral de mérito, assume várias formas de entendimento, assim como gera vários tipos de rituais, de acordo com as várias tradições existentes na cultura hindu. Como ritual de devoção, é costumeiramente acompanhado por *murti* (estátua, personificação), *bhajan* (canções escritas primeiramente nos séculos XIV-XVII), *kirtan* (elogio) e *áratí* (uma forma filtrada do ritual védico do fogo).

Uma *pújá* pode ser oferecida a qualquer elemento que a pessoa que o executa considere sua concepção de divindade – desde uma estátua de Vishnu (*murti*) a um Shiva *Lingam*. A adoração consiste em oferecer vários artigos ao objeto de adoração, como flores ou alimentos, e normalmente inclui velas e incenso. Uma *pújá* também pode ser um ritual de boas-vindas e dessa forma é executado para convidados ou hóspedes importantes quando de sua chegada. Na tradição védica, um hóspede é considerado uma forma de Deus.

Outras cerimônias de *pújá* consistem em meditação (*dhyána*), austeridade (*tapas*), cantos (mantra), leitura das escrituras (*svádhyáya*), oferta de alimentos (*thaal*) e prostração (*panchanga* ou *ashtánga pranama, dandavat*). O indivíduo também pode aplicar *tilaka*, uma marca feita na testa com pasta de sândalo, e depois um ponto (*chandlo*) em seu centro. Isso significa submissão ao Todo-Poderoso e à Sua Onipresença. O ritual de

153 Tradução livre extraída de *Sivá Pujá and Advanced Yájña*, Swami Satyananda Saraswati, Devi Mundir Publications.

Pújá é normalmente concluído com um *árati* para o objeto de devoção. Os cinco elementos que constituem a matéria (*pañchatattwa*), aparecem simbolizados por oferendas de flores (*pushpa*, simbolizando o elemento éter), incenso (*dhúpa*, simbolizando o elemento ar), luz (*dípa*, simbolizando o elemento fogo), alimentos (*naivedya*, simbolizando o elemento água) e sândalo (*chandana*, simbolizando o elemento terra).

Por ser um ritual antigo, possui muitas formas e significados, que, no entanto, tocam apenas ao devoto específico e não necessariamente ao yogi. Um devoto pode ser um yogi, mas um yogi não é obrigatoriamente um devoto.

Na prática do Yoga, o ritual da *pújá* é utilizado principalmente pelos praticantes que executam formas mais ritualizadas de *sádhana*, ou pelos *bhaktinas*, ou ainda pelos praticantes mais religiosos.

Recentemente, tem recebido uma conotação menos formal, em que o praticante, mesmo não sendo um devoto ou religioso, realiza o *pújá* como uma forma de mostrar respeito a seu guru ou à própria tradição do Yoga. Essa forma menos formal de *pújá* dentro da liberalidade do lado espiritual do Yoga, como foi assumida pelo Ocidente, é válida, porém tem recebido muitas críticas, principalmente de praticantes que, dentro de sua própria ótica da tradição, se sentem ofendidos em sua fé.

Não devemos julgar a maneira como a pessoa encontra sua espiritualidade. Nem devemos fazer troça da devoção alheia. No conceito mais amplo do Brahman, o Ser Universal, tudo é divino, e você pode olhar com esses olhos para qualquer objeto, seja animado, inanimado ou imaginário, porém a *pújá* só deve ser executada com respeito, e esse respeito é mais importante que os rituais.

> O eterno não é alcançado por meio de ritos ou rituais, por peregrinação nem por riqueza; ele é alcançado apenas pela conquista de sua mente, pelo cultivo da sabedoria. Dessa forma, todos – deuses, demônios, semideuses ou homens – devem constantemente procurar (seja caminhando, caindo ou sentado) conquistar a mente e o autocontrole que são os frutos da sabedoria.[154]

Ao mesmo tempo em que devemos respeitar as várias formas de manifestação da espiritualidade, devemos também respeitar os contornos mínimos da filosofia que estamos transmitindo. Assim, é necessário observar que *pújá* é ação ritual de oferenda, integrante da cultura hindu e não uma prática para ser comandada por professores na sala de prática de Yoga, em aulas regulares, direcionando a *pújá* a si próprios. *Pújá* também não envolve trânsito energético: ao executar uma *pújá*, o praticante não envia suas

154 *Vasistha's Yoga*, parte II, p. 32, State University of New York Press (tradução livre).

energias para quem quer que seja, nem vai receber energias de volta. O Yoga trabalha com a mente, com o *self*, com as energias de cada indivíduo em seu próprio ser; é totalmente alienígena às tradições do Yoga solicitar que um aluno envie energias para seu professor ou mestre.

Esses e outros equívocos surgem ao reinterpretar o conceito da *pújá* da tradição hindu, misturando com os conceitos de oferenda da tradição religiosa ocidental ou de místicas esotéricas. *Pújá* é uma oferenda, não para pedir algo ou buscar apoio fora do seu próprio ser, mas buscando identificar-se com os aspectos da natureza e do universo representados por uma divindidade, buscando despertar esses aspectos em seu próprio ser.

Nyása

A palavra sânscrita *nyása* tem o significado de colocar, estabelecer, depositar, confiar, fixar, invocar, inserir, aplicar, imprimir, pintar, entre outros.

Nyása é a divindade no corpo, é se identificar ou "colocar" determinada característica em seu corpo, sempre com a intenção de meditação e devoção. É realizado por meio de rituais de assimilação de um aspecto, seja de um arquétipo, de uma deidade ou ainda de uma energia, geralmente por intermédio de imagens, sons ou toque.

Essa prática de identificação com o que é divino aproxima o praticante de seu objetivo de evolução, levando-o a ver em si as características que deseja ou necessita desenvolver.

A idéia de ver pode estar ligada a uma visualização esotérica, mental, normalmente transmitida de mestre a discípulo e ligada a uma tradição filosófica ou religiosa. Você pode ser solicitado a imaginar a sílaba OM entre as sobrancelhas, ou ainda visualizar Shiva entre as sobrancelhas, ou Vishnu na região do estômago, ou quem sabe Brahma na região pélvica. As possibilidades são muitas, existem rituais de *Nyása* em que o praticante "coloca" ou visualiza sílabas ou imagens por todo o corpo, enquanto toca essas regiões para levar ainda mais consciência para lá.

A idéia de se identificar com algo e por meio desse processo promover a assimilação de um aspecto, propriedade ou atributo de outrem e transformação total ou parcial, segundo esse modelo, é até dicionarizada, e essa frase é quase que a citação literal da definição do termo "identificação" no *Dicionário Houaiss da Língua Portuguesa*.

No *Mahábhárata*, um jovem arqueiro se torna extremamente habilidoso e se diz discípulo de Drona, o mestre de armas dos Kauravas e dos Pandavas. Quando o próprio Drona o questiona, o jovem se diz seu devotado aluno. Esse jovem era filho de um rei dos ladrões e fora rejeitado por Drona, tido como o maior preceptor nas artes da guerra. Buscando ser, ele também, um grande guerreiro, tal jovem esculpiu em argila uma imagem de seu professor e treinou em frente a essa imagem e ofereceu a ela devoção diariamente, até se tornar um guerreiro invejado. A história do jovem arqueiro não acaba bem, mas podemos notar aqui o elemento de identificação que traz ou que coloca as características de outro no realizador do ritual de *nyása*. Nessa escritura *nyása* é citado como o abandono do orgulho.

> No começo de uma devoção, seja ela feita em seu próprio *sanctum sanctorum* em casa ou em um templo público, *nyása* é executado por todo devoto. No processo de *Nyása*, o que é feito é que cada parte, cada aspecto, cada característica concebível do Ser Divino é localizada, com intensidade de sentimento e invocação, nas partes e nos aspectos correspondentes de sua própria personalidade, para que durante o período de devoção e meditação você esteja em comunhão com o Ser Divino. Você fica como que possuído por Deus naquele momento. Você se torna um *Avatara*,[155] para colocar em palavras acessíveis, no momento da devoção verdadeira. A invocação é feita de forma completa, e com tal método e sistema de ritual, que você assume em seu corpo, mente e alma, em sua total personalidade, os vários aspectos e manifestações da personalidade da Divindade, Deus.[156]

As palavras de *Srí* Krishna, traduzidas do *Purna Avatara*, só vêm confirmar nossa teoria de identificação como forma de devoção, de absorção das qualidades da divindade adorada.

No tantra e no *Tantra Yoga*, apesar das técnicas complexas, da sofisticação e do detalhismo, a função do *nyása* não se perde.

> O misterioso processo chamado *nyása* (*anga-nyása* e *kara-nyása*) é composto de técnicas internas de sentir o objeto em si mesmo, a divindade em seu próprio ser. Tudo isso torna abundantemente claro que o *Tantra Sádhana* é altamente científico e preciso, assim como difícil e perigoso. Essa é sua especialidade.[157]

Swami Sivananda, em seu livro *Bliss Divine*, no capítulo 73, sobre tantra, explica: "*Nyása* é uma técnica tântrica muito importante e poderosa. Consiste em colocar a ponta dos dedos da mão direita em várias partes do corpo, acompanhado de mantra."

---

155 *Avatara*: aparição de qualquer deidade na Terra; palavra especialmente ligada às dez encarnações do deus Vishnu.

156 *Srí* Krishna – The Purna Avatara por *Srí* Swami Krishnananda, Divine Life Society, versão *on-line*.

157 Tantra *Sádhana* – *Srí* Swami Krishnananda, Divine Life Society, versão *on-line*.

O fato de se tornar mais ritualizada pode tornar essa prática menos acessível, porém não automaticamente mais eficiente: a prática sistematizada, com a identificação de muitos aspectos do Ser Universal, pode gradualmente levar a pessoa a um estado de profunda receptividade, mas será a pureza da devoção, a capacidade de ver em si mesmo, de reproduzir, primeiro mentalmente, as qualidades de um ser idealizado, identificando-as em si mesmo, para então desenvolvê-las plenamente, que torna essa técnica tão poderosa.

Pújá e *nyása* podem ser realizados de forma muito simples, em casa, no templo, ou no *Karma Yoga*, ou de forma extremamente sofisticada e ritualizada. Alguns dizem que somente a forma simples e despretensiosa, o abandono do orgulho como no *Mahábhárata*, é que produz os resultados. Outros afirmam e provam que apenas as formas complexas e ritualizadas levam ao caminho desejado. Outros ignoram essas práticas completamente ou as praticam sem lhes conceder um nome específico, sem rotulá-las.

No Yoga, a simplicidade sempre foi uma via, a complexidade pode ser sua complementação. Seres humanos são diferentes e se encontram em momentos diferentes de sua evolução em determinado momento. Não houve ainda um período conhecido ou registrado em que todos os seres estivessem par a par em sua sabedoria e seus conhecimentos.

É essa diversidade que leva o Yoga a se adaptar, época após época, e a criar técnicas tão perfeitas para cada pessoa em seu próprio momento.

39. Opção por uma vida saudável

Pode parecer óbvio, mas não é assim tão simples. Optar por uma vida mais saudável envolve muitos elementos de nosso cotidiano e muitas vezes usamos uma desculpa como "...se não posso fazer direito, então não vou fazer agora..." para escapar de decisões que afetam não somente nossa saúde, mas a vida e a convivência com amigos, familiares e nossa relação com o trabalho.

Primeiro vamos definir o que é saudável. Existe um milhão de coisas que podemos fazer para tornar nosso dia-a-dia mais aceitável, sem abrir mão do que conhecemos e entendemos por seguro. Mas de qualquer maneira teremos de iniciar pelo trio fundamental da saúde: nutrição– sono– exercício.

Sua nutrição deve ser voltada ao tipo de atividade que você executa, a quantidade de alimento e a hidratação depende disso. Uma regra geral é perceber quando se está com fome e sede e saciar a contento, sem exageros. Prefira alimentos que possam lhe trazer mais vida, alimentos frescos (de boa procedência e muito bem lavados) como legumes, verduras e frutas, que contêm nutrientes abundantes e fibras. Se você sempre come fora de casa, peça para visitar a cozinha do restaurante. Você tem direito e sua saúde depende da higiene do local. Dentro da filosofia do Yoga, existem sugestões específicas no capítulo "Alimentação".

Um elemento importante é o ritmo e esse é um dos mais difíceis na vida moderna. Nem sempre temos horários definidos e isso acaba desestimulando nossa vontade de levar uma vida mais saudável. Começamos aquele regime sugerido pelo nutricionista com toda a paciência e disciplina, na segunda semana surge uma reunião bem na hora do seu almoço e sanduíche de novo; outro dia é o trânsito, ou a escola das crianças, um compromisso com a família, trabalhar até tarde e por aí vamos pela noite! Quem consegue ter ritmo desse jeito? Pois é um desafio mesmo, mas a grande questão é que esse desafio ajuda a manter não apenas sua saúde física, mas também sua saúde mental.

Mas o ritmo se torna crucial mesmo na hora de falar sobre o sono. Coloque o sono como prioridade em sua vida. Durma no mínimo seis horas por noite, sendo que o ideal depende muito de seu biorritmo, mas gira em torno de oito a dez horas por dia. Se você puder dormir e acordar sempre nos mesmos horários, é um privilegiado. Se não puder, pense pelo menos na quantidade de horas. Seja realista com seus objetivos, conhecendo onde se quer chegar, faça o melhor possível hoje e vá se aprimorando, o que se aplica para tudo na vida.

Exercício físico é necessário porque levamos uma vida essencialmente sedentária. Procure uma atividade que você goste, os *ásanas* do Yoga são perfeitos por desenvolver não apenas o corpo, mas também sua consciência, seu bem-estar mental e emocional. Se faltou um dia, não desanime, continue e você vai acabar criando o hábito. A prática de Yoga tem um efeito poderoso quando se consegue cultivar o hábito da execução diária formando um circuito de realimentação positiva, gerando mais disposição para todas as atividades do cotidiano e para a manutenção da regularidade. Inclua em sua rotina matinal a execução de técnicas de limpeza do *shatkarma*, meditação e, de acordo com a disponibidade de tempo, *ásana* e *pránáyáma*. Você também pode distribuir essas técnicas ao longo do dia, ou ainda executar algumas à noite antes de dormir. O importante é criar uma estrutura, com atividades e horários que possa ser incorporada à sua realidade de vida.

Não existe melhor momento para começar a levar uma vida saudável do que agora. Não adianta esperar por um momento mais tranqüilo. Acredite, isso não existe! A vida é sempre cheia de movimentos, alguns nos levam a muita atividade e estresse e outros a períodos de muita inércia e preguiça, cabe a nós buscar o equilíbrio, a força e a confiança. Para continuar a evoluir, a crescer, devemos contar com a base de nossa saúde: o tripé de nutrição, descanso e atividade moderada. Cada um deles é importante, não negligencie nenhum, faça o melhor que puder.

Finalmente, assim como é preciso cuidar da saúde do corpo, é necessário cuidar da saúde da mente! Talvez, até mais necessário! Logo, a prática regular, preferencialmente diária, de técnicas respiratórias e meditação é fundamental para a manutenção da saúde e o equilíbrio físico, emocional e mental. Como orientação geral para quem está começando, a mesma quantidade de tempo que aplicar à atividade mais corporal, dedique também às atividades mais sutis. Por exemplo, se pretender fazer uma prática de uma hora, reserve trinta minutos para os *ásanas* e os demais trinta minutos, divididos igualmente entre *pránáyáma* e meditação.

Utilize esse incremento de saúde e bem-estar que está alcançando no seu próprio corpo e mente para colaborar para a melhoria do ambiente ao seu redor. Isso significa desenvolver atividades de *seva* (serviços à sociedade) para fazermos o que estiver ao nosso alcance para diminuir as enormes diferenças sociais existentes, como também colaborar para a preservação e a restauração do meio ambiente, que alcançou seu limite crítico de intervenção.

Sua saúde não afeta apenas você, afeta a todos os que o amam e dependem de você. Se não tiver motivação para se cuidar por si mesmo, procure encontrar essa motivação no amor aos seus! Saúde!

40. Mentalizações e mudança de hábitos

O homem semeia uma ação e colhe um hábito, semeia um hábito e colhe um caráter, semeia um caráter e colhe um destino.
Sivananda

A prática de mentalizar ou visualizar seus objetivos ajuda a criar a disciplina e o ritmo que uma vida saudável requer, mas também pode ser útil em outros aspectos de sua vida. Por meio da criação de uma imagem mental do objetivo (seja uma mudança de hábito, uma entrevista de emprego, uma habilidade específica que você almeja alcançar, uma técnica de Yoga ou um princípio ético, por exemplo), desenvolvemos um padrão mental para a realização, favorecendo a materialização do evento.

Mentalizar: Ver ou operar (algo) na mente. Criar na imaginação; fantasia, imaginar. Elaborar mentalmente (algo); aquietar, idealizar, imaginar, inventar. Delinear (-se), tornar (-se) presente na mente. Incutir (uma verdade, pensamento, necessidade, etc.) à mente (de alguém ou de si mesmo); persuadir (-se), conscientizar (-se). Dirigir com firmeza o pensamento para (algo); concentrar-se em.

Visualizar: Tornar visual, convertendo (algo abstrato) em imagem mental ou real. Tornar (algo) visível mediante determinado recurso (ex: em radiologia, usa-se de contraste para ver certas estruturas de órgãos). Formar uma imagem visual mental de (algo que não existe ou que não está diante dos olhos); imaginar.

Pontos básicos para criar a imagem mental correta em cada ocasião:

Pense sempre na ética primeiro: Seus objetivos não devem causar danos ou sofrimento a outros seres humanos.

Defina seu objetivo com clareza: Se você não tiver certeza do que quer, será difícil imaginar-se conseguindo.

Comece com objetivos palpáveis: Se você nunca fez uma mentalização antes, comece com algo simples, algo que dependa principalmente de você.

Priorize os objetivos: Se você tem muitos objetivos, escolha apenas os mais queridos e visualize um de cada vez, até sua realização.

Discipline sua mente: Se você não consegue controlar sua mente, a imagem criada e a identificação com ela serão prejudicadas.

Pense positivo: Aparentemente o cérebro não lida muito bem com a palavra "não", por isso prefira objetivos construtivos aos restritivos.

Persista: O tempo de uma mentalização vai depender de sua complexidade, insista até que seu objetivo se realize.

Outras ferramentas para desenvolvimento de hábitos saudáveis e realização de objetivos:

Nyása: Identificar-se com o objetivo, alguém que já o alcançou ou uma imagem que o represente.

Meditação: Para disciplinar a mente inquieta.

Sankalpa: Concepção ou idéia formada na mente ou no coração.

Yoganidrá: A mente relaxada e treinada obedece melhor aos comandos internos.

Bháva: Com disposição. Não faça a mentalização por obrigação, mas com disposição e alegria, com bem-estar e para sua prosperidade (não necessariamente a prosperidade material, mas não há nada que a proíba, contanto que dentro dos princípios básicos da ética).

Sankalpa, resolução e propósito de vida

Qualquer coisa na vida pode falhar, eu lhes asseguro,
porém não o juramento ou a resolução (*sankalpa*) que se faz
antes e depois de uma *yoganidrá* bem executada.
SWÁMI SATYÁNANDA SARASWATI

Sankalpa significa construção mental, mas pode ser traduzido como resolução interior, plano de ação, propósito, objetivo, mentalização. É a repetição de uma frase curta quase telegráfica, mas repleta de significado, composto por afirmações curtas, positivas, objetivas e no momento presente, por exemplo: "não sou gordo", é uma afirmação, é objetiva, é no momento presente, porém é negativa. O melhor seria escrever "estou emagrecendo". Ou então "sou forte", em vez de, "eu não sou fraco".

Sankalpa, na sua forma mais ampla, representa a resolução de nossa própria essência de vida, o que nascemos para ser, qual nosso objetivo maior, qual a direção que queremos dar para nossas vidas. Durante a técnica de *yoganidrá*, é esse *sankalpa* profundo e pessoal que buscamos encontrar e desenvolver. É processo que se desenvolve ao longo de anos e tem um efeito profundamente transformador em nossas vidas. Como parte do trabalho de autoconhecimento para alcançar seu *sankalpa* principal, outras resoluções intermediárias podem ser utilizadas.

Um ciclo mínimo de *sankalpa* pode durar entre uma a duas semanas, com no mínimo dez a 15 sessões sucessivas. As palavras escolhidas usadas para a focalização do pensamento devem ser fáceis de memorizar, seis ou sete delas bastam para imprimi-las no pensamento, poucas, mas sempre as mesmas. Basta uma frase curta como: "aumento meu raciocínio", ou "lembro de tudo o que preciso". Não verbalize de forma alguma o *sankalpa*, inspire longa e silenciosamente e, enquanto estiver expirando, repita mentalmente sua frase. As palavras devem ser definitivas sem margem para dupla interpretação.

As frases devem estar sempre no presente; para nossa mente subconsciente, só existe o presente, ela não concebe o que não está aqui e agora, pois só vivencia o momento. Usando construções como amanhã, mais tarde, depois ou a seguir, nunca se conseguirá o *sankalpa*. Pensar em objetivos impossíveis como "quero atravessar paredes" ou "quero voar" podem transformar facilmente seu *sankalpa* em *vikalpa* (alucinação ou imaginação).

Para escolher corretamente seu *sankalpa*, recolha-se em um ambiente silencioso e mergulhe profundamente em auto-observação. Pense um pouco sobre si mesmo, como é sua vida, quais são suas características mais marcantes, o que você não gosta em sua personalidade, quais são seus erros mais freqüentes, quais suas necessidades mais urgentes? Seja sincero consigo mesmo. O *uttara sankalpa* é consolidado quando você cultiva atitudes e comportamentos mentais antagônicos que se sobreponham de alguma forma aos antigos condicionamentos (*vasaná*). O *sankalpa* é um agente facilitador e deve ser infiltrado nas estruturas profundas do subconsciente como se fosse um programa de computador ou um vírus benéfico que altera a programação anterior fortalecendo a estrutura mental, dando um novo sentido e propósito à nossa existência. Ajudando-nos a cumprir melhor nosso *swa dharma* ou *dharma*, pessoal.

Tanto a palavra proferida quanto a pensada fica gravada no *akáshá* e ambas têm a capacidade de controlar profundamente nossa vida presente e futura; cada palavra ociosa é registrada, do mesmo modo que a palavra proferida. O pensamento apropriado leva à ação apropriada e disso emana *ánanda*, a suprema felicidade.

Quem vivencia seu próprio *dharma* está feliz, pois percebe que está no caminho, está fazendo a coisa certa, gozando de alegria e paz interior. Sempre que sentimos um vazio ou quando sofremos, nos afastamos do *dharma* e passamos a viver o *karma* em sua forma mais grosseira.

Exemplos de *sankalpa* para você usar:

"Conquisto a prática diária de Yoga";

"Tenho ótima memória";

"Tenho confiança em mim";

"Sou saudável";

"Desenvolvo meu potencial";

"Sou forte";

"Minha saúde é perfeita";

"Aceito-me plenamente".

Em sentido amplo, o *sankalpa* também é entendido como a resolução firme do aspirante, necessária à manutenção da prática e à evolução e conquista pessoal no caminho do Yoga.

Do ponto de vista orgânico, *sankalpa* está relacionado com a força de vontade e a estabilidade emocional. Logo, *ásanas* que envolvem a região abdominal e *manipúra chakra*, combinados com exercícios de respiração consciente e ritmada, formam a sustentação para a firmeza do *sankalpa*. No aspecto sutil, a mentalização do *sankalpa* combinado com o *yoganidrá* produz o máximo de resultado.

Segundo o *Amrita-Nada Upanishad*, verso 16, quando o sábio considera a mente *sankalpa* e funde-se no *átman*, ele contempla o *átman* solitariamente. Isso é chamado *dháraná*.

O *varaha upanishad*, verso 45, diz que o *sankalpa* sozinho é a fonte de todo o universo manifestado. E que, ao abandonar a forma do universo criado por *sankalpa*, depois de fixar a mente em *nirvikalpa* (o que é imutável), meditando sobre o domicílio em seu coração, obtemos assim a libertação (*moksha*).

> A prática de Yoga está fortemente ligada ao conceito de *sankalpa*. Essa ligação é representada por meio de um símbolo, Shiva, o arquétipo do yogi perfeito. "Shiva é também o senhor do *sankalpa*, a força de vontade para definir e alcançar nossos objetivos. Nada detém Shiva de seu caminho. Shiva nos dá a forma para nos atermos aos valores de sustentação de nossas vidas, aos valores que ficarão conosco através da eternidade, os quais, de acordo com essa tradição, são chamados de *sanáthana dharma*, os ideais eternos de perfeição.[158]

---

158 *Siva Pújá and Advanced Yahña*, Swami Satyananda Saraswati, Sunstar.

41. ALIMENTAÇÃO

A prática de Yoga produz uma grande transformação interna no ser humano. Essa transformação vai além do ganho de força ou flexibilidade, atuando na estrutura sutil e energética do organismo, com desdobramentos na estabilidade emocional e mental, e promove um incremento de percepção e consciência. Consciência de seu próprio corpo, da natureza de sua mente, das pessoas com quem convive e do universo em que estamos inseridos.

É inevitável, portanto, que acabe por modificar os hábitos alimentares conduzindo naturalmente a uma alimentação que se encaixe melhor com a saúde, a vitalidade e a harmonia física, emocional e mental que o Yoga promove. Analogamente, a prática e o desenvolvimento de Yoga também pode ser afetada, de forma positiva ou negativa, pela alimentação. Mas o propósito do Yoga é trazer equilíbrio e estabilidade para o ser humano e isso pode ser alcançado quaisquer que sejam seus hábitos de vida. Logo, antes de aprofundar a relação do Yoga com a alimentação, vamos eliminar alguns mitos associados ao cotidiano do praticante.

• Primeiro: não é necessário mudar de casa, trabalho ou círculo social para a prática de Yoga. Não é necessário isolamento nem tornar-se um monge ou um renunciante (*sannyasin*). O Yoga é uma atividade de harmonização pessoal que pode ser desenvolvida em qualquer ambiente profissional ou social. Caso fosse informado que, para sua evolução, é mais indicado ater suas relações prioritariamente aos praticantes do próprio grupo que iria freqüentar, é necessário informar que mesmo que seja chamado de Yoga, em verdade, você estaria freqüentando uma atividade religiosa ou alguma derivação de culto ou seita.

• Segundo: relações sexuais não são obstáculos para a prática de Yoga.

• Terceiro: não-vegetarianos não precisam impor mudanças em seus hábitos alimentares por terem se iniciado no Yoga.

Esclarecido este ponto, que sua alimentação atual não é impeditivo para iniciar ou continuar freqüentando práticas de Yoga, vamos ver a relação e influência mútuas entre essas atividades. Vamos entender também os motivos pelos quais a prática de Yoga natural e gradualmente conduz a uma alimentação vegetariana e é recomendada nos textos clássicos.

Consciência e purificação

Dois conceitos essenciais que são desenvolvidos com a prática de Yoga são a purificação corporal, que se estende aos aspectos mentais e emocionais, e a busca pela ampliação da consciência de nossa natureza interna e do ambiente em que estamos inseridos.

Em relação à purificação, os *ásanas*, *shatkarmas*, *pránáyáma*, meditação e outros elementos da prática de Yoga promovem uma revitalização completa do corpo físico e regulação do metabolismo; nos aspectos emocionais ocorre uma sutilização de emoções e aumento profundo de sensibilidade e no aspecto mental maior conscientização de nossa própria essência e do papel que podemos desempenhar no relacionamento com os outros seres vivos e com a natureza.

Com o desenrolar desse processo, naturalmente, percebe-se a total inconveniência de manter em seu cardápio a carne de animais mortos. Essa percepção é mais do que intelectual, é vivenciada plenamente nas várias esferas de atuação de nosso ser: físico, energético, emocional, racional e intuitivo.

A questão é que a decisão de tornar-se vegetariano não é fácil, pois contraria de forma direta nossa cultura ocidental em que acreditamos e fomos ensinados em boa parte de nossa vida; contraria até poderosos interesses empresariais. Isso acarreta a tendência para evitar conflito de desenvolver a memória e percepção seletiva, de desconsiderar as inúmeras razões pela qual a alimentação sem carnes é mais indicada para o ser humano, independentemente da prática de Yoga. Nesse aspecto, a atuação do Yoga em relação à melhoria é fundamental, uma vez que, por desenvolver a percepção direta no próprio corpo dos efeitos da alimentação e a percepção sutil da agressão envolvida numa alimentação mais densa, a prática de Yoga contribui para que o indíviduo possa, de forma mais consciente e guiado pelas suas próprias sensações e observações, ir aprimorando sua alimentação.

Não há nada a ser escrito para induzir quem quer que seja a modificar seu sistema alimentar, essa é uma decisão de foro íntimo, e no caso do Yoga, a própria prática vai, paulatinamente, colaborando com as ferramentas de auto-observação para que cada indivíduo desenvolva o que lhe é mais conveniente.

É claro também que a realidade de alguém que pratica Yoga duas ou três vezes por semana numa academia, usufruindo do bem-estar que essa prática proporciona, poderia continuar indefinidamente com mínimas alterações de seu sistema alimentar. Já um aspirante que pratique diariamente, que tenha sintonia com os elementos filosóficos relacionados com a prática, invariavelmente fará mudanças ao longo do tempo, eliminando as carnes de seu cardápio, quer seja pela conscientização ou a percepção dos efeitos em seu corpo, quer seja pelos preceitos éticos da filosofia. Ou, ainda, como uma necessidade decorrente de sua prática, visto que para algumas das técnicas mais avançadas e sutis é imprescindível ter uma alimentação condizente.

Dessa forma, as informações que serão apresentadas no restante do texto não têm a intenção de instar à mudança de hábitos em outrem ou promover debate, mas apenas o propósito de dar esclarecimentos e apresentar o que pode ser um novo ponto de vista.

Sobre os tipos de alimentação sem carnes de animais

O termo vegetariano designa aquele que elimina completamente o uso de carnes, seja de boi, de frango, de peixe, de cachorro, ou de outros animais.

Pode ser que você tenha ficado desconfortável ao ler cachorro nessa lista, esse já é um primeiro indício em você da percepção de vários motivos para o não-consumo de carnes. Em nossa cultura, o paradigma é que cachorros são animais inteligentes com sentimentos, convivem como companheiros do ser humano, não vivem para serem abatidos e servidos no jantar; já o frango ou o boi às vezes nem são vistos como animais. Várias crianças urbanas sequer associam os *nuggets* a um animal com o qual poderiam estar brincando, em vez de comendo. Contudo, há exemplos de outras culturas em que a carne de cachorro é consumida regularmente, assim como outras culturas nas quais o boi e a vaca são tão ou mais queridos que o cachorro e jamais são abatidos para consumo. Mas vamos retornar a esse tema em breve; por ora, vamos continuar analisando os tipos de vegetarianismo.

Há dois sistemas alimentares nos quais não há consumo de carnes, a saber:

- Ovo-lacto-vegetariano: abstenção de toda e qualquer carne, mas usam laticínios (leite e derivados, como queijos) e ovos. Cerca de 90% dos vegetarianos estão nesse grupo, e este é o sistema alimentar mais normalmente associado ao Yoga.
- Vegan ou vegetarianismo puro: além de abster-se da carne, também não são consumidos leite, ovos, mel ou nada que tenha produtos derivados de animais.

Há diversos outros sistemas alimentares em que não se consomem carnes, mas não fazem parte da tradição do Yoga; assim, não serão abordadas nesse contexto.

Motivos pelos quais muitos adotam uma alimentação sem carnes

Há um grande crescimento do vegetarianismo e redução do consumo de carnes no Ocidente, até em grupos sem qualquer relação com o Yoga. A motivação é algo sempre individual e uma convicção interna que, em algum momento, se consolida e se torna óbvia, como se sempre tivesse existido. Há uma brincadeira que circula na internet que afirma que vegetariano é aquele que não come carnes e acha estranho que alguém consiga comer. Isso para explicar que, quando adotada por convicção interna e no momento certo, não é esforço algum manter uma dieta vegetariana. Aliás, faria tão mal para a saúde física, emocional e mental de alguém vegetariano ser obrigado a comer carne, como faria mal para um carnívoro descobrir que seu filé foi extraído do seu cachorro que havia morrido na semana anterior. Entre as razões que levam à mudança de hábitos alimentares, algumas, que são mais comumente citadas, incluem:

Saúde

Há um forte consenso de que a dieta vegetariana é mais saudável do que a que utiliza carnes como base alimentar, e essa é a razão número um pela qual muitas pessoas se tornam vegetarianas. Nas referências bibliográficas são apresentadas referências de estudos sobre o tema, com excelentes publicações de médicos e nutricionistas.

Melhor assimilação de proteínas

Ao contrário do mito popular, pela análise de nutricionistas e nutrólogos, nossa dieta atual contém um excesso de proteínas que dificulta sua assimilação e todo o seu equilíbrio. A dieta sem carnes fornece todas as proteínas necessárias, na quantidade adequada. Não é sequer necessário acrescentar itens específicos, como soja, ainda que seja um excelente alimento. A simples alimentação diversificada, que se torna naturalmente mais freqüente quando se abre mão de consumir carnes, já provê a base necessária de proteínas de forma que são muito mais bem assimiladas e utilizadas pelo corpo.

Terapia ou prevenção de doenças

Há também o grupo, cuja princial motivação para eliminar as carnes do cardápio surgiu por necessidade terapêutica, como meio para auxiliar o corpo num período crítico de recuperação ou como prevenção, ou ainda como tratamento temporário contra enfermidades. Há várias doenças que são potencializadas pelo consumo de carnes, visto que nosso sistema digestivo possui características fisiológicas mais apropriadas para o consumo de vegetais, cereais e frutas do que para a decomposição da carne.

Bem-estar, vitalidade ou resistência

Muitos são conduzidos paulatinamente para a redução gradual de carnes, até sua eliminação por completo, através da auto-observação de seus efeitos no próprio corpo e no bem-estar, vitalidade e resistência.

Razões éticas e direitos dos animais

Outro grupo crescente aboliu o uso das carnes, expressando seu reconhecimento da brutalidade desnecessária da matança de animais para consumo. Alguns, por entenderem que a biologia interna do ser humano é mais ajustada para o consumo de vegetais, frutas e cereais do que de carne, e que, conseqüentemente, não se justifica tirar a vida de outros seres vivos que não são necessários para nosso sustento. Outros, como protesto perante a brutalidade com que são criados e mortos, nesta época da mecanização e industrialização que transformou o animal num produto. É curioso notar que as propagandas de carnes mostram animais felizes vivendo numa fazenda e indo alegres para o prato, ao passo que os documentários sobre as indústrias de alimentos mostram uma realidade bem oposta: os animais são criados em cubículos, com alimentação e condições artificiais, por muitas vezes brutais, e tentam fugir desesperadamente ao perceber que estão entrando no matadouro, onde algumas vezes são deixados sangrando até a morte. Muitos espiritualistas e religiosos também consideram que toda a gama de sentimentos, emoções e energias negativas, fruto dos maus-tratos e da morte dolorosa imposta aos animais, são também absorvidos pelo ser humano quando suas carnes são ingeridas, afetando sua própria vida.

Meio ambiente

É devastador para o meio ambiente o efeito do desmatamento para pasto, do consumo de 1.500 litros de água para produzir um quilo de carne bovina, comparados aos cem litros de água para produzir meio quilo de trigo. Os dejetos e poluentes gerados por uma superpopulação, maior do que a humana, de 14 bilhões de aves, três bilhões de bois, vacas, ovelhas e cabras e 930 milhões de porcos. Também o efeito estufa tem, na manutenção dessa superpopulação, uma de suas causas mais importantes. Nesse grupo, além dos aspectos associados à ecologia, há também os que se abstêm de carne por entender que este é parte do problema da fome existente no mundo. Cerca de cinqüenta milhões de pessoas morrem, ao ano, vitimadas da falta de produção de alimentos, enquanto dois terços dos grãos produzidos são exportados para consumo dos animais.

Economia

Finalmente, ainda há um grupo que adota uma alimentação sem carnes por razões de economia. A dieta baseada em cereais, legumes, frutas e verduras é muito menos dispendiosa do que a que utiliza carnes, mesmo levando em conta que muitos países dão vários subsídios governamentais com o intuito de reduzir o preço da carne. As populações poderiam se alimentar de forma muito eficiente, não apenas mais econômica, mas também mais saudável, se fosse incentivada a produção e consumo de grãos e vegetais em oposição ao pasto. A economia também se reflete no menor gasto com saúde, que normalmente acompanha uma dieta vegetariana.

Quanto ao Yoga, o que diz a tradição?

Apesar de existirem sites ou profissionais de Yoga que informam não haver nenhuma prescrição da tradição do Yoga com relação ao vegetarianismo, talvez para evitar um assunto potencialmente polêmico com seus alunos, isso não corresponde à verdade. Existem, sim, inúmeras citações na literatura – em muitas delas detalhes minuciosos – sobre quais seriam os tipos de pessoas e quais os melhores vegetais. Entre eles podemos citar: os *Vedas*, o *Hatha Yoga Pradípiká*, a *Bhavagad Gítá*, o *Manu Dharma Shástra* e uma infinidade de outros. Devemos lembrar que os hindus não comem carnes, e que sua cultura é toda baseada nesse ponto de vista. Segundo o hinduísmo, os animais possuem alma, uma vez que existe a possibilidade de que um ser humano reencarne na forma animal e inevitavelmente estaríamos nos arriscando a comer parentes.

O termo sânscrito aplicado para designar os que comem a carne de animais mortos nesses textos é *mamsahara*, que significa devorador de carnes (*mamsa* = carne), já o vegetariano é *shakahara* que significa comedor de vegetais (*shaka* = vegetal). O curioso do termo *mamsa* (carne) é seu significado, no qual eu (*mam*) mais ele (*sa*), seria algo como eu+ele. Demonstra a igualdade e a interconexão de todos os seres.

Algumas citações das escrituras

O *Manava-Dharma-Shástra*, que contém o maior número de normas jurídicas do Direito hindu e está em vigor até hoje diz:

> O significado da palavra *mamsa* (carne) é: ele (*sa*) irá devorar minha carne [na próxima encarnação], se eu (*mam*) devorar a dele hoje.

O *Hatha Yoga Pradípiká*, um dos mais consagrados textos de Yoga de todos os tempos, diz:

> Alguns alimentos não são adequados ao Yogi, como: alimentos ácidos ou amargos demais, muito apimentados, muito salgados ou que aumentem a temperatura do corpo, assim como carnes, evite comida requentada, fermentada e indigesta. Recomenda-se ingerir trigo, arroz, cevada, leite, *ghee* (manteiga clarificada), açúcar cristal, manteiga, mel, gengibre seco, pepino, hortaliças, feijões em forma de rim, e água.

Recomendações da *Bhavagad Gítá*:

Diz Krishna:

> Se alguém Me oferecer com amor e devoção uma folha, uma flor, frutas ou água, eu as aceitarei.
>
> O alimento que aumenta a vitalidade, que dá bem-estar, força e tranqüildade, alimento maduro, saboroso e assimilável; esse é preferido pelos homens que obedecem à sabedoria da razão.
>
> Manjares passados, insípidos e pútridos, corruptos, imundos e refugados pelos seres superiores; esses são procurados pelos homens que obedecem à ignorância dos sentidos.

Efeitos positivos para a vivência do Yoga

Como foi comentado no início do texto, se o volume de práticas é pequeno, os efeitos da mudança de alimentação podem não ser significativos; contudo, para praticantes de técnicas avançadas, ou que seguem os princípios filosóficos do Yoga, ou ainda, aos profissionais da área de Yoga, há uma série de efeitos imediatos e positivos na eliminação gradual e finalmente definitiva do consumo de animais mortos. Entre as quais, destacamos as mencionadas a seguir.

Sensibilidade x entorpecimento

A carne é muito parecida com o excesso de açúcar ou com o álcool; ela diminui a sensibilidade, fazendo o praticante perder boa parte dos fenômenos que ocorrem tanto no seu íntimo quanto ao seu redor. Já uma alimentação baseada em vegetais, frutas e cereais – que pode incluir leite e derivados – aumenta a capacidade sensorial, tanto densa, quanto sutil. Não apenas o sabor dos alimentos, a beleza das imagens, a riqueza dos sons e dos aromas e a sensibilidade ao toque são mais bem apreciados, como também os fenômenos sutis associados ao *prána* e aos estados mentais nas técnicas de meditação são mais bem percebidos.

Velocidade nos resultados

A dieta sem carnes reduz o tempo dos resultados com a prática de Yoga. O conceito de nutrição no Yoga é mais amplo, *ahára* significa alimento e, para nós, não existe somente o alimento denso (*sthúla*), há igualmente o sutil (*sukshma*), ambos são levados em consideração para o Yogi.

Como em qualquer atividade que envolve aspectos corporais, a alimentação influencia no desempenho. Se fossem invertidas as dietas alimentares de atletas de maratona, natação e 100 metros rasos, os resultados seriam imediatamente visíveis. Em outras palavras, é a dieta certa para a atividade!

Ética nas ações

Se um professor de Yoga ingere carnes alegando que não tem qualquer relação com a filosofia, indica que desconhece alguns dos princípios fundamentais do Yoga, incluindo o primeiro e mais universal que é *ahimsá*, a não-agressão ou *satya*, a verdade.

Contudo, um professor que come carnes, mas reconhece a importância do vegetarianismo, ainda que sinta dificuldade em se tornar vegetariano é uma atitude cheia de *satya* (veracidade, espontaneidade), o que não é possível é torcer a verdade, para preencher suas dificuldades. Afinal de contas, se você não consegue fazer um *ásana*, isso não significa que você não é um bom yogi, muito diferente de dizer que aquela posição não é necessária ou até que ela não existe, só porque você não consegue realizá-la.

Há praticantes de Yoga que demonstram muito mais sintonia com a filosofia, apesar de ainda consumir carne, do que outros, vegetarianos e praticantes há décadas, mas que não demonstram nenhuma coerência na aplicação da filosofia. Qual seria o resultado de seguir à risca *ahimsá*, no que se refere a não comer carnes, mas não seguir agredindo outros seres humanos ou ainda violando a verdade, *satyam*, e *asteya* (não roubar).

Ou seja, em Yoga é totalmente inadequado comparar os indivíduos ou fazer julgamentos quanto ao seu grau de desenvolvimento; duplamente errado seria tentar utilizar os hábitos alimentares individuais para obter algum tipo de conclusão.

Efeitos gerais sobre o organismo

Primeiro ocorre uma visível, significativa e crescente alteração no humor. Esse possivelmente é um dos mais paradoxais resultados. Apesar de todos os amigos e familiares do recém-vegetariano comentarem que ele está mais dócil, essa não parece ser a visão partilhada pela própria pessoa que passa pela experiência. A maioria daqueles que abandonaram as carnes diz que sua energia aumentou, outra porcentagem desse grupo afirma que sua agressividade e capacidade de combate tiveram acréscimos muito úteis. Tanto que cada vez mais pessoas que fazem artes marciais estão migrando para essa vertente alimentar.

Quem nunca viu um touro de perto, nem faz idéia da força bruta que emana daquele animal. Ele inspira um respeito fora do comum, é difícil lembrar que aquele bicho enorme é um vegetariano. Acredito que o regime vegetariano desenvolva um vigor e uma agressividade positiva muito grande, aquele tipo de agressividade que nos impele a alcançar nossos objetivos.

Esse aumento de força proporcionado pela agressividade desenvolve uma grande resistência física e mental. O indivíduo torna-se mais confiante e o impacto emocional de se sentir contribuindo para a natureza conjugado à nítida sensação de estar fazendo o melhor para si mesmo produz uma pessoa com percepções diferentes das outras.

É comum na história humana ver vegetarianos com idéias inovadoras, pois é uma pessoa que vê o mundo de uma forma radicalmente mais ampla e integrada consigo mesma. Há vários pensadores e vegetarianos famosos na História, como Leonardo da Vinci, Thomas Edison, Albert Einstein, Benjamin Franklin, Isaac Newton, Voltaire, Pitágoras, Louis Pasteur.

Vegetarianos são mais saudáveis simplesmente porque pensam em saúde e suas atitudes geram bem-estar. É notório que vegetarianos quase nunca bebem e se o fazem nunca é exageradamente. Raramente fumam e mesmo os que fumam se sentem incomodados com aqueles que fazem isso em locais inapropriados. E se exercitam também com maior freqüência. Esse conjunto de atitudes entra em sintonia com a prática de Yoga, que procura fortalecer e balancear nosso corpo físico, emocional, energético e mental.

42. O melhor Yoga do mundo: o seu!

Atualmente existe uma discussão sobre qual seria o melhor tipo de Yoga, como se isso fosse um produto passível de comparação. Yoga não é um produto, tampouco cabe comparação por ser uma atividade pessoal e interna.

Para um leitor do futuro, a internet possivelmente será coisa do passado, mas uma simples pesquisa na internet, hoje, pode nos mostrar a popularidade e a diversidade que o Yoga alcançou. Fiz uma consulta recente por sites que contenham a expressão genérica Yoga, retornaram quase 72 milhões de endereços! E não seria de admirar que em alguns anos chegue a centenas de milhões.

E mesmo que se subtraiam desses 72 milhões todos os textos iguais e as páginas em que o termo é aplicado de forma indireta à prática, podemos perceber que o Yoga se transformou numa realidade transcultural de amplo espectro.

Se pegarmos desse número uma pequena amostragem probabilística, não criteriosa, percorrendo aleatoriamente os sites, teremos opiniões tão diversas quanto antagônicas sobre o que é Yoga.

Felizmente, muito da aparente diversidade, após uma leitura cuidadosa, se mostra apenas expressão de diferentes visões e pontos de vista; o que é esperado em face de diversidade de interpretações e práticas dentro desse amplo universo que compõe a tradição do Yoga.

Também se encontram, contudo, alguns textos nos quais a conclusão a que chegamos é a de que estejam falando de coisas completamente diferentes ou que não foram entendidas ou, ainda, que nunca soubesse se estão improvisando.

Entre os tipos de enganos mais comuns (engano ou logro proposital, está fora do escopo deste texto analisar) estão:

• Segmentar o Yoga, que é universal por natureza, para grupos específicos. Por exemplo, num dos sites pesquisados, o Yoga era indicado apenas para "pessoas saudáveis e felizes". Interessante imaginar os critérios usados para essa avaliação. Essa afirmação é parte de uma mecânica de aliciamento para criar a ilusão ao leigo em Yoga que ele vai entrar num grupo "especial" e enquanto estiver ligado (ou preso) ao grupo, ele também pode se considerar "especial".

• Utilizar termos dúbios que remetem a uma estrutura legal inexistente. Por exemplo, intitular-se "universidade de yoga" quando não se trata de uma universidade de fato; ou utilizar o termo "Confederação de Yoga" ou "Federação de Yoga" que não são, na verdade, uma Confederação ou uma Federação, na concepção legal do termo.

• Apresentar-se como a modalidade mais autêntica ou mais antiga. É surpreendente que em relação a uma filosofia que teve um desenvolvimento tão complexo e durante tantos milênios, alguém possa afirmar que disponha da prática mais antiga e mais autêntica. Contudo, essa estapafúrdia afirmação também foi encontrada em alguns sites. Sem surpresa alguma, essas afirmações não estavam em sites de escolas ou linhagem tradicionais, mas em empresas de yoga criadas no Ocidente, que não mantêm vínculos concretos com a filosofia milenar, nem vínculos com escolas da tradição indiana.

• Apresentar a superioridade de seu método em comparação com o dos outros. Entre as pérolas da capacidade humana para o bizarro foi localizada, na internet, uma comparação em que o *Hatha Yoga*, um dos métodos tradicionais e mais importantes de Yoga, era apresentado como se praticado no Ocidente em sua maioria por doentes mentais e ministrado por professores sem formação; em oposição ao método que o site em questão procurava vender, que seria praticado por empresários e jovens universitários e ministrado por professores formados pela "Universidade de Yoga" e reconhecidos pelo "Conselho de Yoga" (entidades que não existem legalmente no Brasil!). Essa afirmação faz parte de uma mecânica de aliciamento, visando criar medo nos praticantes em sair do grupo, incutindo a falsa idéia de que fora do grupo ele não mais iria encontrar Yoga com qualidade.

• Recomendar que seus alunos jamais façam cursos ou aulas, ou sequer assistam a palestras de outras escolas de Yoga, procurando manter o grupo isolado da sociedade e mais isolado ainda das outras escolas de Yoga. Algumas vezes até incorporando conceitos totalmente alheios ao Yoga, retirados de místicas medievais, como o de anjo gregário, tentando criar medo em seus alunos, alegando que poderiam até ter problemas de saúde se desacatassem essa norma. Conceitos que, é claro, não apenas são totalmente infundados, como vão contra os princípios mais básicos do Yoga, que está associado a união, solidariedade e integração. Essa é outra necessidade imperativa numa mecânica de aliciamento de qualquer tipo de seita, pois o contato regular com outras escolas iria rapidamente fazer esclarecer as inverdades e desmoronar os mitos que são criados dentro do grupo.

Tipicamente, quando algumas ou várias dessas distorções estão presentes – que são regularmente utilizadas como mecanismos de aliciamento e isolamento de aspirantes dentro de grupos fechados –, é mais provável que se trate de um culto ou uma seita, criada por um ocidental inspirado em filosofias orientais, do que uma escola autêntica de Yoga, ainda que use exercícios do Yoga em suas aulas. Como dica adicional, verifique se o grupo ostensivamente veicula marketing como o "mais sério" ou de ser "contra seitas e doutrinação"; quando isso ocorre, normalmente, é uma tentativa para contrabalançar o fato de que, internamente, a realidade é a oposta. As escolas sérias e que não fazem doutrinação não fazem propaganda disso, apenas são assim e não apenas permitem, como estimulam que seus alunos e professores tenham contato, conheçam e tenham interação com outros professores e outras escolas de Yoga.

Quanto à questão do melhor Yoga, há a evidente falta de critério possível para comparação, visto que a essência da prática lida com aspectos individualizados e sutis. O estilo pessoal, personalidade, histórico prévio e necessidades atuais que irão determinar a conveniência da escola e o método escolhido e qual o conjunto de práticas que irão adotar preferencialmente. A vivência e a atitude no dia-a-dia, fora da sala de prática, também são personalíssimas e fundamentais em qualquer caminho de desenvolvimento pessoal. Além disso, como foi amplamente abordado, o Yoga é um trabalho integral de desenvolvimento e ampliação da percepção e consciência em que o praticante não pode ficar restrito à visão de uma escola ou método que necessariamente serão limitados aos parâmetros utilizados naquela escola.

Diante dessa improbabilidade, afirmar que o Yoga que você faz é o melhor do mundo torna-se algo no mínimo risível. O que sem dúvida você poderia dizer, é que "esse é o melhor Yoga que você achou até o momento"; pois, precisamos levar em consideração que, se alguém afirma que o Yoga dele é o melhor do mundo, essa pessoa no mínimo deveria ter praticado todos eles, para só depois dar um parecer de que achou o melhor.

Nem todo procedimento é bom para todos, e nem o mesmo procedimento é bom o tempo todo para uma mesma pessoa, é necessário um ajuste constante às necessidades do processo evolutivo de determinada pessoa ao longo de sua existência.

Por esse motivo faz-se tão importante a presença de um guia realizado no Yoga, para poder transmitir as técnicas de acordo com o perfil do praticante e do momento da vida pelo qual ele está passando.

Poderíamos dizer então, sem sombra de dúvidas, que o melhor Yoga do mundo é aquele que você está gostando de fazer naquele momento particular da sua vida!

43. O amor como ferramenta de desenvolvimento

Toda jornada começa com uma idéia. A idéia de conhecer um lugar novo, uma cultura nova, uma possibilidade de vida diferente, quem sabe, um descanso, um momento para se lembrar, uma pequena cobiça, uma saudade. O lugar pode ser um ponto turístico da moda, um santuário da natureza ou um achado de tranqüilidade. A escolha do lugar para onde a jornada nos leva envolve a coragem de enfrentar o desconhecido ou, ainda, o conforto de buscar renovar aquilo que já é conhecido.

A jornada interior é similar, a idéia inicial passa pelos mesmos processos de escolha ao mergulharmos no ser interior. Este nada mais é que o mesmo ser que somos, mas que está encolhido pelos medos, amassado pelos condicionamentos, entulhado pelas impressões profundas, vividas e herdadas, fortalecido por um ego nem sempre confiante ou saudável, mas que é sempre nosso porto seguro. Nós nos sentimos confusos em relação a quem somos e qual nosso propósito; basta um pequeno questionamento para que a maioria de nós se retraia, com medo do que podemos descobrir embaixo de todas essas camadas de proteção. Proteção contra o quê mesmo? Contra quem? Por que precisamos de tantos condicionamentos que ficam aquém de nossas necessidades e impedem nossa evolução?

Aparentemente é quando nos questionamos que a jornada começa. Só a idéia do questionamento já é transformadora.

Os quatro portais para a evolução humana, segundo o sábio Vasishta, são autocontrole, autoquestionamento, contentamento e *sat sanga*.

Para começar nossa jornada, incluímos na bagagem esses elementos, além de coragem, *yamas* e *niyamas*, boa vontade, aceitação e, acima de tudo, amor.

O caminho do Yoga não é amável ou desagradável, feliz ou infeliz, porque, na verdade, essas são apenas ilusões ligadas à percepção. Os vários caminhos do Yoga oferecem oportunidades de autoconhecimento e realização da verdade, da realidade absoluta e inquestionável da consciência infinita.

Analisando separadamente alguns dos elementos que nos acompanharão durante a jornada de autoconhecimento e ampliação da consciência, percebemos que o amor, a força que destilamos do amor, pode ser nosso maior e melhor aliado no caminho do sucesso para a liberdade plena dos condicionamentos e desafios do cotidiano.

O autocontrole nos ajuda a viver de forma estável, saudável e feliz, porque temos o controle de nossas decisões e podemos viver de acordo com nossas convicções, além de nos ajudar a enfrentar momentos de crise. Construímos o autocontrole no dia-a-dia, aprendendo a colocar nossas ações, nossas palavras e pensamentos em sintonia. Quando não alimentamos essa sintonia, criamos nossas próprias armadilhas e gastamos uma quantidade imensa de energia para lidar com os fatos gerados pelo desequilíbrio interno.

Observe sua vida diária. Se você consegue atravessar semanas, quem sabe meses, sem se irritar, reclamar ou perder a paciência, então sua vida está no caminho certo e encontrar a estabilidade plena e a completa felicidade não é apenas um projeto para o futuro, mas algo que pode ser atingido no presente. No entanto, se você semanalmente se irrita ou perde o controle, se, pior ainda, diariamente você encontra motivos para reclamar de um ou mais aspectos de sua vida, só podemos concluir que, ou você está passando por um período muito difícil de sua vida, ou você perdeu o controle de suas ações e pensamentos e entrou em um automatismo pessimista.

É nesses momentos que o autocontrole se une ao autoquestionamento para buscar as soluções viáveis para seu bem-estar.

Quando enfrentamos períodos de grande provação, como a perda de um ente querido, desemprego, um incêndio, dívidas, divórcio ou uma doença muito grave, tendemos ao pessimismo, e nesses momentos se você não conseguir se controlar completamente, é compreensível. Com autocontrole, entendemos que os pensamentos negativos, o nervosismo e o desespero não ajudam a melhorar a situação, mas se em casos extremos você perder o controle e demorar um pouquinho mais para se recompor, é perfeitamente compreensível.

Mas pense a respeito das coisas que você reclama no cotidiano e faça um exercício de autoquestionamento.

Fato: sua mãe não lhe dava atenção suficiente. Desafio: você tem como voltar no tempo e mudar quem sua mãe foi ou é? Não? Solução: aceite. Pare de brigar com coisas sem solução, aceite o passado e transforme o presente.

Fato: sua mãe não lhe dava atenção suficiente e você tem medo de compromisso. Desafio: o fato de não assumir compromissos afeta sua vida em todos os aspectos, emocional, amoroso, profissional, social. É possível viver bem sem algo que afeta toda a sua vida? Qualquer empresa espera que você se comprometa pelo menos enquanto estiver trabalhando. Qualquer amigo espera poder contar com o outro e se coloca à disposição. Qualquer relacionamento amoroso exige um mínimo de dedicação, que pode ser chamado de compromisso. Se você espera ter amigos, crescer profissionalmente e ter uma pessoa para um relacionamento significativo, precisará aprender a se comprometer. Solução: aceite o passado, entenda. Escreva para sua mãe contando como se sentia no passado se isso lhe ajudar a lidar com sua dor. Seja compassivo e perdoe. Se sua mãe já morreu, escreva mesmo assim, permita que as palavras saiam da garganta e desfaçam o nó, depois queime a carta ou desfaça-se dela e liberte-se do passado. No presente você pode estar repetindo os erros de seus antepassados e nem se dar conta.

Claro que o exemplo anterior vale para todas as situações, com os parentes mais queridos, com os amigos, com a vida profissional. Pergunte a si mesmo o que está causando sua dor, sua revolta, sua infelicidade, sua agressividade, seu descontentamento e busque a solução. Não tem solução? Aceite. Tem solução, mas é muito a longo prazo, talvez não se resolva em sua vida, aceite o desafio de começar a mudança em amor às próximas gerações. Pense que se nossos antepassados tivessem feito apenas as coisas que seriam úteis em seu tempo, quantas coisas ainda estariam para ser resolvidas em nosso tempo, e nós ainda teríamos de começar. A generosidade faz um bem tremendo para a auto-estima e é o propósito em nossa vida.

Com um pouquinho de autocontrole nas coisas pequenas do dia-a-dia, você sentirá uma leveza muito grande. Você é dono da sua felicidade, só você pode determinar o que lhe causa dor ou prazer. Tenha prazer em ser feliz, pare de reclamar e trabalhe por uma vida mais saudável.

Existe um ditado que diz: "Se você chora e se desespera quando queima a sua torrada, o que fará quando queimar a sua casa?" Não exagere suas reações, aprenda a lidar com suas emoções, no presente, comece pelas pequenas coisas, as grandes as seguirão.

Para aprender a ter autocontrole e a lidar com o autoquestionamento, é preciso bom humor, aceitar-se sem se julgar, aprender a entender sua humanidade sem ser autocondescendente. Coloque ética em sua vida (veja capítulo sobre a ética do Yoga) e comece a fazer as transformações para uma vida não apenas feliz, mas com propósito e cheia de significado.

Aprenda a rir de si mesmo, de seus tropeços, mas aprenda também a rir para si mesmo com seus acertos e perfeições. Todos nós somos maravilhosos, todos temos coisas para melhorar. Enveredar no caminho do autoconhecimento é uma grande responsabilidade, e deve ser devidamente levada a sério, mas não de forma dura ou severa, e sim disciplinada, com firmeza e constância.

Isso é contentamento, a fase inicial de *santosha*, uma forma otimista de procurar o que há de melhor em cada situação. Em sua fase completa de aplicação de *santosha*, o contentamento está presente e estável, independentemente de quaisquer situações externas que estejamos confrontando. A realidade é repleta do que julga bom ou mau. Se as coisas boas me fazem feliz, por que vou viver em função das ruins? Com uma disposição para esperar o melhor de cada situação ou de aproveitar o que puder em cada situação podemos viver com mais otimismo, tranqüilidade, leveza e felicidade.

Sat sanga[159] ou associação com os sábios, é mais um passo para ajudar no caminho da evolução. Se você já consegue perceber no qual deve se controlar, sem abusos, sem repressão, mas por meio da compreensão, já colocou em prática o autoquestionamento, evitando ficar preso em rotinas, condicionamentos, vícios e similares. Mantém o bom humor como atitude básica no dia-a-dia... bem, então você já deve ter percebido que não é fácil. No entanto, quem passa por essa experiência também percebe que, apesar dos desafios, essa maneira ética e compassiva, consigo e com os outros, é a única maneira de ser feliz.

Como tudo, a felicidade também deve ser aprendida. E como todo aprendizado, no início parece difícil, às vezes até impossível, depois, com a prática, olhamos para trás e até nos divertimos com nossas dificuldades do passado, de tão fácil que nos parece no presente aquilo que diligentemente treinamos e conquistamos.

Sat sanga é uma forma de trazer o futuro para o presente. Ou um vislumbre do futuro. Buscamos referências e inspiração livremente com pessoas que tenham os mesmos objetivos de ética e liberdade e, se tivermos sorte de encontrar, com pessoas que já realizaram esse objetivo de paz. Essa associação com pessoas sábias, com mestres, gurus ou professores, e fontes de referência nos traz tranqüilidade e nos assegura de que é possível viver bem, encontrar o bem em cada um e realizar a paz.

Sat sanga, em escolas de Yoga, é a reunião dos alunos e dos professores, quando o professor, ou guru, faz uma exposição e, principalmente, quando os alunos têm a oportunidade de fazer perguntas, procurar esclarecer as dúvidas, entender e questionar o porquê que fundamenta o que está sendo aprendido e praticado.

Essas são ferramentas que nos levam ao amor-próprio, e ao amor como ferramenta de transformação social.

A sociedade é formada por indivíduos, se cada um assumir a sua parcela de participação na manutenção da harmonia, do bem viver, toda a humanidade será feliz. Não espere que o outro comece para se comprometer, com essa atitude ninguém começa e todos sofrem. Assuma sua parte, não cobre do outro, viva sua ética e seja um exemplo vivo de seu amor. Não existe forma mais poderosa de ensinar.

---

159 *Sat* = belo, sábio, venerável, honesto. *Sanga* = reunir-se, associar-se, acompanhar.

GLOSSÁRIO

Abhyása: prática (*sádhana*) de forma regular e constante.

Áchara: conduta.

Achárya: preceptor.

Adhama: o mais baixo.

Ágamas: revelações tântricas.

Agni: fogo.

Água: apas.

Ahimsá: não-violência, primeiro *yama.*

Ájña: comando, nome do sexto chakra, situado entre as sobrancelhas.

Ákásha: éter, espaço.

Anáhata: chakra do coração.

Ánanda: bem-aventurança, plenitude.

Anga: membro, parte de um órgão.

Anna: alimento.

Antara: interior, interno.

Apana: prána que atua na eliminação.

Aparigráha: desapego, não cobiçar, renúncia a, quinto *yama.*

Árya: nobre.

Ásana: posição, postura.

Asteya: não roubar, terceiro *yama.*

Átman: absoluto, consciência universal ou *self* cósmico.

Avidyá: necessidade, ignorância maior, desconhecimento.

Baddha: retido, atado, enlaçado preso.

Bandha: contração, fecho; contrações de músculos, pressão sobre glândulas.

Bhadra: virtuoso, puro, prudente, próspero.

Bhagavad: variação de Bhagavant, em sânscrito significa sublime.

Bhajana: o ato de compartilhar, reverência, adoração.

Bhaktí: devoção.

Bháva(na): atitude, entusiasmo, disposição ou atitude mental, sentimento, emoção.

Bheda ou *bhedana:* atravessar, perfurar, ruptura, fenda ou divisão.

Bhrámára, bhrámári ou *bhrámárin:* abelha negra, nome de um *pránáyáma.*

Bhrú: sobrancelhas.

Bhujanga: naja.

Bhúta: elemento.

Bija: semente.

Bindu: ponto, grão, semente.

Brahmacharya: observar a castidade ou a correta utilização da sexualidade, quarto yama.

Brahmamuhúrta: o horário mais propício para meditação, entre quatro e seis da manhã.

Buddhi: a faculdade discriminativa, intelecto, razão, juízo, discernimento.

Chakra: roda, disco, círculo; centros de energia por todo o corpo humano, especialmente ao longo da coluna vertebral.

Chandra: lua; nome de uma *mudrá.*

Chatus: quatro.

Darshana: ponto de vista.

Desha: local ou lugar.

Dháraná: concentração.

Dhyána: meditação.

Dhyánásanas: posições sentadas para a prática de meditação.

Diksha: consagração, dedicação exclusiva.

Shishya: discípulo.

Drishtisamya: drishti significa visão, associado à estabilidade da visão.

Ekágratá: concentração num só ponto.

Gitá: canto, poema, hino.

Granthi: nó.

Griva: pescoço.

Gunas: qualidades da matéria e suas transformações (*parinama*).

Hasta: mão.

Hrid: coração ou a região do peito.

Indriyas: os sentidos de externalização.

Íshvara Pranidhána: entrega ao Senhor, quinto *niyama*.

Jánu: joelho.

Japa: repetição, recitação.

Jápamálá: colar de grãos, rosário (*málá*), usualmente com 108 contas, usado para contagem.

Jihva: língua.

Jiva: homem vivente; "eu" humano; ser, alma ou espirito individual;

Jñana: conhecimento, sabedoria.

Kaivalyam: solidão, isolamento, independência.

Kála: tempo.

Kapála: crânio.

Kavis: poetas.

Kaya sthairyam: estabilidade e imobilidade corporal.

Kirtan: celebração, cântico.

Klesha: dor, sofrimento, transtorno, esforço ou causas da aflição.

Krama: passo ou etapa.

Kriyá: atividade.

Kriyánásanas: posturas para ativação geral do organismo.

Kulam: família.

Kumbhaka: retenção da respiração, apnéia cheia.

Kundaliní: serpentina, enroscada. Representa a parte do Si Mesmo Transcendente que reside em cada ser humano.

Kundalinyásanas: posições e mudrás para ativação de chakras e *kundaliní.*

Láyá: absorção, dissolução ou imersão.

Likhita: escrito.

Madhyama: meio.

Mahá: grande.

Mahabhútas: cinco grandes elementos: *ákashá,* ar, fogo, água e terra.

Manas: mente.

Manasika ou *mánasa:* mental.

Mandala: círculo ou diagrama.

Mantra: (*man* – mente, *tra* – liberação), vocalização.

Matsyendra: o soberano dos peixes e o primeiro mestre de Yoga da linhagem *Natha.*

Mauna: silêncio.

Maya: composto de.

Máyá: ilusório.

Merudanda: a coluna vertebral.

Moksha: libertação.

Mudrá: posições do corpo e gestos, representa a expressão externa que acompanha uma atitude interna.

Múla: raiz.

Náda: som, som interior vibração sul.

Nadí: rio, torrente ou corrente.

Nataraja: rei dos dançarinos, um dos aspectos de Shiva.

Natha: senhor, tradicional linhagem de mestres de Yoga.

Lauliki: automassageamento abdominal, técnica de limpeza.

Neti: lavagem das fossas nasais utilizando água morna e salgada.

Nidrá: sono.

Nirguna: sem atributo.

Niyamas: prescrições, conduta pessoal, normas de aperfeiçoamento pessoal.

Nyása: colocar, estabelecer, depositar.

Ojas: vigor.

Ojásanas: posições de inversão e manipulação do princípio vital.

OM: o Absoluto, principal mantra, símbolo do Yoga e do hinduísmo.

Páda: pé, apoio, passo, senda.

Padma: lótus.

Parinama: transformações das qualidades (*gunas*) da matéria.

Pradipiká: iluminar, lâmpada.

Prána: princípio dinâmico e vital.

Pránava: pré-nascimento; é o mantra OM pronunciado.

Pránáyáma: ampliação do *prána,* princípio vital, através da respiração.

Pratyáhára: isolamento sensorial do ambiente externo, abstração, desprendimento dos sentidos.

Prithivi: terra.

Pújá: oferenda, honra, devoção.

Púraka ou *shvása:* inalação.

Purános: crônicas e textos de mitologia.

Rága: apego, excesso de paixão.

Rechaka ou *prashwása:* exalação.

Shruti: revelação.

Rishi: vidente.

Rudrá: rugidor.

Sadguru: guru realizado ou iluminado.

Sádhana: prática, ritual.

Saguna: com atributo.

Sahásrara: o sétimo e mais elevado dos sete chakras principais.

Samádhi: estado de profunda meditação, prática de Yoga, identificação com a consciência pura.

Samnyasis: renunciantes.

Samprajñata: conhecimento intuitivo.

Samyama: designa execução de concentração (*dháraná*), meditação (*dhyána*) e o *samádhi.*

Sankalpa: construção mental, resolução interior, propósito.

Santosha: contentamento, segundo *niyama.*

Satya: verdade, segundo *yama.*

Saucha: pureza, primeiro *niyama.*

Seva: serviços à sociedade.

Shaktí: força, poder.

Shanti: paz.

Shástras: conjunto das escrituras.

Shatkarma: seis atividades, refere-se às várias técnicas de purificação interna.

Shavásanas: posições de descanso e recuperação.

Shira: topo da cabeça.

Shirsha: cabeça.

Shiva: como adjetivo, significa auspicioso, benigno.

Shuddhi: purificação.

Shúnyaka, shúnya ou *Bahira Kumbhaka:* apnéia vazia.

Siddha: o perfeito, aquele que possui os *siddhis.*

Siddhanta: doutrina.

Siddhi: poderes especiais, perfeições.

Simha: leão.

Sphota: som, vibração, concebido como eterno e indivisível.

Súrya: sol.

Sútra: cordão, fio condutor, aforismo conciso, divisão.

Svádhyáya: auto-estudo, estudo disciplinado, quarto *niyama*.

Svarupam: sua própria forma.

Tapas: austeridade, capacidade de auto-superação por meio de um esforço diligente, ascese, terceiro *niyama*.

Tarka: reflexão, análise, ponderação.

Tejas: ar.

Tri: três.

Tyága: abandono ou renúncia.

Uddiyana: caminho para cima.

Upámshu: sussurrado.

Upanishads: comentários e discussões sobre os Vedas.

Vaikharí ou *váchika:* pronunciado, voz alta.

Vairagya ou *virága:* desapego, desprendimento.

Vajra: bastão, raio, diamante.

Váyu: vento.

Veda: conhecimento.

Vibhuti: resultados.

Vinyása: seqüência de *ásanas*, sincronizando respiração e movimento.

Viveka: discernimento, entre o real e o ilusório, o permanente e o transitório.

Yájñá: sacrifício.

Yamas: restrições, conduta social, normas de convivência.

Yantra: símbolo, mecanismo, diagrama ou instrumento.

Yoga: união, no sentido de integração. Pode significar também: equipe, veículo, transmissão, uso, aplicação, meio, método.

Referências bibliográficas

AUROBINDO, Srí. *The Life Divine*. Pondicherry: Sri Aurobindo Ashram, 2001.

BONTEMPO, Dr. Márcio. *Alimentação para um mundo novo*. Rio de Janeiro: Ed. Record, 2003.

BUDDHANANDA, Swami. *Moola Bandha, The Master Key*. Bihar, India: Yoga Publications Trust, 2000.

CARRINGTON, Patricia – PhD. *The Book of Meditation*. Boston: Element Books, 2004.

CASSIRER, Ernst. *Linguagem e mito*. São Paulo: Ed. Perspectiva, 1972.

CHEVALIER, Jean e GHEERBRANT, Alain. *Dicionário de símbolos*. Rio de Janeiro: José Olympio Editora, 1999.

CHIDANANDA, Swami. *The Philosophy, psychology and Practice of Yoga*. Uttaranchal: The Divine Life Society Publication, 1984.

DALLAPICCOLA, Anna L. *Dictionary of Hindu Lore and Legend*. Londres: Thames and Hudson, 2002.

DANIÉLOU, Alain. *The Myths and Gods of India*. Vermont, Rochester: Inner Traditions International, 1991.

DELEUZE, Gilles. *Lógica do sentido*. São Paulo: Editora Perspectiva/Edusp, 1974.

DESIKASHAR, T.K.V. *The Heart of Yoga*. Rochester (Vermont, EUA): Inner Traditions International, 1995.

EASWARAN, Eknath. *The Mantram Handbook*. Petaluma, Califórnia: Nilgiri Press, 1982

ELIADE, Mircea. Yoga, *Imortalidade e liberdade*. São Paulo: Ed. Palas Athena, 2004.

EVOLA, Julius. *The Yoga of Power*. Rochester (Vermont, EUA): Inner Traditions International, 1992.

FERREIRA, Mario e FONSECA, Carlos Alberto da. *Introdução ao sânscrito clássico*. São Paulo: Universidade de São Paulo, 1978.

FEUERSTEIN, Georg, KAK, Subhash e FRAWLEY, David. *In Search of The Cradle of The Civilization*. Madras, India: Quest Books, 1995.

————. *A tradição do Yoga: história, literatura, filosofia e prática*. São Paulo: Ed. Pensamento, 2001.

————. *Enciclopédia de Yoga*. São Paulo: Ed. Pensamento, 1997.

————. *Tantra: sexualidade e espiritualidade*. Rio de Janeiro: Nova Era, 2001.

————. *Uma visão profunda do Yoga*. São Paulo: Ed. Pensamento, 2003.

FRAWLEY, David e RAJARAM, Navaratna S. *Vedic 'Aryans' and the Origins of Civilization*. Quebec: W H Press, 1995.

FRAWLEY, David. *Gods, Sages and Kings*. Salt Lake City: Passage Press, 1991.

FREIRE, Maria Helena de Bastos. *Yoga Náráyána*. São Paulo: Câmara Brasileira do Livro, 1997.

GOSWAMI, Sundar. *LayaYoga: The Definitive Guide to the Chakras and Kundalini*. Rochester, Vermont: Inner Traditions International, 1999.

GRISWOLD, H. D. *The Religion of the Rigveda*. Delhi: MLBD, 1971.

HERMÓGENES, José. *Autoperfeição com Hatha Yoga*. 45ª ed. São Paulo: Nova Era, 1976.

HIRSCHI, Gerturd. *Yoga in Your Hands*. Delhi, India: Srí Satguru Publications, 2000.

INDRA, Devi. *Hatha Yoga, paz e saúde*. São Paulo: Ed. Civilização Brasileira, 1968.

————. *Yoga in Sei Settimane*. Milano: Ed. Rizzoli, 1967.

IYENGAR, B.K.S. *Light on the Yoga sútras of Patañjali*. Londres: Thorsons, 1993.

JAGANNATHAN, Shakuntala. *Hinduism An Introduction*. Mumbai: Vakils, Feffer and Simons Ltd., 1999.

JANSEN, Eva Rudy. *O livro das imagens hinduístas.* São Paulo: Totalidade Editora, 1995.

KALYAMA, Acharya. *Yoga, repensando a tradição,* São Paulo: Ed. Ibrasa, 2003.

KRISHNA, Gopi. *O despertar da Kundalini.* São Paulo: Ed. Pensamento, 2002.

KRISHNANANDA, Swami *Srí. Srí Krishna – The Purna Avatara.* Uttaranchal: The Divine Life Society Publication. Disponível em: http://www.swami-krishnananda.org/fest/fest_10.html. Acesso em 2007.

__________. *Tantra Sadhana,* Uttaranchal: The Divine Life Society Publication. Disponível em: http://www.swami-krishnananda.org/life/life_25.html, 2007.

KUPFER, Pedro. *Dicionário de Yoga.* Florianópolis: Ed.Dharma, 1999.

__________. *História do Yoga.* Florianópolis: Ed.Dharma, 1999.

MALLINSON, James (tradutor). *Gheranda Samhita.* Woodstock, Nova York: YogaVidya.com, LLC, 2004.

MCCLOUD, Andre. *Meditation – Simple Steps for Health and Well-Being.* San Francisco: Chronicle Books, 2004.

MELINA, Vesanto, DAVIS, Brenda e HARRISON, Victoria. *A dieta saudável dos vegetais.* São Paulo: Ed. Campus, 1998.

MICHAEL, Tara. *O Yoga.* Rio de Janeiro: Zahar Editores, 1976.

MIRANDA, Caio. *Hatha Yoga, a ciência da saúde perfeita.* Rio de Janeiro: Ed. Freitas Bastos, 1962.

MONIERS, Williams. *Sanskrit-English Dictionary.* Delhi: Orient Publishers, 2002.

MUKTIBODHANANDA, Swami. *Hatha Yoga Pradipika.* Bihar, India: Yoga Publications Trust, 2000.

MULLER-ORTEGA, Paul Eduardo. *The Triadic Heart of Shiva.* Albany: State University of New York Press, 1989.

NIRANJANANANDA, Swami. *Prana Pranayama Prana Vidya.* Bihar, India: Yoga Publications Trust, 2002.

__________. *Yoga Darshan - Vision of the Yoga Upanishads.* Bihar, India: Yoga Publications Trust, 2002.

PACKER, Maria Laura Garcia. *Vegetarianismo, sustentando a vida.* Joinville, Santa Catarina: Ed. Letradágua, 2007

PAZ, Octavio. *Signos em rotação.* São Paulo: Editora Perspectiva, 1976.

RENOU, Louis. *L'Hindouisme.* Paris: Presses Universitaires de France, 1951.

RICHTER, Hildegard Bromberg. *Um assassinato perfeitamente legal - nossa alimentação.* São Paulo: Ed. Paulus, 1997.

ROSE, André de e KUPFER, Pedro. *Apostila Mudrá – gestos de poder.* Ed. Autor, 1992.

ROSE, André de. *Pránáyáma, muito além da respiração.* Porto Alegre :Eg. Rigel, 2006.

ROSETTI, A. *Introdução à fonética.* Lisboa: Publicações Europa-América, 1974.

SATCHIDANANDA, Swami Srí. *The Yoga Sutras of Patanjali.* Virgínia: Integral Yoga Publications, Yogaville, 2003.

SATYANANDA, Swami. *Asana, Pranayama, Mudra, Bandha.* Bihar, India: Yoga Publications Trust, 1966.

————. *Dynamics of Yoga, The Foundations of Bihar Yoga.* Bihar, India: Yoga Publications Trust, 2002.

————. *Four Chapters on Freedom.* Bihar, India: Yoga Publications Trust, 2000.

————. *Kundalini Tantra.* Bihar, India: Yoga Publications Trust, 2000.

————. *Siva Pújá and Advanced Yahña.* Napa, Califórnia: Sunstar, 1998.

————. *Sure ways to sefl-realization.* Bihar, India: Yoga Publications Trust, 2000.

————. *Yoga and Kriya.* Nova York: Yoga Publications Trust, 1960.

————. *Yoga Nidra, Yoga Publications Trust.* Bihar, Índia: reimpressão 2001.

SIVANANDA YOGA VEDANTA CENTER. *Yoga-Mind and Body.* Nova York: DK Publishing, Inc, 1997.

SIVANANDA, Swami. *Bhakti Yoga, The Divine Life Society.* Uttaranchal: acesso em http://www.dlshq.org/teachings/bhaktiyoga.htm, 2007.

————. *Hatha Yoga.* Buenos Aires: Ed. Kier, 1956.

————. *Kundalini Yoga.* Buenos Aires: Ed. Kier, 1958.

————. *Practical Lessons in Yoga, The Divine Life Society,* Uttaranchal, 1007.

————. *Tantra Yoga, Nada Yoga, Kriya Yoga.* Buenos Aires: Editorial Kier, 1983.

SLYWITCH, Eric. *Alimentação sem carne.* São Paulo: Palavra Impressa, 2006.

SPARROWE, Linda e MARTINEZ, David. *Yoga: A Yoga Journal Book.* Berkley: Universe, 2004.

SVATMARAMA. *The Hatha Yoga Pradipika.* Woodstock, Nova York: YogaVidya.com, LLC, 2002.

TACCOLINI, Marcos. *108 famílias de ásanas do Yoga.* São Paulo: N.E.Yoga Natarája, 2004.

————. *Curso de aperfeiçoamento e formação em Yoga.* São Paulo: N.E.Yoga Natarája, 2005.

TALAGERI, Shrikant. *The Rigveda: A Historical Analysis.* Nova Delhi: Aditya Prakasham, 2000.

VENKATESANANDA, Swami (tradutor). *Vasistha's Yoga.* Albany: State University of New York Press, 1993.

VISHUDEVANANDA, Swami. *The complete Ilustred book of Yoga.* Nova York: Three River Press, 1960.

VIVEKANANDA, Swami. *Karma-Yoga and Jnana Yoga.* Nova York: Ramakrishna-Vivekananda Center, 1982.

————. *O que é religião.* Rio de Janeiro: Lótus do Saber Editora, 2004.

————. *Raja Yoga.* Nova York: Ramakrishna-Vivekananda Center, 1982.

————. *The Complete Works of Swami Vivekananda.* Kolkata: Vedanta Press & Bookshop, 1947.

WINCKLER, Marly. *Elementos para uma conversa sobre vegetarianismo.* Rio de Janeiro: Rio Quinze Editora, 1992.

OUTROS TÍTULOS DA COLEÇÃO

O Livro de Ouro da Psicanálise

O Livro de Ouro da Amazônia, de João Meirelles Filho

O Livro de Ouro da Mitologia, de Thomas Bulfinch

O Livro de Ouro do Sexo, de Regina Navarro Lins e Flávio Braga

O Livro de Ouro do Carnaval, de Felipe Ferreira

O Livro de Ouro da Evolução, de Carl Zimmer

O Livro de Ouro dos Papas, de Paul Johnson

O Livro de Ouro da Comunicação, de Silvana Gontijo

O Livro de Ouro da MPB, de Ricardo Cravo Albin

O Livro de Ouro da História do Brasil, de Mary Del Priore e Renato Venâncio

O Livro de Ouro das Religiões, de John Bowker (org.)

O Livro de Ouro da Ópera, de Milton Cross

O Livro de Ouro das Revoluções, de Mark Almond

O Livro de Ouro dos Santos, de Nilza Botelho Megale

O Livro de Ouro do Futebol, de Celzo Unzelte

O Livro de Ouro dos Heróis da História, de Will Durant

O Livro de Ouro da Mitologia Erótica, de Shahrukh Husain

O Livro de Ouro da Bíblia, de J. W. Rogerson

O Livro de Ouro das Flores, de Cecília Beatriz L. da Veiga Soares

O Livro de Ouro da Mente, de Rita Carter

O Livro de Ouro da Felicidade, de Dalai Lama

O Livro de Ouro do Zen, de David Scott e Tony Doubleday

O Livro de Ouro da História do Mundo, de J. M. Roberts

O Livro de Ouro dos Sonhos, de Gayle Delaney

O Livro de Ouro das Ciências Ocultas, de Friedrich W. Doucet

O Livro de Ouro da História da Música, de Otto Maria Carpeaux

O Livro de Ouro dos Mistérios da Antigüidade, de Peter James e Nick Thorpe

O Livro de Ouro do Universo, de Ronaldo Rogério de Freitas Mourão

O Livro de Ouro das Profecias de Nostradamus, de Francis X. King

O Livro de Ouro dos Deuses e Deusas, de Elizabeth Hallam, Tessa Clark e Cecília Walters

O Livro de Ouro das Profecias, de Tony Allan

Apoio Cultural

YOGA NATARÁJA

www.yoganataraja.com.br

Este livro foi composto em Utopia e Filosofia
e impresso pela Ediouro Gráfica sobre papel offset 75g
para a Ediouro Publicações em 2008.